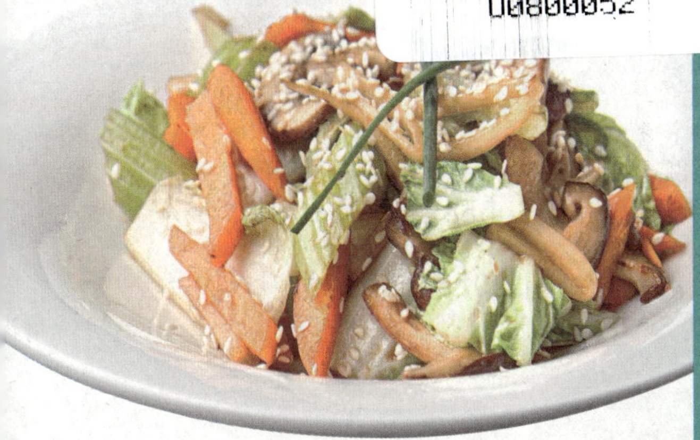

我的素食新主张

素食笔记

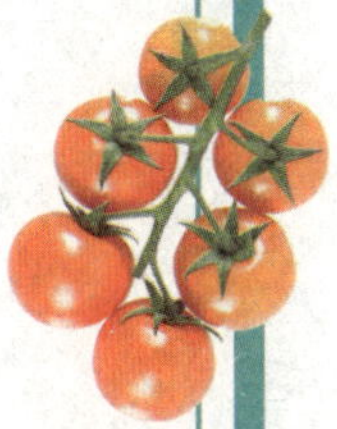

陈雪刚◎编

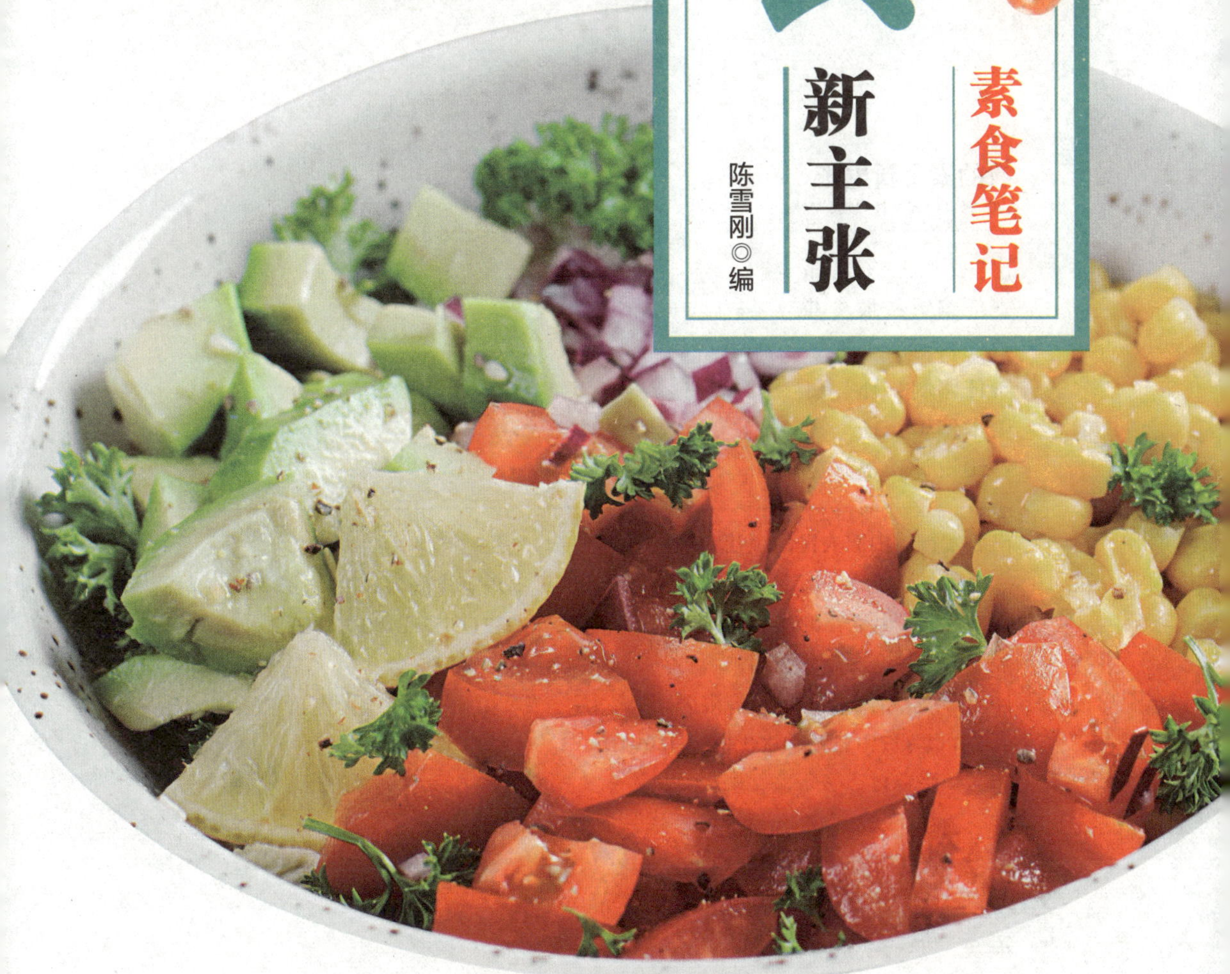

中原农民出版社
· 郑州 ·

图书在版编目（CIP）数据
我的素食新主张 / 陈雪刚编. -- 郑州 : 中原农民出版社, 2025. 3. -- ISBN 978-7-5542-3202-6
Ⅰ. TS972.123
中国国家版本馆CIP数据核字第20251M9D14号

我的素食新主张
WO DE SUSHI XIN ZHUZHANG

出 版 人：刘宏伟
责任编辑：张 淇
责任校对：王艳红
责任印制：孙 瑞
美术编辑：杨 柳
特约设计：智慧芽

出版发行：中原农民出版社
地址：河南自贸试验区郑州片区（郑东）祥盛街 27 号 7 层
电话：0371-65788150（编辑部） 0371-65788199（营销部）
经 销：全国新华书店
印 刷：河南新魏印务有限公司
开 本：710 mm × 1000 mm 1/16
印 张：15
字 数：262 千字
版 次：2025 年 3 月第 1 版
印 次：2025 年 3 月第 1 次印刷
定 价：42.80 元

目录

Contents

Part 1 我行我“素”，开启健康新生活

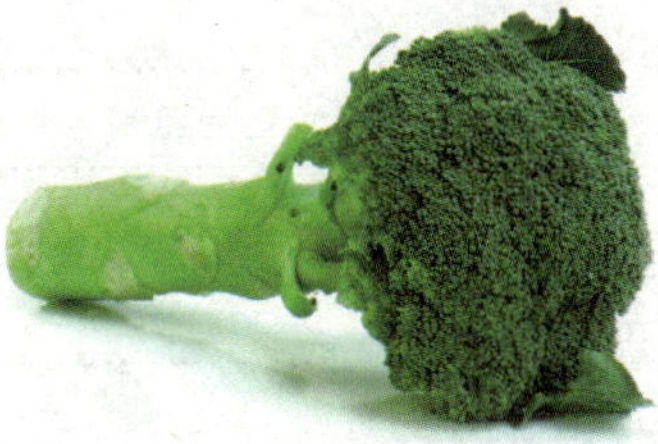

闲话素食

健康食素

手做美味素食

Part 2 清爽凉菜，“素”造新花样

素凉菜的制作技巧

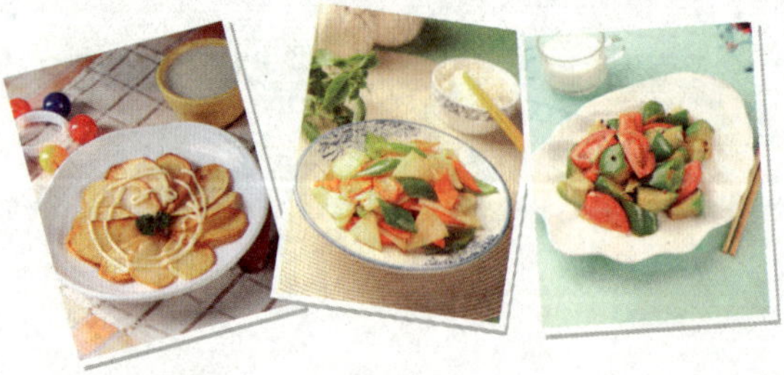

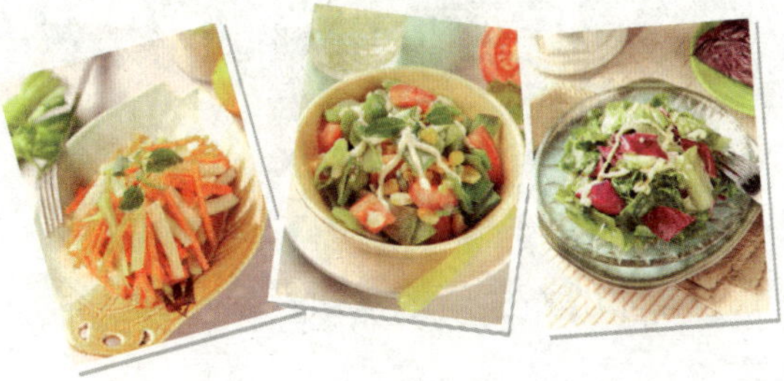

Part 3 鲜香热菜，“素”来有味

素热菜的制作技巧

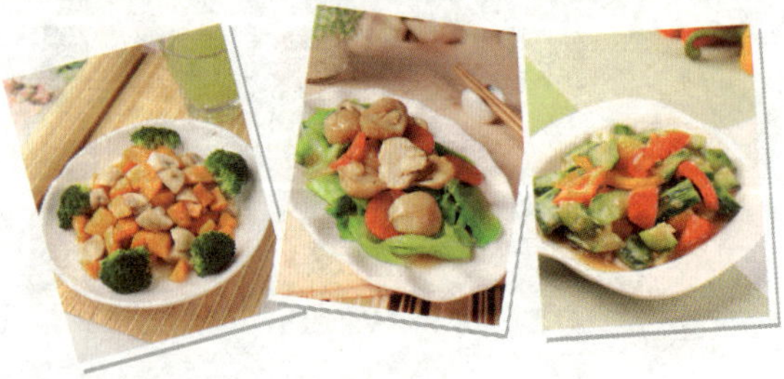

Part 4 营养汤羹，“素”食不打折

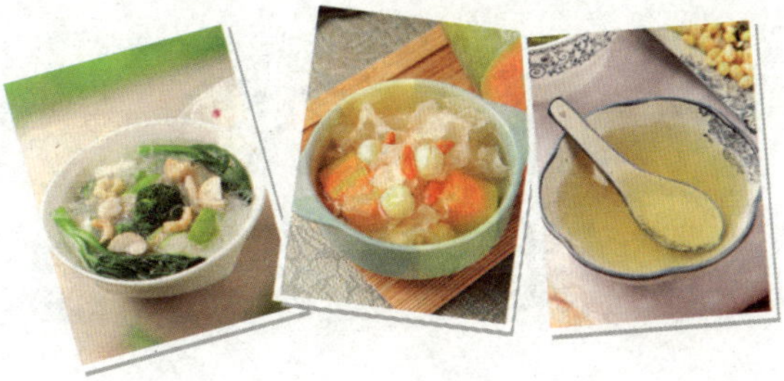

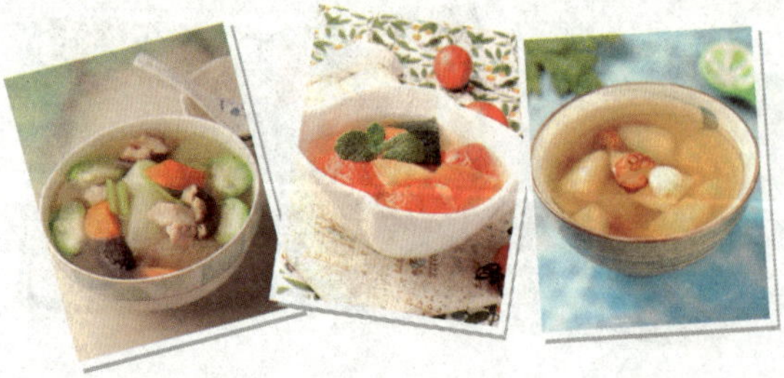

Part 5 百变主食，“素”养健康

巧吃素主食

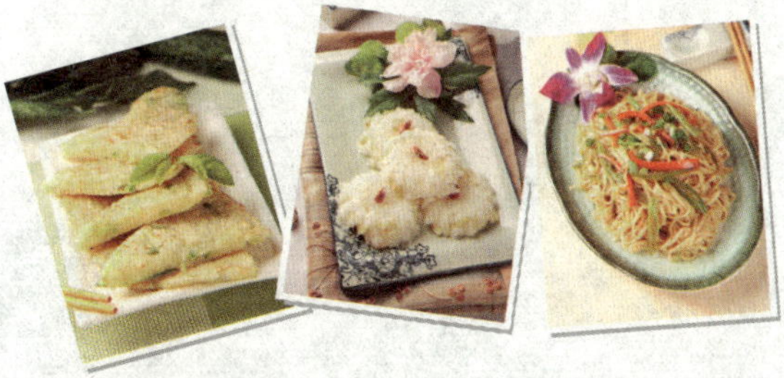

Part 6 时尚饮品，乐享“素”时光

DIY 饮品的技巧

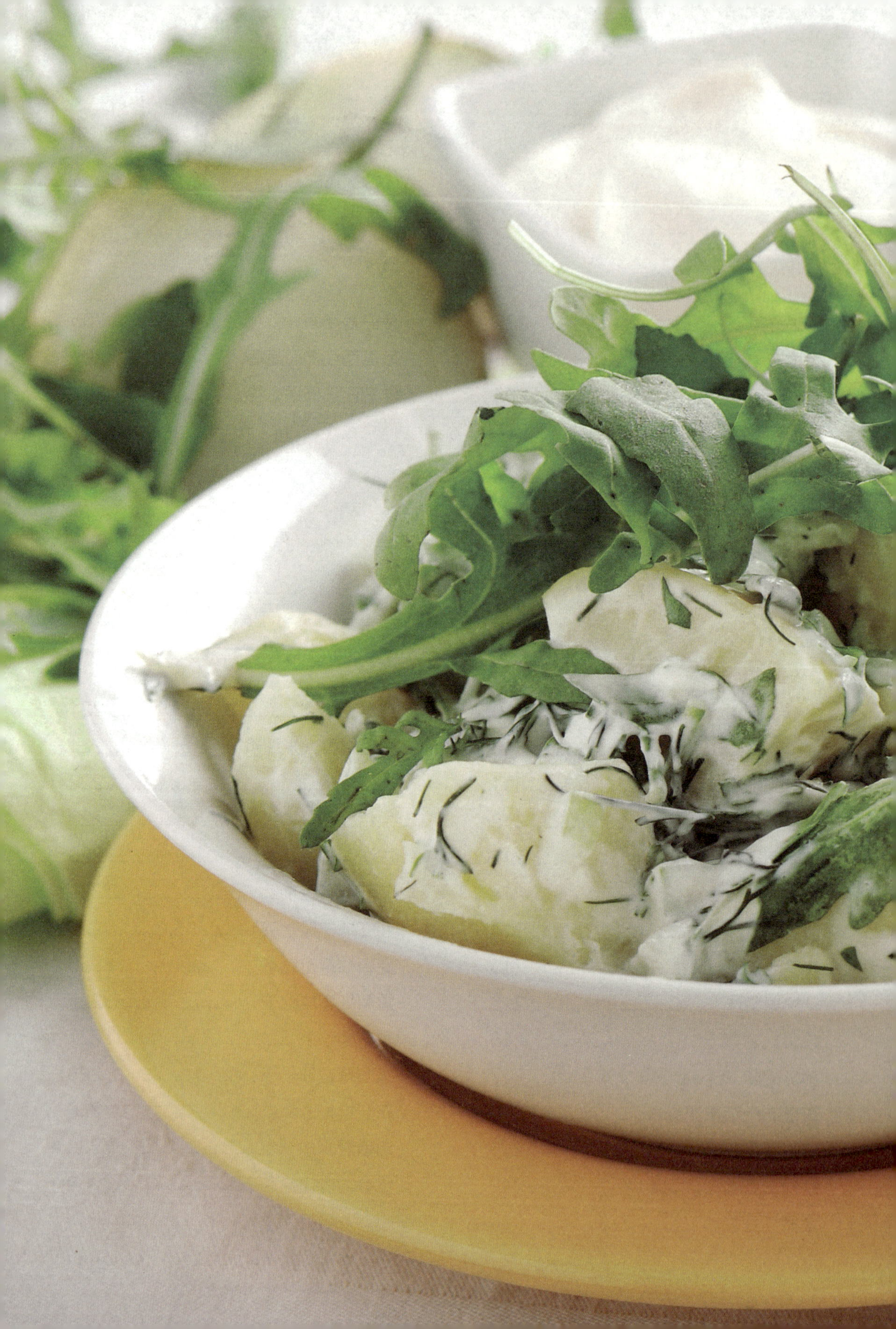

Part 1

我行我“素”，开启健康新生活

食素，是一种健康理念的践行，为我们开启了一种健康的生活方式。只有掌握一些科学食素的诀窍，才能吃出素食真滋味、吃出健康好身体。接下来请跟着本章学习必备的素食知识，掌握让素食更美味、更健康的秘诀。

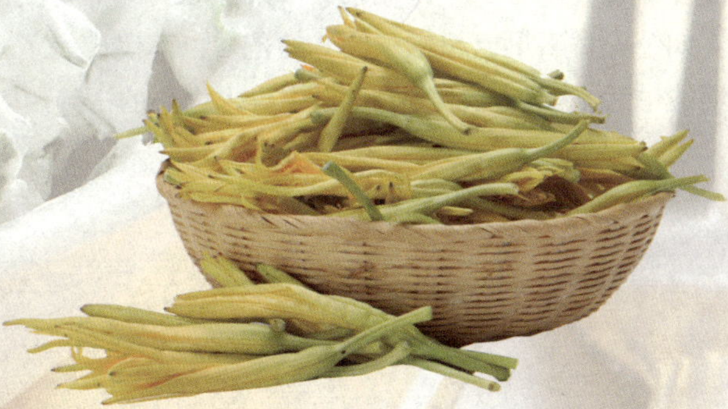

闲话素食

健康、养生、绿色、天然……素食魅力无穷。
食素已成为一种集营养、健康、养生、时尚于一体的健康生活方式。今天，你食素了吗？

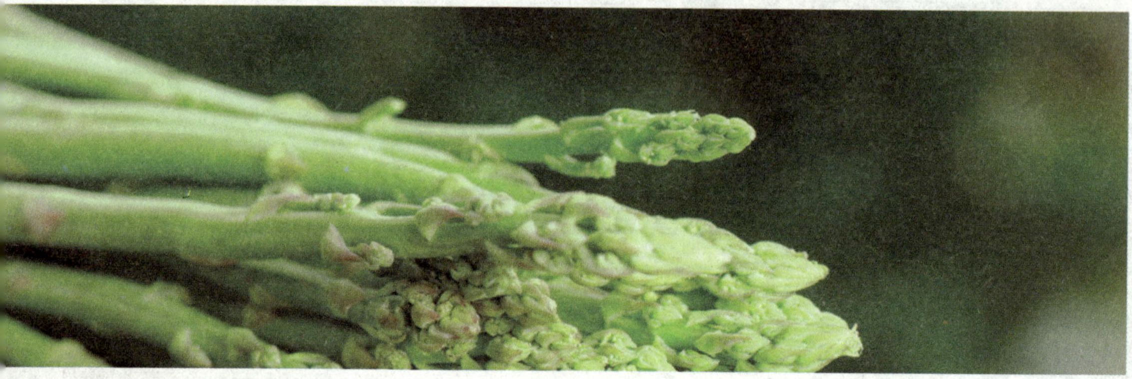

素食理念

素食是一种以植物性食物为主的饮食方式。食素者遵循素食主义的原因通常是出于健康，或是出于信仰、跟随时尚，抑或是出于保护和尊重动物等方面的考虑。

古人相信素食可以修身养性、延年益寿，蔬菜、水果、豆类等植物性食品能让人更加健康、轻松、精力充沛。如今，食素早已超出了信仰的范畴，不仅代表了一种健康的饮食方式，也是一种平和心境的生活方式，从朴实的食材中寻求内心的宁静。

素食的类别

素食的种类很多，每个人选择食素的理由也不尽相同。

一般来说，素食者可以分为两大类。一类是“严格素食者”，他们不吃任何和动物有关的食物；一类是“广义素食者”或称“蛋奶素食者”，他们仅仅是不吃肉类，但是可以接受牛奶和鸡蛋。本书中所提到的素食是建立在“广义素食”的基础上的。

素食的诱惑

人们越来越爱吃素食，相较于大鱼大肉，味蕾似乎更爱寻找素食那种本质的清香！食素能让我们的生活更健康。具体而言，主要体现在以下几个方面。

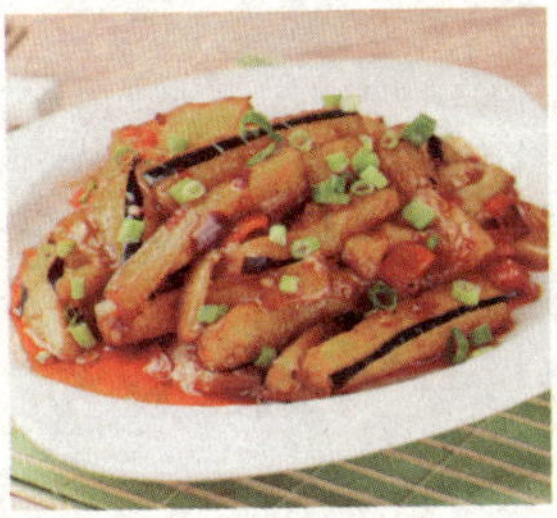

❶ 排毒瘦身

大部分素食中都含有丰富的维生素、矿物质和膳食纤维，可以促进新陈代谢，加快肠道的蠕动，帮助身体排出毒素，达到自然减肥的效果。而且，素食中很多绿叶菜、菌类的热量一般都非常低，即使搭配主食，也能让我们健康减肥而不反弹。

❷ 润肤美容

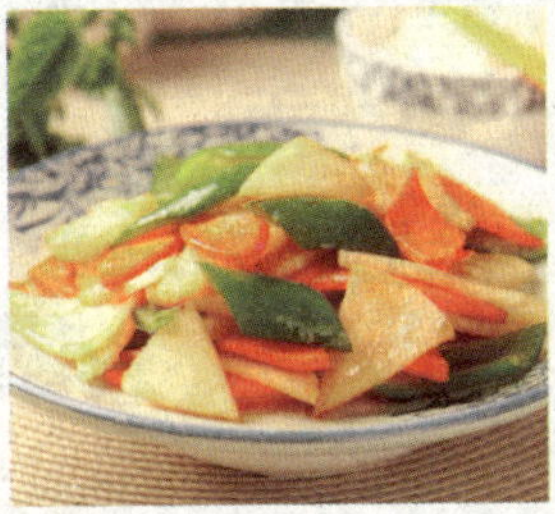

食素能让人变得更加美丽，最明显的就是皮肤会变得细腻、有弹性。植物性食物如新鲜的蔬菜、水果中都含有丰富的矿物质、纤维素，它们能清除血液中的毒素，给皮肤输送充足的养分，使皮肤富有光泽，有弹性。

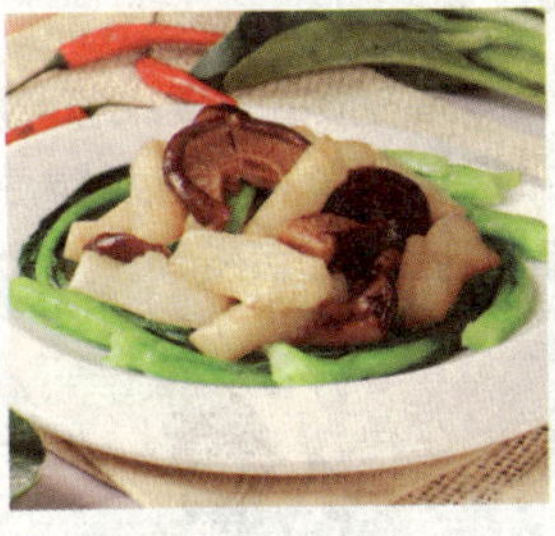

❸ 防治多种疾病

健康食素是防治多种常见病的有效途径。素食中的豆类及其制品含有的卵磷脂，可以促进血液循环，预防动脉硬化、心脏病等心脑血管疾病；芹菜、海带、木耳等蔬菜均有降压、镇静的作用，对高血压患者日常保健非常有益。食素还能防癌抗癌、延年益寿。常见的百岁老人，多以食素为主。

❹ 调节心情

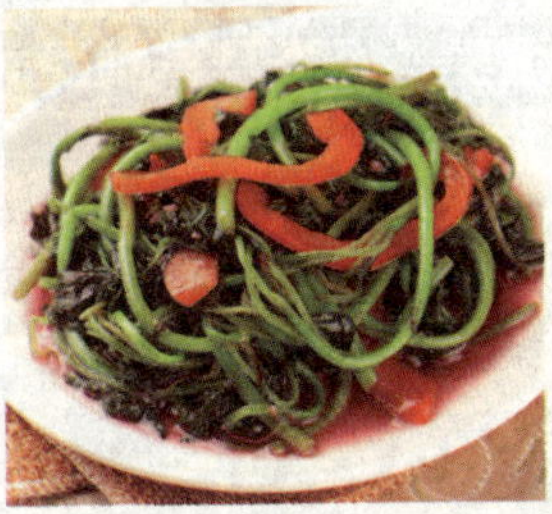

食素，可以通过调节饮食，使你感到快乐，使头脑变得更为清晰，使心境变得更加平和。它所蕴含的回归本真、师法自然的文化理念，使得我们能够真切地体验到远离都市喧嚣和欲望的愉悦，让我们的生活更加快乐。

六类素食食材

素食并不是让你放弃美食，源于大自然的素食种类繁多，水果、蔬菜、豆类、谷类……即使不使用肉类食材，你的餐品也可以丰富多彩。看看下面这些食材，让我们的采购清单丰富起来吧！

主食类

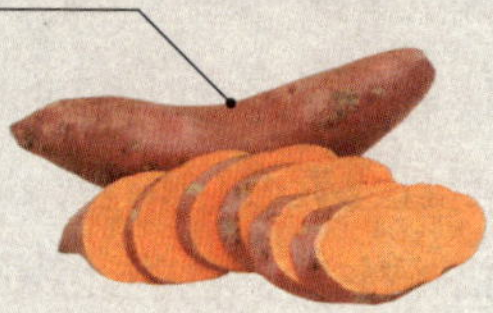

● 提供糖类、蛋白质、脂肪等

主食类主要有大米、大麦、小麦、荞麦、小米、薏米、土豆、红薯（甘薯）、芋头、玉米、燕麦等。

蔬菜类

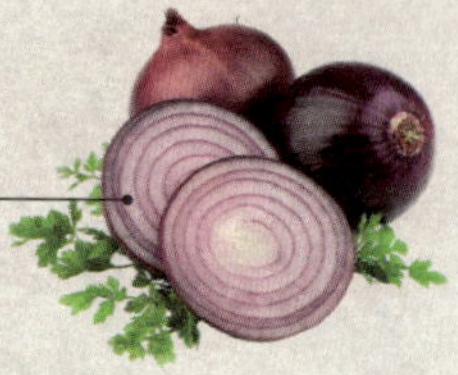

● 提供维生素、矿物质、膳食纤维等

蔬菜类主要包括茎叶类、根茎类、瓜类、菌类等类型。常见的有白菜、菠菜、萝卜、莲藕、南瓜、苦瓜、茄子、辣椒、西红柿（番茄）、香菇等。

水果类

● 提供矿物质、维生素、膳食纤维等

水果类主要包括新鲜水果、果干等，常见的水果有桃子、葡萄、香蕉、橘子、柚子、梨、苹果、柠檬等。

豆类及其制品

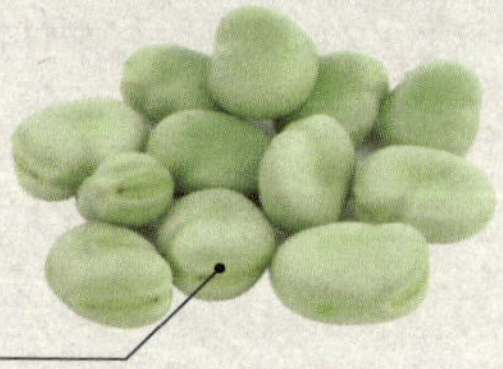

● 提供蛋白质、糖类、维生素、矿物质等

豆类及其制品是素食者蛋白质的主要来源，几乎不含胆固醇。常见的豆类有黄豆、红豆、绿豆、黑豆，常见的豆制品包括豆腐、豆皮等。

蛋类、奶类及其制品

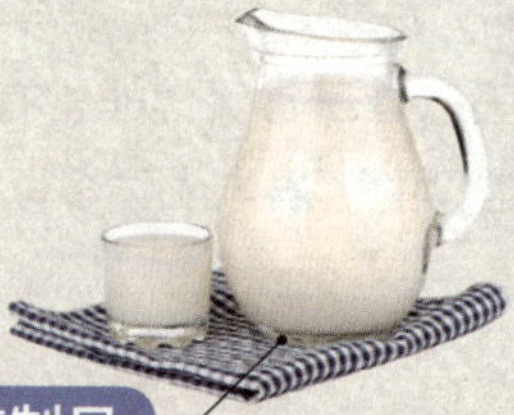

● 提供蛋白质、维生素、矿物质等

蛋类常见的有鸡蛋、鸭蛋、鹅蛋、鹌鹑蛋等，奶类及其制品包括各种牛奶、酸奶以及奶粉、炼乳等。

油脂类

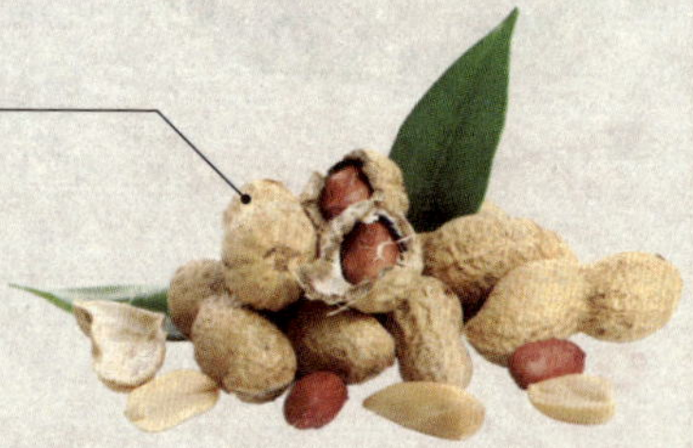

● 提供热量、必需脂肪酸等

素食者摄取的油脂主要来源于植物油，如橄榄油、大豆油、葵花籽油、花生油、芝麻油，还可能来源于坚果类，如花生、杏仁、核桃、松仁等。

健康食素

食素，是一种态度，是一种健康的生活方式。
但是，单纯摄入某几种素食容易导致营养不平衡。
因此，素食者需要掌握饮食原则，合理食素，远离误区，吃出健康。

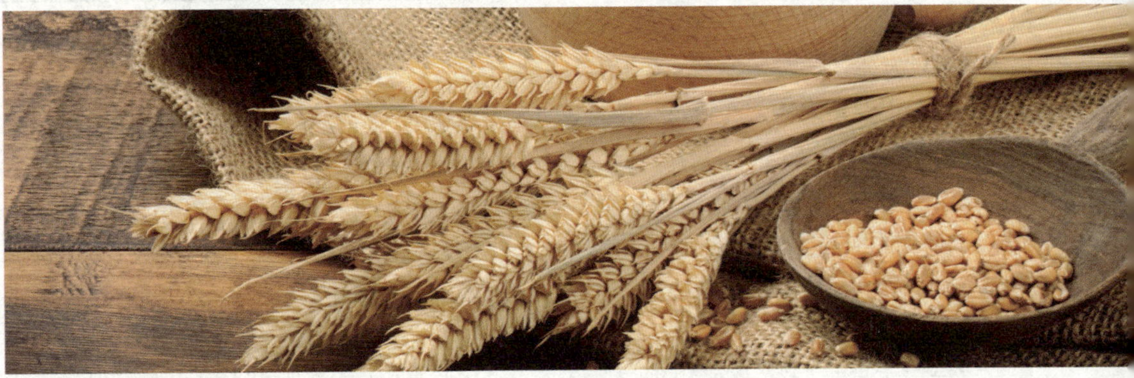

合理素食的“十字诀”

想要享受素食带来的益处，一定要充分了解素食的营养搭配知识，这样才能避免营养失衡。合理素食有一个非常容易记的口诀，就是：一二三四五，红黄白绿黑。

❶ 一、二、三、四、五

“一”是指每天喝一袋牛奶，它的主要目的是补钙。乳糖不耐者和严格素食者也可以喝豆浆来代替，不过最好增加到两袋。

“二”是指 250 ~ 350 克糖类（碳水化合物），相当于 300 ~ 400 克主食。对不同的人来说，这个数值也不是固定的，可根据自身情况适当调整。

“三”是指三份高蛋白食物。蛋白质是人类生命活动中最重要的物质基础，参与组成人体各种组织和器官，但蛋白质不能太多也不能太少，合适就好。一份高蛋白食物，大概就是100克豆腐或25克黄豆。

“四”即指“有粗有细、不甜不咸、三四五顿、七八分饱”。具体而言，粗细粮搭配，一周吃三四次粗粮；少吃盐、少吃糖；在控制总量的基础上，每天吃三顿，可适当加餐一至两顿，少量多餐；每餐不要吃太饱，七八分饱最合适。

“五”就是 500 克蔬菜和水果。一般是 400 克蔬菜和 100 克水果。新鲜的蔬菜和水果能为身体补充丰富的维生素和纤维素，能起到预防癌症的作用。

❷ 红、黄、白、绿、黑

“红”主要指西红柿、桑葚、大枣、山楂、红苹果、草莓等富含番茄红素、胡萝卜素、铁等营养元素，还含有大量抗氧化剂的红色食品，能减少患慢性疾病的风险。

“黄”多指橙黄色食物，包括黄豆（豆类和豆制品）、黄豆芽、柑橘、南瓜、香蕉等，其富含维生素A、维生素D和膳食纤维，有助于清除体内的细菌和毒素，保护胃肠黏膜，预防胃癌、食管癌、直肠癌等癌症的发生。

“白”主要指大米、面粉及杂粮，也包括山药、白萝卜、银耳、百合、莲子等。这类食物多为主食，富含淀粉、蛋白质等，能够为机体提供全面而丰富的营养物质，有助于增长气力、提高机体免疫力，预防癌症的发生。

“绿”主要指绿色蔬菜和瓜果，包括芹菜、菠菜、空心菜、青椒、绿豆等。绿色食物含有大量的纤维素，能通利肠胃，防止便秘，常吃还有助于预防慢性病和癌症。

“黑”多指黑色食物，包括香菇、黑木耳、黑豆、紫米、紫菜等。黑色食物不但营养丰富，而且多有补肾、防衰老、防病治病、乌发美容等独特功效。

除此之外，素食者还要特别注意食物的多样性，每天饮用8～10杯水（1 500～2 000毫升）。只要多花一点儿心思，多了解、实践，经过合理搭配、健康烹调，素菜也可以色香味俱全。

食素的误区

食素虽然对健康有益处，但如果不注重饮食营养的合理搭配，极易出现营养不良，引发各种疾病问题，反而危害身心健康。远离以下食素的误区，能帮助你更健康地食素。

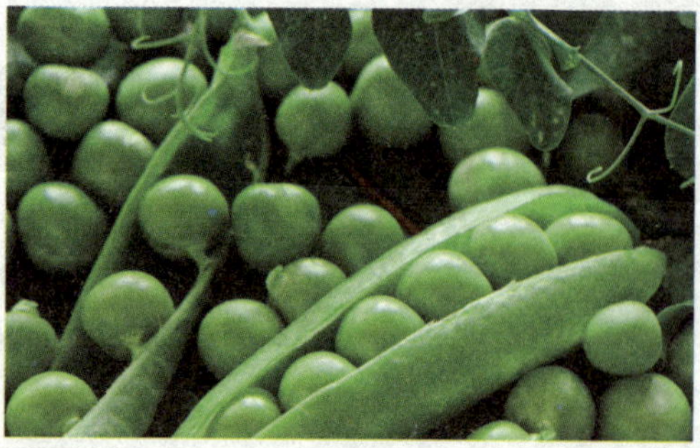

❶ 只吃几种“减肥蔬菜”

很多食素者往往只吃几种减肥蔬菜，认为这样的饮食既健康又能减肥瘦身。其实这样的做法是非常不健康的。蔬菜不仅要为素食者供应维生素C和胡萝卜素，还要为机体补充足量的钙、铁、叶酸、维生素B_2等营养物质。所以，食素者在选择蔬菜时，类别应该多样化。多选择芥蓝、菠菜、上海青、茼蒿、苋菜等绿叶蔬菜，蘑菇、毛豆、鲜豌豆等各种菌菇类和鲜豆类蔬菜。如果只吃黄瓜、苦瓜、冬瓜等少数几种所谓的减肥蔬菜，很难获得全面的营养，也不符合健康食素的理念。

❷ 吃过多水果或用水果代替正餐

很多人都喜欢吃水果，食素者更甚，有些想要减肥的人士更是直接以水果代替正餐。殊不知，这样的饮食方式不仅不能带来苗条的身材，还会加重身体负担，造成各种营养问题。因为水果中含有很高的糖分，空腹吃或过多食用都容易使机体产生高出正常水平的能量，久之不利于身体健康，也不会有减肥的效果。因此，食素者要注意水果的摄入量，尤其是想要通过吃水果减肥的人，要注意多吃新鲜的水果或含糖分较少的水果（如木瓜、火龙果），少吃果干、果脯等加工食品。每天的水果摄入量以不超过 200 克为宜，并适当减少主食的摄入量，达到能量平衡。

❸ 以生冷食物为主

一些素食者认为蔬菜生吃比熟吃更有营养，因而偏食生冷蔬菜，热衷于凉拌菜或沙拉。其实，蔬菜中的很多营养成分在油脂的帮助下才能够充分释放出来，从而更好地被人体吸收，如维生素 K、胡萝卜素、维生素 E 等。所以，菠菜、胡萝卜等蔬菜最好是用油炒制或在含有油脂的水中煮熟或焯烫后再食用。同时还要注意，沙拉酱的脂肪含量一般在 60% 以上，用它拌菜，并不比放油脂烹调热量低。

❹ 油脂、糖、盐摄入过量

由于素食比较清淡，所以很多人在烹制素食的时候喜欢添加大量的油脂、糖、盐以及其他调味料，以增加食欲。其实，这是一种非常不健康的做法。摄入过多精制糖，会增加热量的摄入，容易使血脂、血糖升高，并诱发脂肪肝；长期摄入过量钠盐会使血压升高。而且植物油和动物油一样，也含有丰富的脂肪和能量，食用过多，同样可引起肥胖。因此，素菜宜多采用水煮、清蒸或汆烫等烹调方法，尽量不用过多的调味料，以品尝食物的天然味道。

易缺乏营养素的补充建议

想要吃素，又担心营养不均衡是很多人的顾虑。的确，长期吃素而又没有注意到营养的合理摄入，很容易导致钙、铁、锌等营养素的缺乏，尤其是一些容易被忽视的特殊元素，如维生素 D、维生素 B_{12} 等。

❶ 蛋白质

保证每日充足的蛋白质摄入，对素食者来说非常重要。在常见的植物性食物中，坚果类、五谷类等，都是蛋白质很好的来源。尤其是大豆蛋白质。大豆蛋白为优质植物蛋白质，而且几乎不含胆固醇，对健康非常有益。

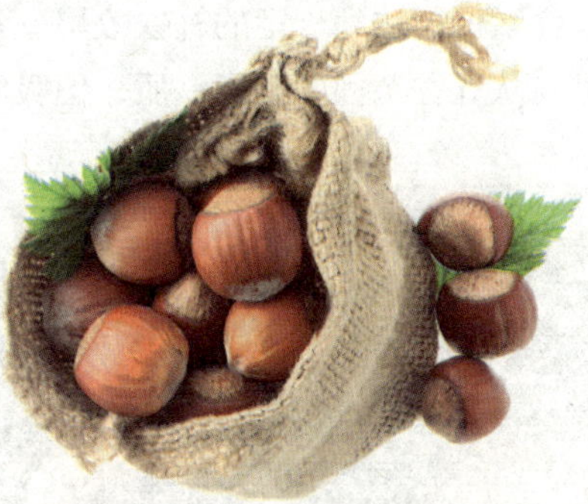

❷ 钙

素食其实也可以很好地补钙，经常食用奶类及其制品、豆类及其制品、海藻类等都能为机体补充丰富的钙质。另外，素食中蔬菜占据很大的比重，而很多蔬菜中含有草酸（如菠菜），易与人体中的钙结合形成草酸钙从而影响钙的吸收。可先将蔬菜放入沸水中汆烫，然后再捞出烹饪。

此外，还可以通过运动和摄入维生素 D 来补充钙质。运动能促进骨骼发育、提高骨密度，有利于钙的吸收；维生素 D 也可以促进钙、磷的吸收，有防治骨质疏松的作用。

❸ 锌

锌主要存在于动物性食物，尤其是海

产品中。素食者无法从饮食中摄取充足的锌，所以需要补锌。日常饮食中，要远离煎、炸等高温烹饪方式，多用拌食、大火快炒的方式烹调食物，避免锌的流失；要多摄入榛子、核桃、黑芝麻、葵花子、花生、香菇（干品更佳）、小米、苹果、芥菜等。缺锌较为严重的素食儿童，可在医生的指导下适当选用锌补充剂。

❹ 铁

补铁需要循序渐进。通过改善饮食结构，食素也能达到一定的补铁效果。素食者可以从五谷杂粮中摄取铁质，但吸收率

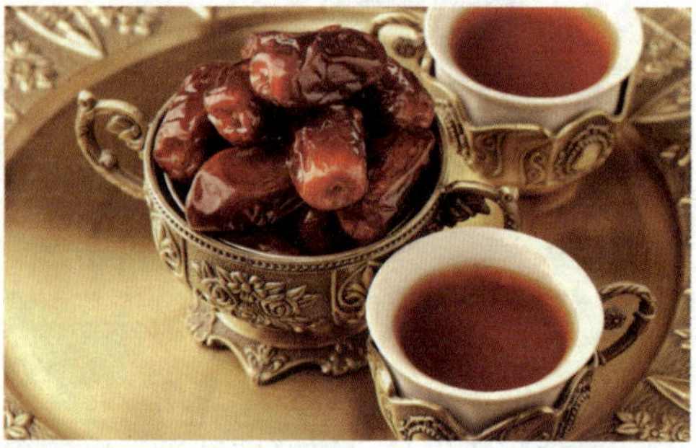

低，要搭配维生素C才能被身体充分吸收。因此，可多吃一些同时富含铁质和维生素C的食物，如葡萄干、红枣等，这是食素者最佳的补铁方式。食素的孕产妇及小孩，则需更加注意食物摄取是否得当，注意补充铁，以免引起缺铁性贫血。此外，酒、咖啡、浓茶中的一些成分会干扰人体对铁的吸收，要少饮。

❺ 维生素 D

素食者容易缺乏维生素D，如果摄入不足，儿童易患佝偻病，老人易患骨质疏松症，因此补充维生素D也十分重要。阳光中的紫外线能促进人体生成活性维生素D，是食素者补充维生素D的可靠方式。每次晒太阳10 ~ 15分钟，一周3次，就能产生足够的维生素D。另外，经过日晒处理的干制香菇或木耳，维生素D的含量会增加，可适当摄入。

❻ 维生素 B_{12}

维生素 B_{12} 是人体需求量极少但又必需的一种唯一含金属元素的维生素，其主要生理功能是参与制造骨髓红细胞。机体若缺乏维生素 B_{12} 容易患上恶性贫血、抑郁症、阿尔茨海默病等疾病。

维生素 B_{12} 多存在于动物性食品中，长期食素者易缺乏维生素 B_{12}。蛋类、奶类及其制品含有足量的维生素 B_{12}，因此蛋奶素食者通过摄入此类食物即可进行补充；其他类型的素食者可适当选用维生素 B_{12} 制剂来进行补充。此外，菌类食品以及发酵豆制品中含有一定量的维生素 B_{12}，可以满足素食者的需求，如香菇、木耳以及豆酱、豆豉等。

不同人群的食素建议

生活中，很多人群都可以感受到素食的魅力。一些特殊的食素者，包括儿童、孕妇、老年人、高血压患者等，通过正确、合理的素食摄入，可以让身体更健康。

❶ 儿童

素食儿童与非素食儿童的生长发育大致相同，日常饮食中要确保摄入足够的营养和能量。可多吃谷类、豆类及其制品、坚果类，以补充足量的蛋白质；多吃深绿色蔬菜、各式干鲜果品和菌菇

类，为身体补充充足的维生素C、钙质和铁质。同时，还须留意钙、铁、锌、维生素D及维生素B_{12}的摄取量，按需摄入才能健康成长。

❷ 孕产妇

素食所能提供的热量通常较低，吃素的孕妈妈一定要保证摄入的热量能够满足孕期的需要，饮食中要多注意食物的营养。谷类、薯类等能提供糖类和蛋白质，橄榄油、花生油、大豆油等植物油能提供足量的脂肪，豆类、海带、黑木耳等能提供丰富的钙和铁，而各类新鲜的蔬菜和水果能提供大量的维生素和矿物质，这些食物素食孕妈妈都要多补充。

另外，建议素食孕妈妈要多晒太阳，以补充足量的维生素D，促进钙的吸收；饮食中注意保持营养的均衡，不要挑食。

产后素食妈妈可以多吃大豆及豆制品，每天喝蔬菜汤，适当吃一些粗粮，并适当多摄入坚果类的食物。

❸ 老年人

老年人对热量的需求减少，更符合素食的饮食需求，但同时也要注意蛋白质、钙、铁、锌、硒、维生素D、维生素B_6及维生素B_{12}的摄入量。建议素食老人多

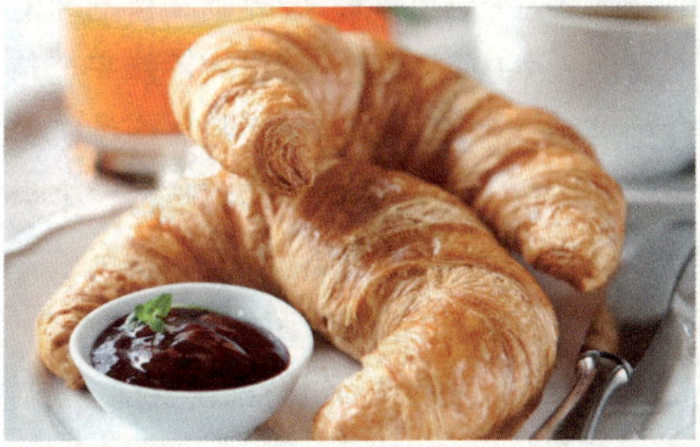

选用馒头、面包等为主食，常食黄豆、豆腐、海带、各种红绿色蔬菜及黑米、黑豆、黑芝麻等食品。注意膳食合理调配、品种多样，做到清淡饮食、少量多餐、饥饱适度、按时进食。

❹ 肥胖人士

肥胖或想要减肥的素食者在日常饮食中建议尽量做到：少吃主食，尽量不吃零食；多摄入红薯、土豆、玉米、豆腐等饱腹感强而热量低的食物；多选用水煮、清蒸的烹饪方式，做菜时少放油。具体而言，早餐的时候可以考虑食用燕麦或全麦面包；午餐可以是正常食量或适当减少，以不要有饿的感觉为宜；晚餐可以不吃主食，只吃一些小菜。

❺ “三高”人群

“三高”人群选择素食固然不错，但也有一些特别需要注意的地方。

高血压患者吃素时要注意少吃盐，烹调时适量用酸、甜、苦等不同的调料，如白醋、苹果、西红柿、菠萝、冰糖等进行调和，避免过咸。糖尿病患者要严格控制油脂和胆固醇的摄入，食用油应以植物油为主，如大豆油、芝麻油、菜籽油等含多不饱和脂肪酸的食用油；摄入的热量以能够维持正常体重为宜；并注意膳食纤维和蛋白质的摄入，多吃蔬菜、豆类及其制品。高脂血症患者即使是吃素，也要注意少用油，不然有害无益。日常饮食中可以多摄入富含膳食纤维、磷脂、植物固醇和不饱和脂肪酸的食物，如燕麦、玉米、芹菜、黄豆、黑芝麻、各种坚果、核桃油、玉米胚芽油等。

手做美味素食

说起素食，很多人可能会觉得食材简单，味道寡淡，提不起食欲，
然而，事实并非如此，掌握以下技巧，
简简单单的食材，也可以变成餐桌上诱人的美味，还能让我们的身体更健康。

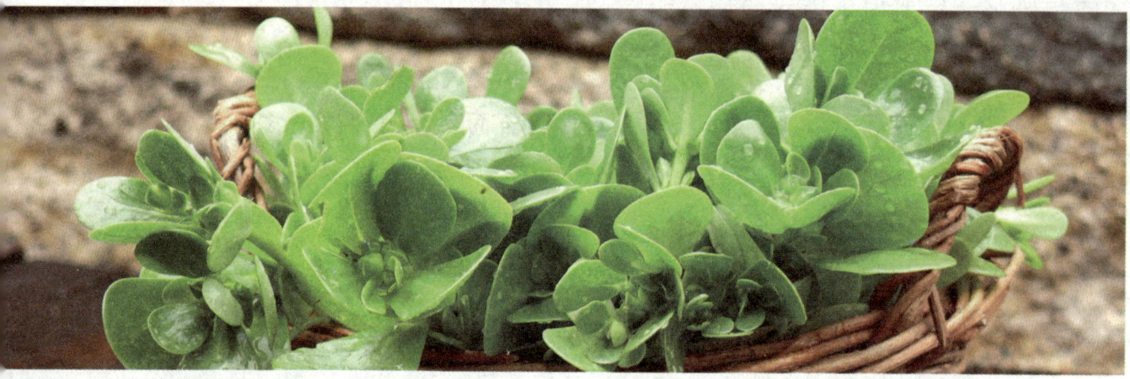

食材要新鲜

选购蔬菜的时候一定要挑选新鲜的食材。例如选购白菜要挑选包得紧实、新鲜、无虫害的；苋菜要选择叶片大而完整、颜色紫红、比较鲜嫩的；菠菜应选叶色较青、新鲜、无虫害的；西芹要选色泽鲜绿、叶柄厚的；芥蓝要选柔嫩鲜脆的；苦瓜要选果瘤颗粒饱满的；冬瓜要选皮较硬、肉质密、种子呈黄褐色的；黄瓜以色泽亮丽、外表有刺状凸起、新鲜、水分充足者为佳；西红柿要挑选个大、饱满、色红成熟、紧实的；茄子要挑选均匀周正、老嫩适度、表皮完好、皮薄、籽少、肉厚、细嫩的；西蓝花宜挑选花蕾紧密结实、花球表面无凹凸、整体有隆起感、拿起来没有沉重感的。

除此之外，还需注意，采购回来的蔬菜不宜久存，否则容易损失营养素，最好能当天食用完。蔬菜中的营养部分也不要随意丢弃，比如豆芽上芽尖比芽柄的营养价值更高，应保留。

口味宜清淡

烹调素味菜肴时要注意少放油和调料。尤其是在炒素菜时，放太多油会使菜的外部裹上一层油脂，导致调味料的味道不易渗入菜内；食用后消化液不能完全与食物接触，也不利于消化吸收。而辣椒、花椒、桂皮、茴香、生姜等调味料，多为热性材料，具有一定的诱发性，食用过多还易导致人体细胞畸变，引起口干、咽痛、高血压等症，甚至导致癌症，因此，烹调

素菜时也不宜多用。

此外，炒素菜的时候加一点儿醋可以减少蔬菜中维生素C的流失，还能促进钙、磷、铁等矿物质的溶解，提高菜肴的营养价值和人体对营养素的吸收利用率，有利于健康。

素高汤的制作技巧

素高汤是素菜烹饪中常用的一种辅助原料，取材方便，做法简单，可在烹制菜肴时，代替水加入菜肴或汤羹中，从而起到提鲜的作用。下面将介绍2种常见素高汤的制作方法。

❶ 蔬菜素高汤的做法

原料：包菜叶2片，胡萝卜1/4根，洋葱1/2个

做法：

①包菜叶洗净，撕成小片，用热水汆烫后捞出，备用。

②胡萝卜、洋葱分别洗净后切小块，和包菜叶一起放入锅中，加入适量清水。

③用中火熬煮至胡萝卜变软，捞出材料，沉淀后过滤即可。

❷ 海鲜素高汤的做法

原料：海带结200克，白萝卜1根，老姜适量

做法：

①海带结用水冲洗干净，白萝卜切片，老姜拍扁。

②将所有材料放入锅中，倒入适量清水，大火煮沸后，小火再煮40分钟。

③关火，将全部材料捞出，沉淀后过滤即可。

让素菜更美味的方法

有些蔬菜有其特有的味道，如苦、涩，吃起来口感不好，但却含有丰富的维生素和矿物质，是我们日常膳食中必不可少的营养来源。如何才能让这些蔬菜变成餐桌上的美味佳肴呢？以下3种方法可以帮助你。

❶ 去味

很多蔬菜有涩味或霉味，比如菠菜、茭白、小白菜、竹荪、蘑菇等，因为其中草酸的含量太高或有菌类特有的气味，如果洗净切好后直接用来烹调，则味道不佳。可以先将材料放入沸水中焯煮片刻，去除其中大部分草酸和霉味，然后再进行烹调，这样就解决问题了。

❷ 遮味

有的蔬菜有非常重的辛辣、苦、异味，如尖椒、苦瓜、鱼腥草等，在烹制时可以用“遮味”的方法来调味。例如做带辣、苦味的菜肴时，适量放点儿糖，可以让辣椒、苦瓜等滋味变得柔和，吃起来也别有一番风味。

❸ 借味

素菜一般清淡，没什么特别诱人的滋味，这时我们可以用些滋味比较特殊的食物原料或调料来“借味”。比如水发干香菇（不用鲜香菇）、豆豉、蒜蓉、腐乳、豆瓣酱、辣酱、番茄酱、咖喱、蚝油、蒜油等，它们本身味道比较浓郁、鲜美，可以赋予素菜特别的鲜香味，达到借味和增味的目的。

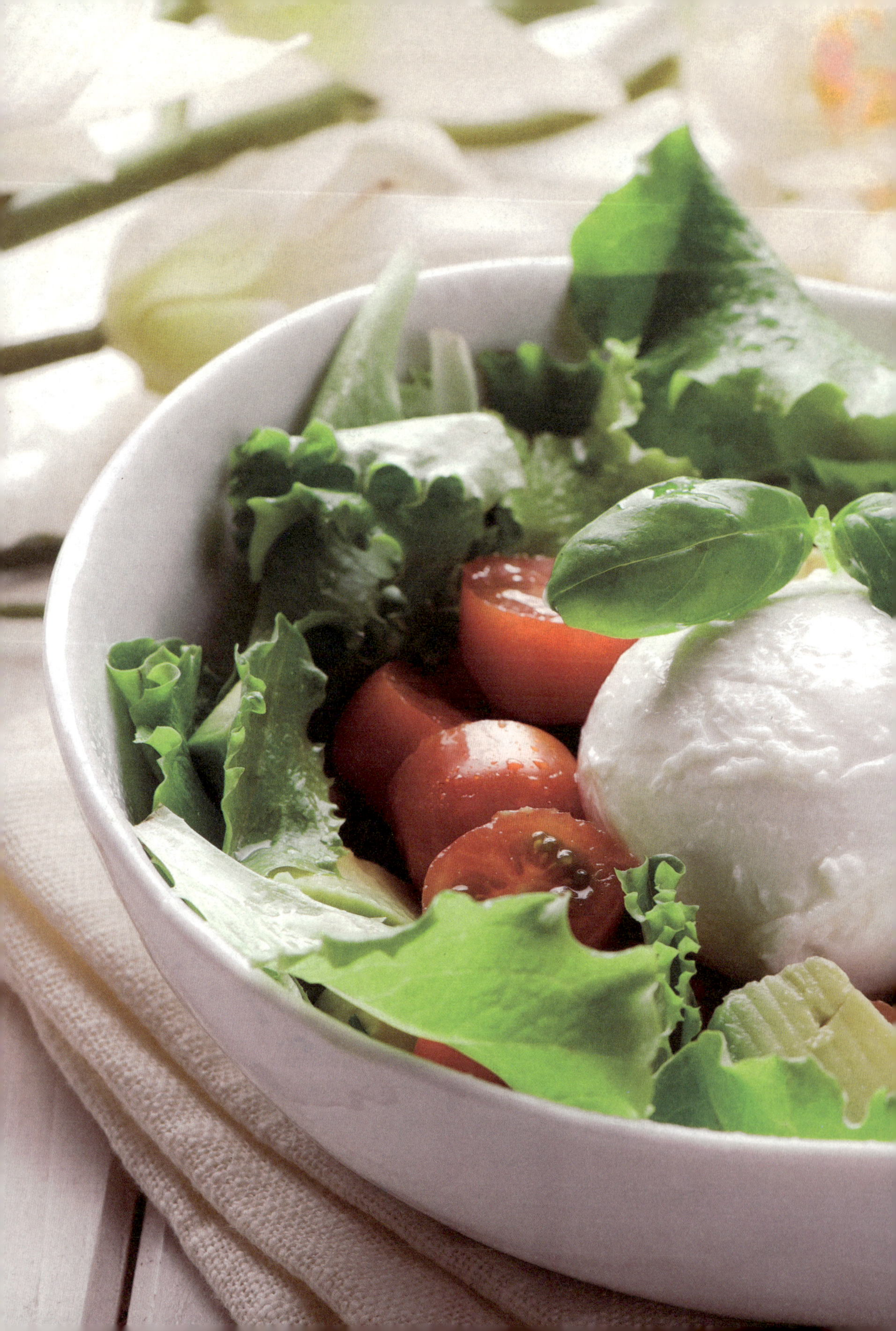

Part 2

清爽凉菜，“素”造新花样

清新爽口的蔬菜、五彩缤纷的水果搭配做成凉拌菜、沙拉，无论寒暑，总是餐桌上开胃解腻、佐酒下饭的佳品。本章将带你走进素凉菜的清鲜世界，帮你全方位掌握素凉菜从搭配到制作的过程。

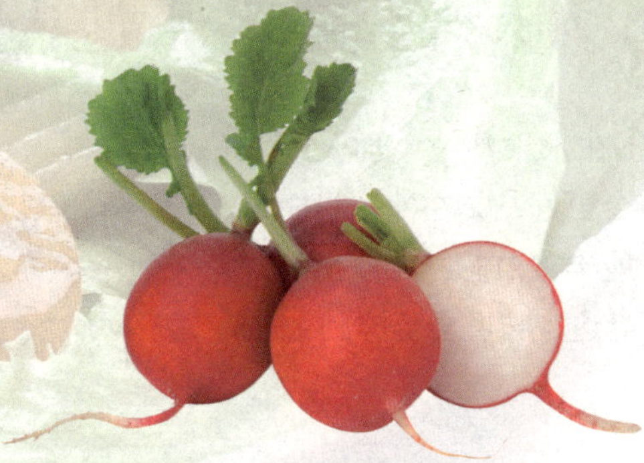

素凉菜的制作技巧

凉菜看似简单，其实十分讲究。如何花最少的时间，做出一道营养又美味的佳肴？如何才能享受到新颖别致的美味素凉菜，让素食餐桌同样“靓丽多彩”？掌握一些简单实用的制作小窍门可以让你事半功倍。

制作要领

❶ 严格消毒。新鲜的蔬果要充分洗净，有些食材还需要在沸水中汆烫或煮熟，或在油锅里炸熟。同时，制作凉菜所用的器具在使用前应用开水烫洗，且一定要和切肉的刀、砧板分开使用。

❷ 刀工精细。刀工是决定凉菜形态的主要工序。在操作时必须认真精细，根据原料的质地调整刀工，尽量做到大小一致、厚薄均匀，使改刀后的原料形状符合菜肴质量要求。

❸ 善用调味料。调味是决定凉菜鲜美味道的关键。制作凉菜通常使用的调料有盐、醋、芝麻油、白糖等。要视菜的原料和食用者对口味的要求，并按照各种调料的特性，酌量、适时使用调料。

巧制凉拌菜、沙拉

❶ 凉拌菜的拌制技巧：①对于胡萝卜、黄瓜、莴笋等，在拌制前先用盐腌一下，挤出适量水分后拌制，口感更清脆；②拌入蒜泥、食醋，可以起到杀菌的效果。

❷ 沙拉的制作技巧：①在水果沙拉中加入适量的鲜奶或酸奶，味道会更好；②在沙拉中加入核桃、杏仁等坚果，能丰富口感；③沙拉入盘前，若用蒜头擦一下盘边，味道会更鲜。

黄瓜

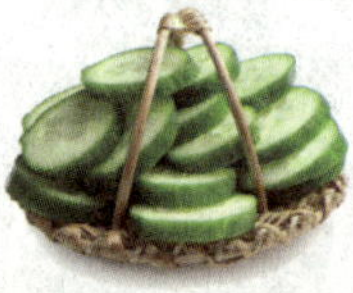

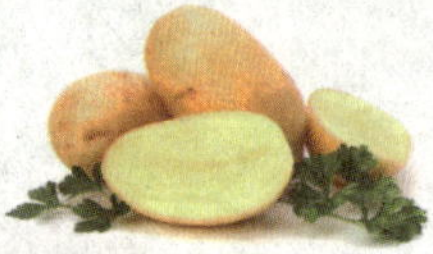

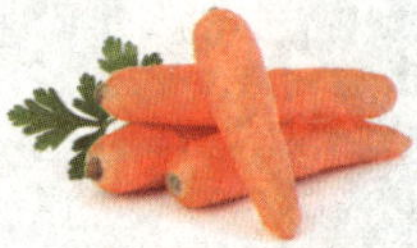

土豆　胡萝卜

摆盘技巧

首先，要注意色彩调和，菜与菜之间、菜与调料之间、菜与盛器之间的颜色要和谐搭配。其次，不同质地的原料要互相配合，能定型的原料要整齐地摆在表面，碎小的原料垫底。最后，摆盘造型要大方并富于变化，可根据原料不同选用排列式、堆放式、环绕式、码摆式等。

黑蒜拌芹菜

烹饪时间3分钟，口味清淡

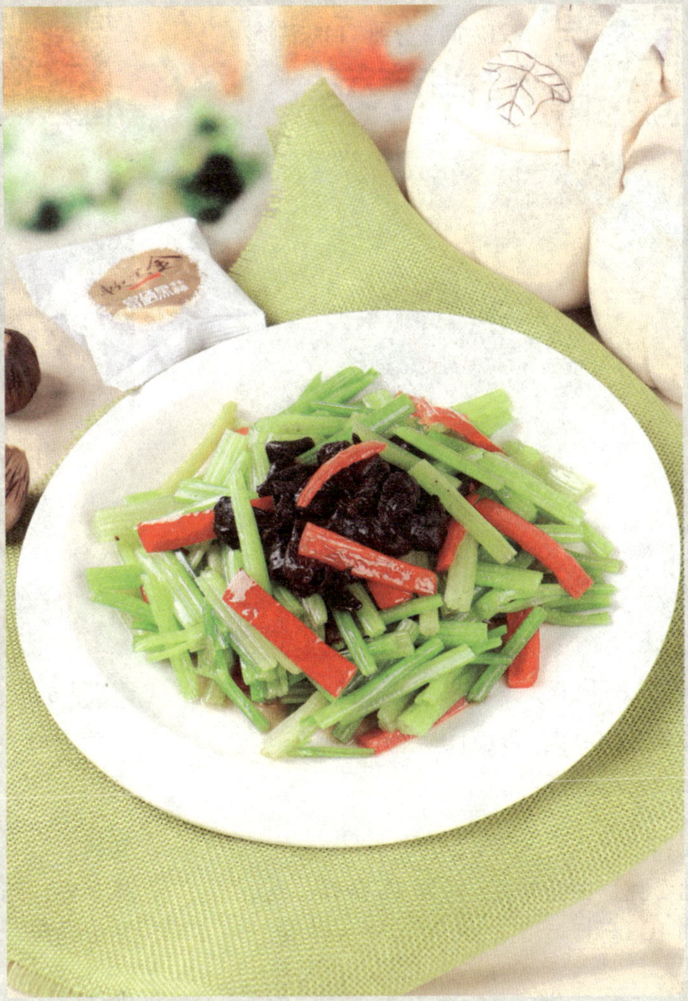

原料 ○ 2人份

芹菜300克，黑蒜70克，红彩椒40克

调料

盐2克，鸡粉、白糖各1克，芝麻油5毫升，食用油适量

做法

1. 洗净的芹菜切段；洗好的红彩椒切细条，切段；黑蒜用刀拍扁，切碎。
2. 锅中注水烧开，加少许盐，倒入食用油，拌匀。
3. 放入切好的芹菜，汆煮一会儿至断生，放入切好的红彩椒，汆煮片刻。
4. 捞出汆好的蔬菜，沥干水分，待用。
5. 往汆好的蔬菜里加入盐、鸡粉、白糖、芝麻油，将材料拌匀。
6. 将拌好的蔬菜装盘，放上切碎的黑蒜即可。

小叮咛 芹菜所含的水溶性维生素遇高温容易流失，因此汆煮的时间不宜过长，以断生为宜。

* 制作时所用食用油均为植物油。

* 本书中视频内容仅供参考。

烹饪时间 2 分钟，口味清淡

醋拌芹菜

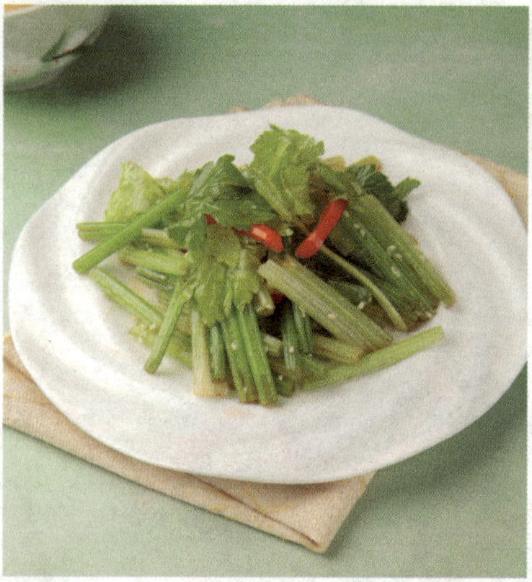

原料 ○ 2 人份

芹菜梗 200 克，彩椒 10 克，芹菜叶 25 克，熟白芝麻少许

调料

盐 2 克，白糖 3 克，陈醋 15 毫升，芝麻油 10 毫升

做法

1. 洗净的彩椒切成细丝，洗好的芹菜梗切成段，待用。
2. 锅中注入适量清水烧开，倒入芹菜梗，拌匀，略煮，放入彩椒，煮至食材断生，捞出焯煮好的食材，沥干水分，待用。
3. 将焯过水的食材倒入碗中，放入芹菜叶，搅拌匀，加入少许盐、白糖、陈醋、芝麻油。
4. 倒入白芝麻，搅拌均匀至食材入味。
5. 取一个盘子，将拌好的菜肴装入盘中即可。

烹饪时间 3 分钟，口味清淡

杏仁拌茼蒿

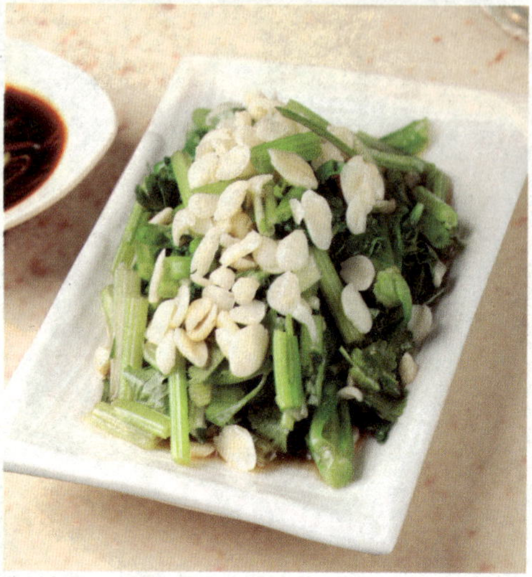

原料 ○ 2 人份

茼蒿 200 克，芹菜 70 克，香菜 20 克，杏仁 30 克，蒜末少许

调料

盐 3 克，陈醋 8 毫升，白糖 5 克，芝麻油 2 毫升，食用油适量

做法

1. 洗净的茼蒿切段；洗好的芹菜切段；洗净的香菜切去根部，再切成段。
2. 锅中注水烧开，加入 1 克盐、食用油，倒入杏仁，煮至断生，捞出。
3. 将芹菜倒入沸水锅中，加入茼蒿，煮半分钟，捞出，装入碗中。
4. 碗中加入香菜、蒜末、2 克盐、陈醋、白糖、芝麻油，拌匀调味。将拌好的食材装入盘中，放上杏仁即可。

烹饪时间 3 分钟，口味辣

炝拌手撕蒜薹

原料 ○ 2 人份

蒜薹 300 克，蒜末少许

调料

陈醋 5 毫升，芝麻油 5 毫升，生抽 5 毫升，老干妈辣椒酱 50 克

做法

1. 锅中注入适量的清水，用大火烧开，倒入蒜薹，搅匀，煮至断生。
2. 关火后捞出焯好的蒜薹，沥干水分，放凉待用。
3. 用手将放凉的蒜薹撕成细丝。
4. 取一个碗，倒入蒜薹丝，加入老干妈辣椒酱、蒜末，搅拌片刻。
5. 淋入少许生抽、陈醋、芝麻油，搅拌匀，再将拌好的蒜薹倒入盘中即可。

小叮咛 蒜薹含有大蒜素、大蒜新素，不宜焯水过久，以免破坏其辣素、降低其杀菌功效。氽好的蒜薹可在凉水中浸泡片刻，口感会更好。

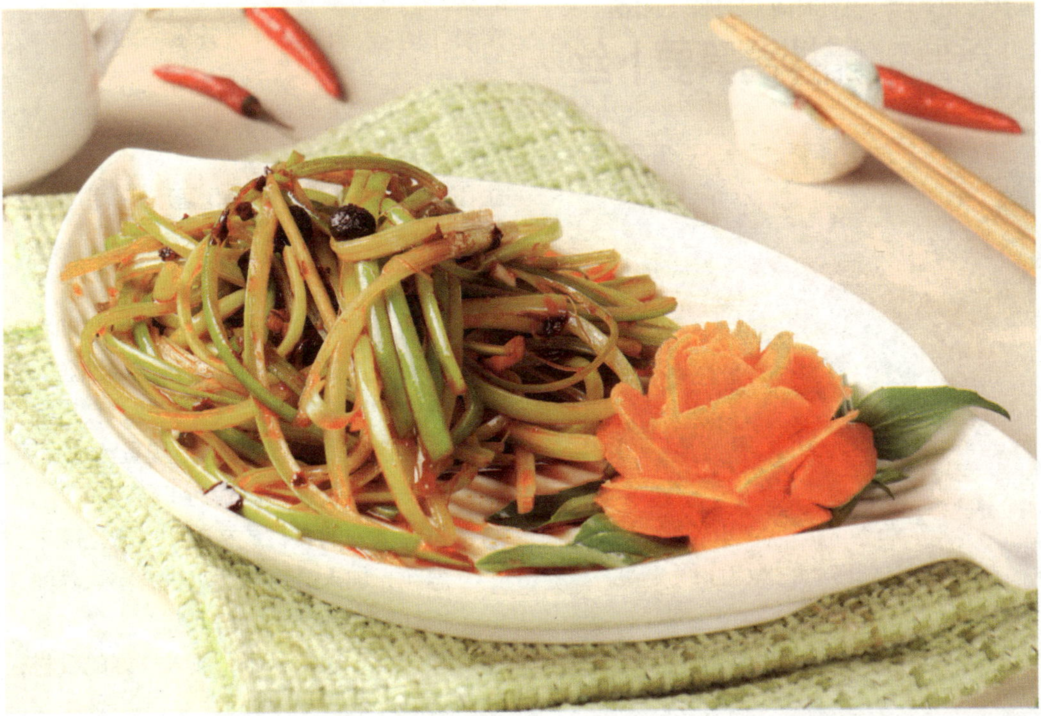

烹饪时间 3 分钟，口味辣

香菜拌竹笋

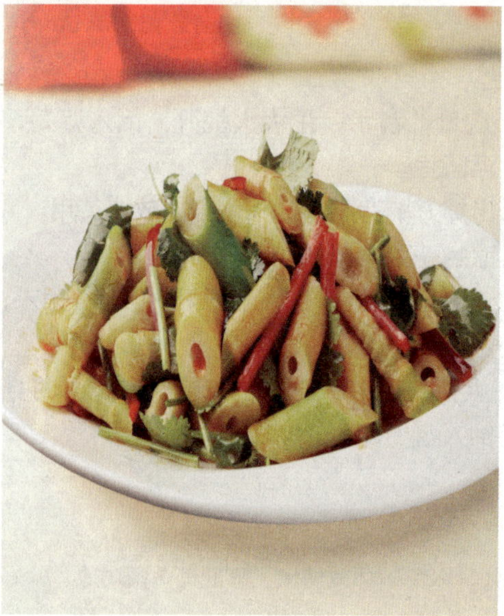

原料 ○ 2 人份

竹笋 300 克，香菜、红椒各 20 克

调料

盐 3 克，鸡粉 1 克，辣椒油 10 毫升，食用油、芝麻油各适量

做法

❶ 洗净的香菜切段，洗净的红椒切成丝，洗净的竹笋切成段。

❷ 锅中注入清水烧开，倒入竹笋，加少许食用油、1 克盐，煮约 2 分钟至熟。

❸ 将煮好的竹笋捞出，盛入碗中，加入 2 克盐、鸡粉，倒入红椒丝。

❹ 加入切好的香菜，淋入适量的辣椒油、芝麻油，用筷子拌匀。

❺ 取一盘，将拌好的材料盛入盘中即可。

烹饪时间 4 分钟，口味酸

醋拌莴笋萝卜丝

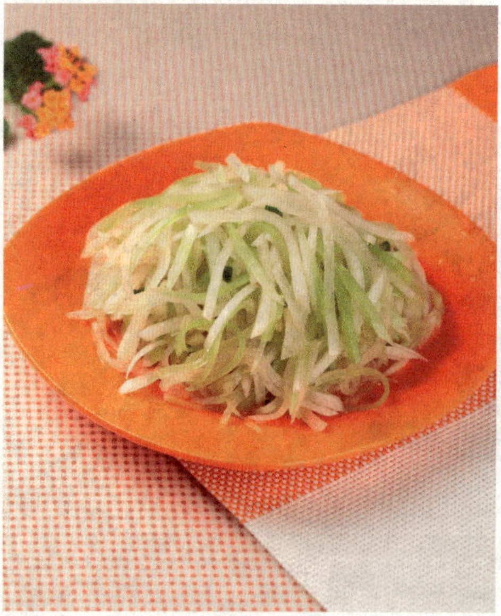

原料 ○ 2 人份

莴笋 140 克，白萝卜 200 克，蒜末、葱花各少许

调料

盐 3 克，鸡粉 2 克，陈醋 5 毫升，食用油适量

做法

❶ 洗净去皮的白萝卜切片，再切成细丝；洗好去皮的莴笋切片，再切成细丝。

❷ 锅中注水烧开，放入 1 克盐、食用油，倒入白萝卜丝、莴笋丝，续煮约 1 分钟，至食材熟软后捞出，沥干待用。

❸ 将焯煮好的食材放在碗中，撒上蒜末、葱花，加入 2 克盐、鸡粉，淋入陈醋，搅拌一会儿，至食材入味。

❹ 取一个干净的盘子，放入拌好的食材，摆好即成。

红油拌杂菌

烹饪时间3分钟，口味辣

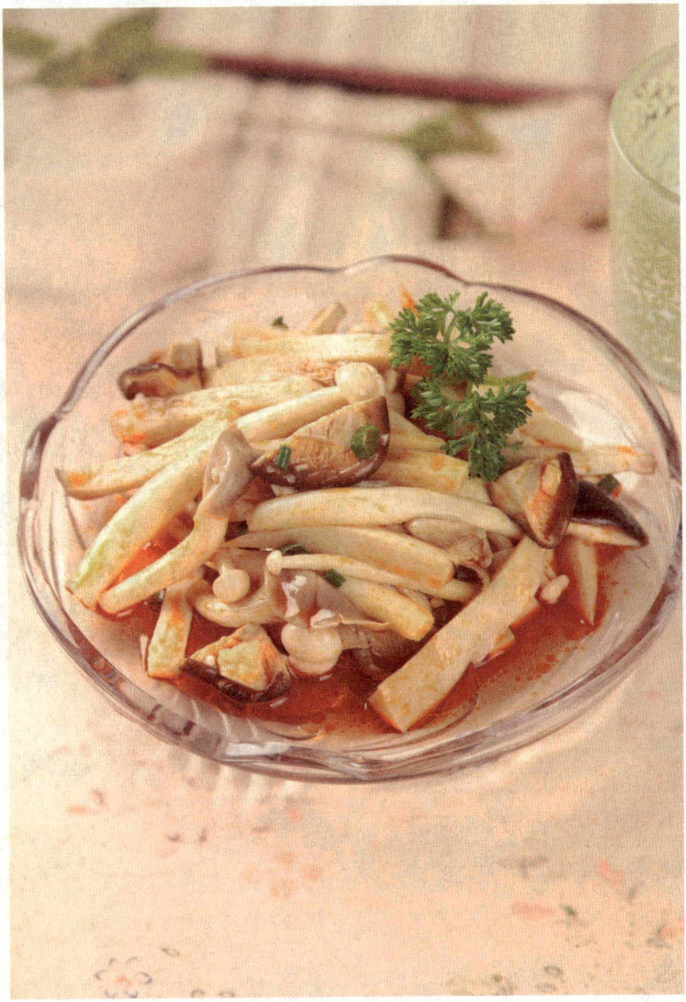

原料 ○ 2人份

白玉菇50克，鲜香菇35克，杏鲍菇55克，平菇30克，蒜末、葱花各少许

调料

盐、鸡粉各2克，胡椒粉少许，料酒3毫升，生抽4毫升，辣椒油、花椒油各适量

做法

1. 将洗净的香菇切开，切小块；洗好的杏鲍菇切开，改切成条形。
2. 锅中注水烧开，倒入杏鲍菇，拌匀，用大火煮约1分钟。放入香菇块，拌匀，淋入少许料酒。
3. 倒入洗好的平菇、白玉菇，拌匀，煮至断生。关火后捞出材料，沥干水分，待用。
4. 取一个大碗，倒入焯熟的食材，加入少许盐、生抽、鸡粉，放入适量胡椒粉。
5. 撒上备好的蒜末，淋入适量辣椒油、花椒油，拌匀，再放入葱花，搅拌均匀至食材入味。
6. 将拌好的菜肴装入盘中即成。

小叮咛 菌菇类食材不仅味道鲜美，而且均是高蛋白、低脂肪、多维生素、多矿物质的食物，常食可以增强人体免疫力，老年人食用还可降低血压和胆固醇。

白菜梗拌胡萝卜丝

烹饪时间3分钟，口味清淡

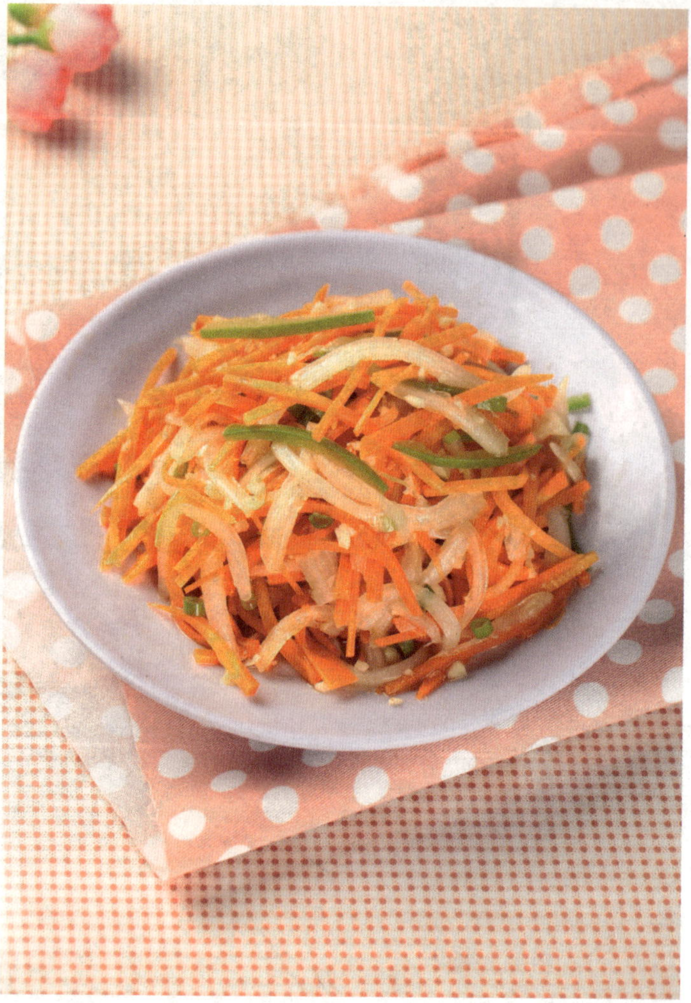

原料 ○ 3人份

白菜梗120克，胡萝卜200克，青椒35克，蒜末、葱花各少许

调料

盐3克，鸡粉2克，生抽3毫升，陈醋6毫升，芝麻油适量

做法

❶ 将洗净的白菜梗切成粗丝，洗好去皮的胡萝卜切成细丝，洗净的青椒切成丝。

❷ 锅中注入适量清水烧开，加入1克盐，倒入胡萝卜丝，搅匀，煮约1分钟。

❸ 放入切好的白菜梗、青椒，搅散，续煮约半分钟，至全部食材断生后捞出，沥干待用。

❹ 把焯煮好的食材装入碗中，加入2克盐、鸡粉，淋入生抽、陈醋，倒入芝麻油，撒上蒜末、葱花，搅拌一会儿，至食材入味。

❺ 取一个干净的盘子，盛入拌好的食材即成。

小叮咛 胡萝卜含有β-胡萝卜素，对人体视觉发育至关重要。常吃胡萝卜还有补益脾胃、补血强身等功效，一般人群皆可食用。

烹饪时间 2 分钟，口味清淡

西瓜皮拌胡萝卜

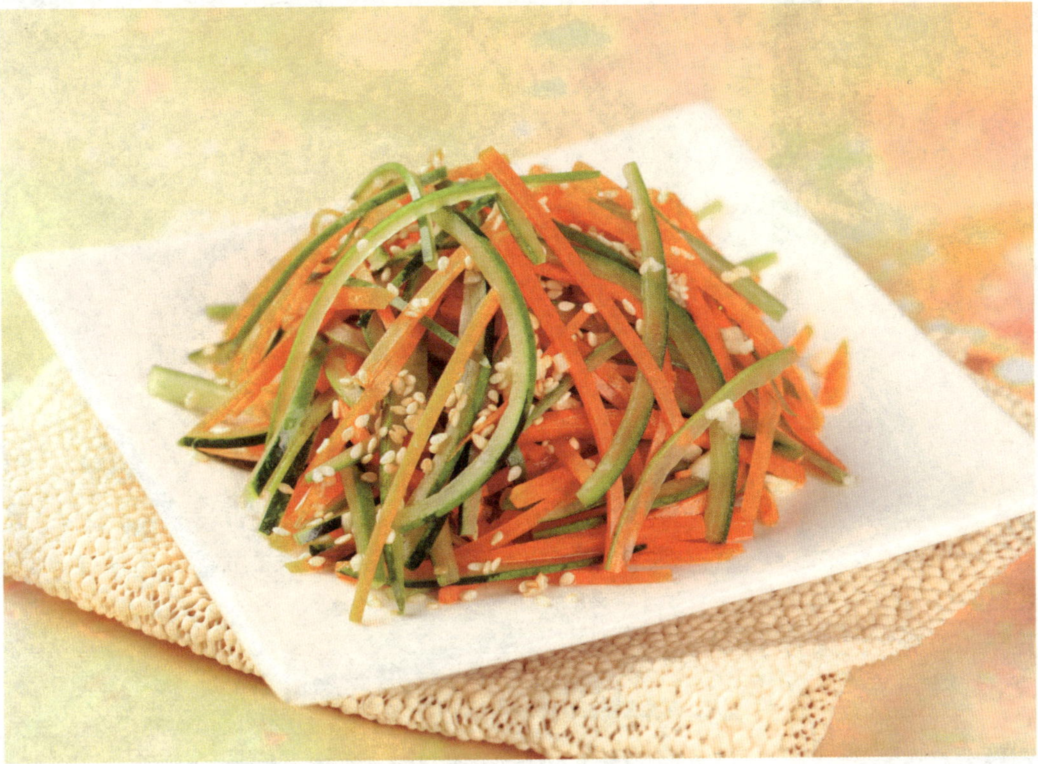

原料 ○ 2 人份

西瓜皮、胡萝卜各 200 克，熟白芝麻、蒜末各少许

调料

盐 2 克，白糖 4 克，陈醋 8 毫升，食用油适量

做法

1. 洗净去皮的胡萝卜切段，再切片，改切成丝；洗好的西瓜皮切成丝，备用。
2. 锅中注水烧开，倒入适量食用油，放入胡萝卜，略煮片刻，加入西瓜皮，煮半分钟，至其断生。
3. 把焯煮好的胡萝卜和西瓜皮捞出，沥干水分。
4. 将沥干水的胡萝卜和西瓜皮放入碗中，加入蒜末，放入盐、白糖、陈醋，拌匀。
5. 将拌好的食材盛入盘中，撒上熟白芝麻即可。

小叮咛 平时可将来不及吃的西瓜皮晒干储存起来，想吃了，随时可以煮来吃。收贮西瓜皮干的时候，要用两层结实的塑料袋扎紧，不要透气。

葱丝拌熏干

烹饪时间2分钟，口味清淡

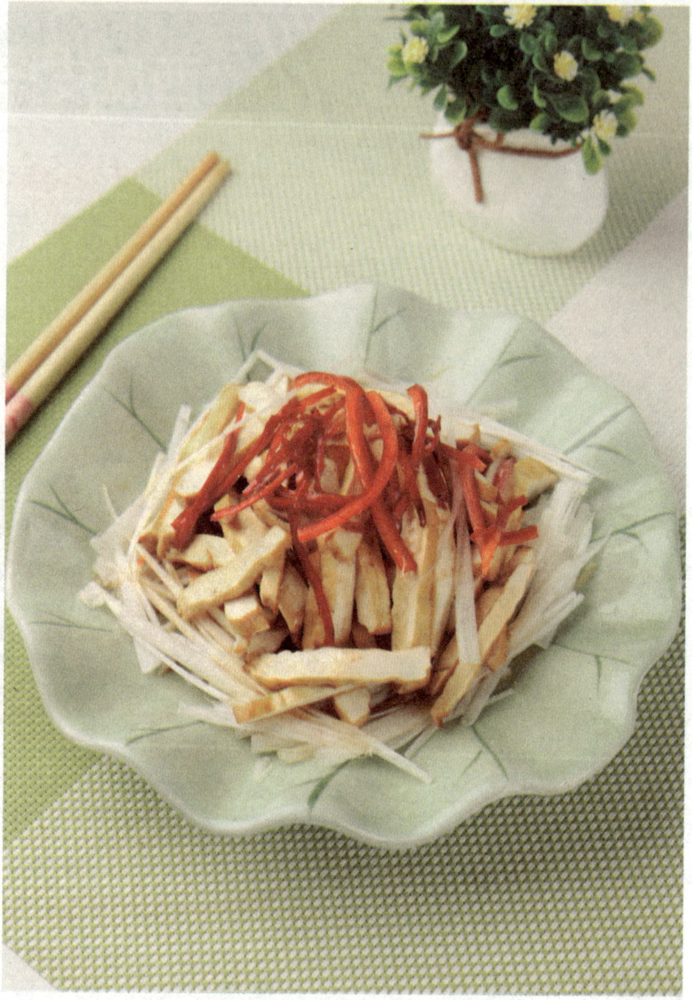

原料 ○ 2人份

熏干180克，大葱70克，红椒15克

调料

盐、白糖、鸡粉各2克，陈醋6毫升，食用油适量

做法

❶ 洗净的大葱切开，改切成细丝；熏干切粗丝。
❷ 洗好的红椒切开，去籽，再切细丝。
❸ 锅中注入适量清水烧开，倒入熏干，用大火煮至断生，捞出，沥干水分，待用。
❹ 取一盘，放入葱丝，再放上熏干，摆放好，待用。
❺ 用油起锅，倒入红椒，炒匀炒香，加入盐、白糖、陈醋、鸡粉，拌匀，调成味汁。
❻ 关火后盛出味汁，浇在熏干上即成。

小叮咛 大葱富含维生素C，有舒张小血管、促进血液循环的作用，可缓解血压升高所致的头晕症状，并能预防阿尔茨海默病，适合老年素食者食用。

烹饪时间 3 分钟，口味辣

芝麻洋葱拌菠菜

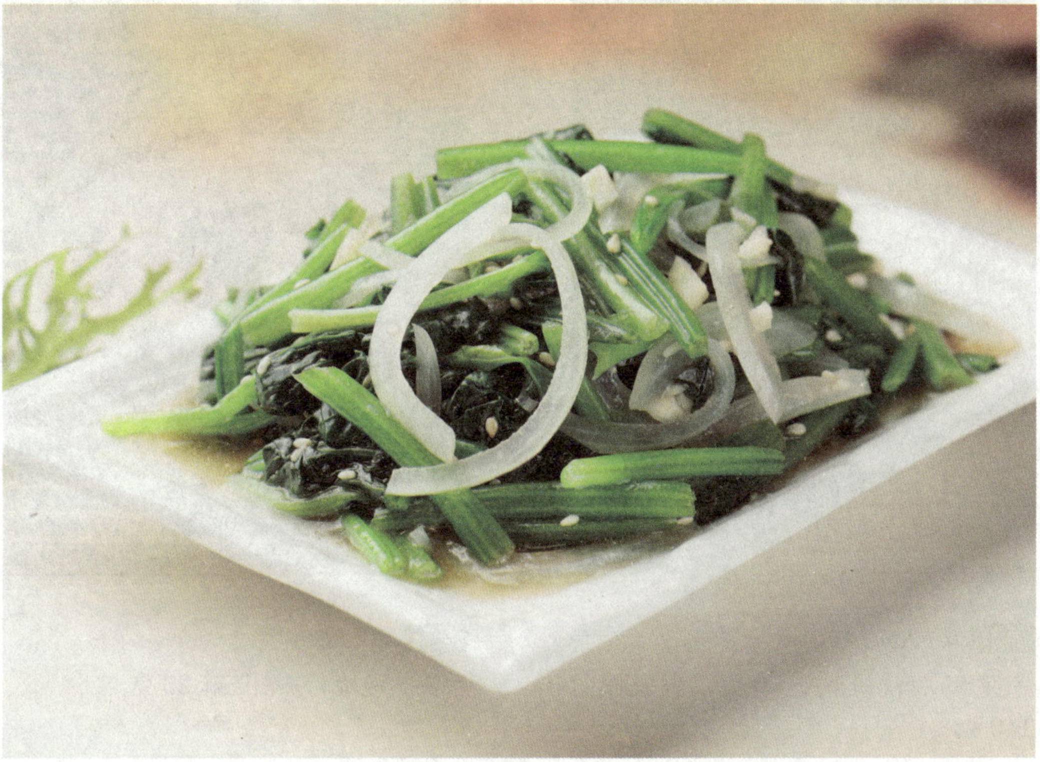

原料 ○ 2 人份

菠菜 200 克，洋葱 60 克，白芝麻 3 克，蒜末少许

调料

盐 2 克，白糖 3 克，生抽、凉拌醋各 4 毫升，芝麻油 3 毫升，食用油适量

做法

❶ 去皮洗好的洋葱切成丝；择洗干净的菠菜切去根部，再切成段。

❷ 锅中注入适量清水，淋入食用油，放入切好的菠菜，搅匀，焯煮半分钟。

❸ 倒入洋葱丝，搅匀，再煮半分钟，捞出焯煮好的食材，沥干水分。

❹ 将煮好的菠菜、洋葱装入碗中，加入盐、白糖、生抽、凉拌醋、蒜末，淋入芝麻油，撒上白芝麻，拌匀。

❺ 将拌好的食材装入盘中即可。

小叮咛 白芝麻含有维生素 E、维生素 B_1、钾、钙、磷、铁等营养成分，具有补肝肾、滋五脏、益精血的功效，常食能显著降低高血压的发病概率。

烹饪时间 3 分钟，口味清淡

芹菜胡萝卜丝拌腐竹

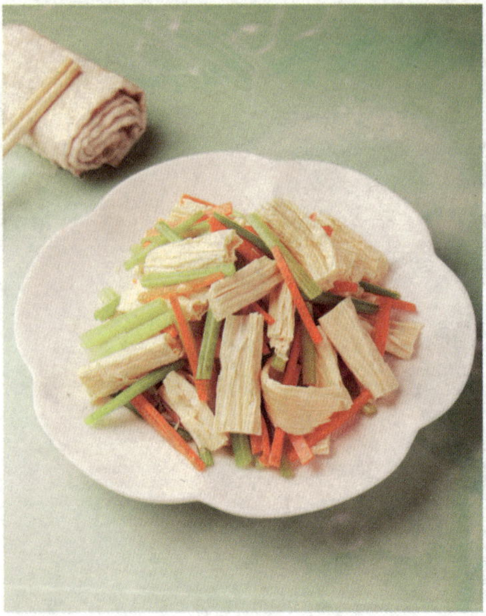

原料 ○ 2人份

芹菜 85 克，胡萝卜 60 克，水发腐竹 140 克

调料

盐、鸡粉各 2 克，胡椒粉 1 克，芝麻油 4 毫升

做法

1. 洗好的芹菜切成长段，洗净去皮的胡萝卜切丝，洗好的腐竹切段，备用。
2. 锅中注水烧开，倒入芹菜、胡萝卜，用大火略煮片刻。
3. 倒入腐竹，拌匀，煮至食材断生，捞出锅中食材，沥干水分，待用。
4. 取一个大碗，倒入焯过水的食材，加入盐、鸡粉、胡椒粉、芝麻油，搅拌至食材入味，盛入盘中即可。

烹饪时间 22 分钟，口味甜

芝麻拌芋头

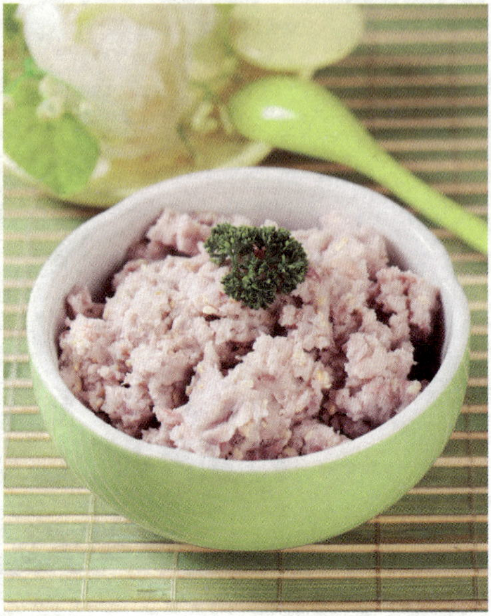

原料 ○ 2人份

芋头 300 克，熟白芝麻 25 克

调料

白糖 7 克，老抽 1 毫升

做法

1. 洗净去皮的芋头切开，切成小块，装入蒸盘中，待用。
2. 蒸锅中注水烧开，放入蒸盘，蒸至芋头熟软，取出蒸盘，放凉待用。
3. 取一个大碗，倒入蒸好的芋头。
4. 加入适量白糖、老抽，拌匀，并将芋头压成泥状。
5. 撒上熟白芝麻，搅拌匀，至白糖完全溶化。
6. 另取一碗，盛入拌好的食材即可。

烹饪时间 2 分钟，口味清淡

海带丝拌土豆丝

原料 ○ 2 人份

海带 120 克，土豆 90 克，彩椒 50 克，蒜末、葱花各少许

调料

盐 3 克，鸡粉 4 克，生抽 6 毫升，陈醋 8 毫升，芝麻油 2 毫升

做法

1. 洗好的彩椒切成丝，海带切成丝，去皮的土豆切成丝。
2. 锅中注水烧开，加入盐、鸡粉，倒入海带，略煮片刻，放入土豆丝，搅匀，煮 1 分钟。
3. 倒入彩椒，焯至断生，捞出煮好的食材，沥干水分，装入碗中，放入蒜末、葱花。
4. 加入少许生抽、盐、鸡粉，淋上陈醋、芝麻油，用筷子拌匀调味。
5. 将拌好的食材盛出，装入盘中即可。

小叮咛 海带中含有丰富的铁，吃海带后不宜马上喝茶（茶含鞣酸）或吃酸涩的水果（酸涩水果含植物酸），以免阻碍人体对铁的吸收。

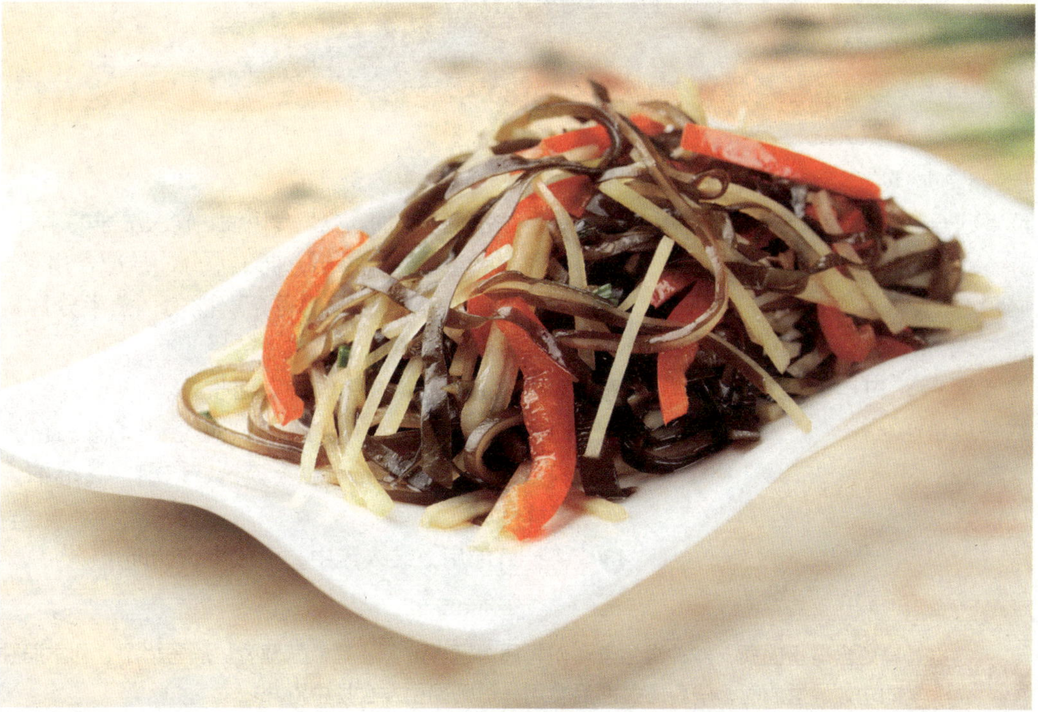

烹饪时间 3 分钟，口味清淡

冬菇拌扁豆

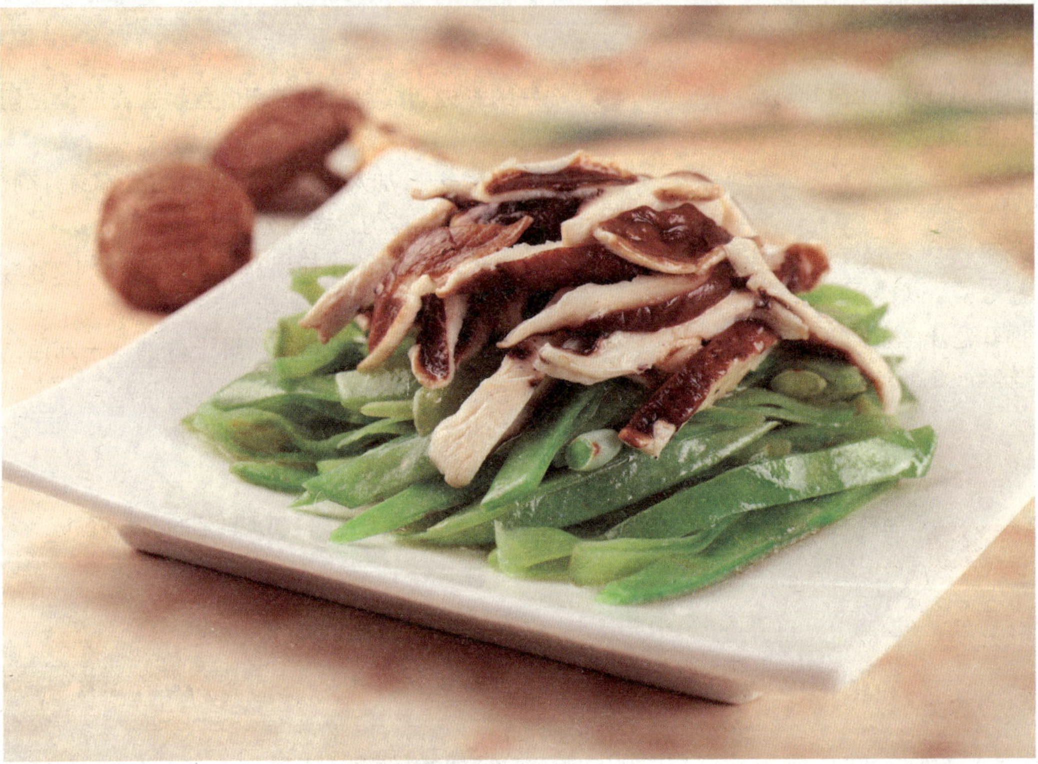

原料 ○ 1 人份

鲜香菇 60 克，扁豆 100 克

调料

盐、鸡粉各 4 克，芝麻油 4 毫升，白醋、食用油各适量

做法

1. 锅中注水烧开，加入盐、食用油，放入洗净的扁豆，搅匀，煮半分钟，捞出，沥干水分，放凉备用。
2. 往沸水锅中倒入洗净的香菇，搅匀，煮半分钟，捞出香菇，沥干水分，放凉待用。
3. 把放凉的香菇切长条，扁豆切长条。
4. 切好的香菇装入碗中，加入盐、鸡粉、芝麻油，拌匀。
5. 扁豆装入碗中，加入盐、鸡粉、白醋、芝麻油，搅拌均匀。
6. 将拌好的扁豆装入盘中，再放上香菇即可。

小叮咛 扁豆含有蛋白质、多种维生素和矿物质等营养成分，有益气健脾、消暑化湿、利水消肿的功效。烹制时，扁豆应煮熟后食用，否则易引发食物中毒。

豌豆拌土豆泥

烹饪时间34分钟，口味清淡

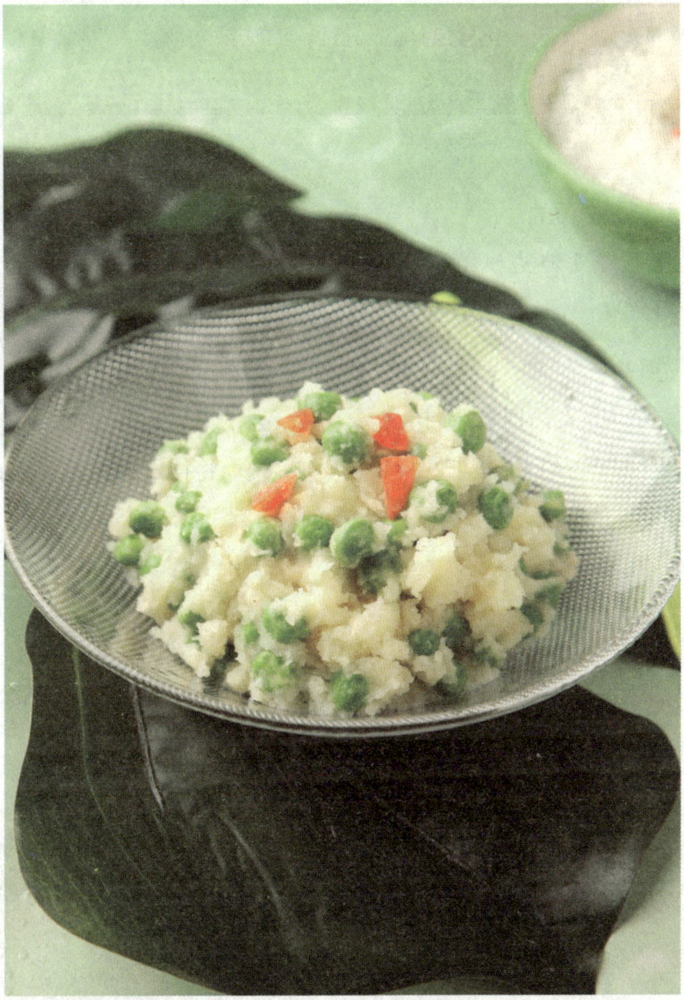

原料 ○ 2人份

豌豆85克，土豆140克

调料

盐、白糖各2克，鸡粉、胡椒粉、芝麻油各适量

做法

❶ 洗净去皮的土豆切成小块，装入蒸盘中，待用。
❷ 洗好的豌豆放入碗中，加入白糖、盐，再注入少许清水，搅拌均匀，待用。
❸ 蒸锅中注水烧开，放入土豆，用中火蒸约20分钟至其熟软；放入豌豆，再续蒸约10分钟至食材熟透，取出土豆和豌豆，放凉待用。
❹ 将放凉的土豆压碎，碾成泥状，装入碗中，倒入豌豆，搅拌匀。
❺ 加入盐、白糖、鸡粉、胡椒粉、芝麻油，搅拌均匀至食材入味，将拌好的食材装入盘中即可。

小叮咛 土豆放置一段时间后容易发芽，不能食用。保存时，将其与苹果一起放置在阴凉干燥处，即可有效防止发芽、腐烂。

烹饪时间 2 分钟，口味辣

腐乳拌薄荷鱼腥草

原料 ○ 1人份

鱼腥草 130 克，鲜薄荷叶少许

调料

腐乳 35 克，白糖少许，生抽 4 毫升，白醋 6 毫升，辣椒油 10 毫升

做法

1. 将腐乳装入碟中，加入白糖，淋入适量辣椒油、白醋，搅散、拌匀，制成辣酱汁，待用。
2. 取一大碗，盛入洗净的鱼腥草。
3. 撒上备好的鲜薄荷叶，浇上辣酱汁，拌匀。
4. 淋上少许生抽，快速搅拌一会儿，至食材入味。
5. 将拌好的菜肴盛入盘中，摆好盘即可。

小叮咛 鱼腥草有清热解毒、利水消肿、益气养阴等功效，能改善毛细血管脆性，促进组织再生，适合夏季消暑食用。制作时，将鱼腥草焯一下水，更容易消化。

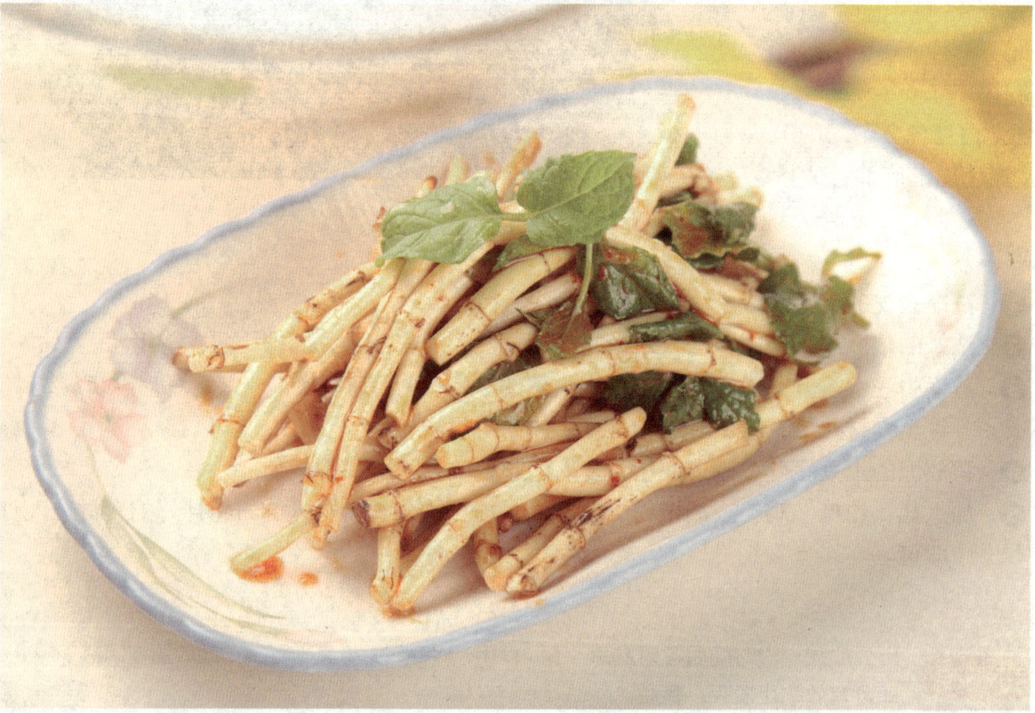

四季豆拌鱼腥草

烹饪时间5分钟，口味辣

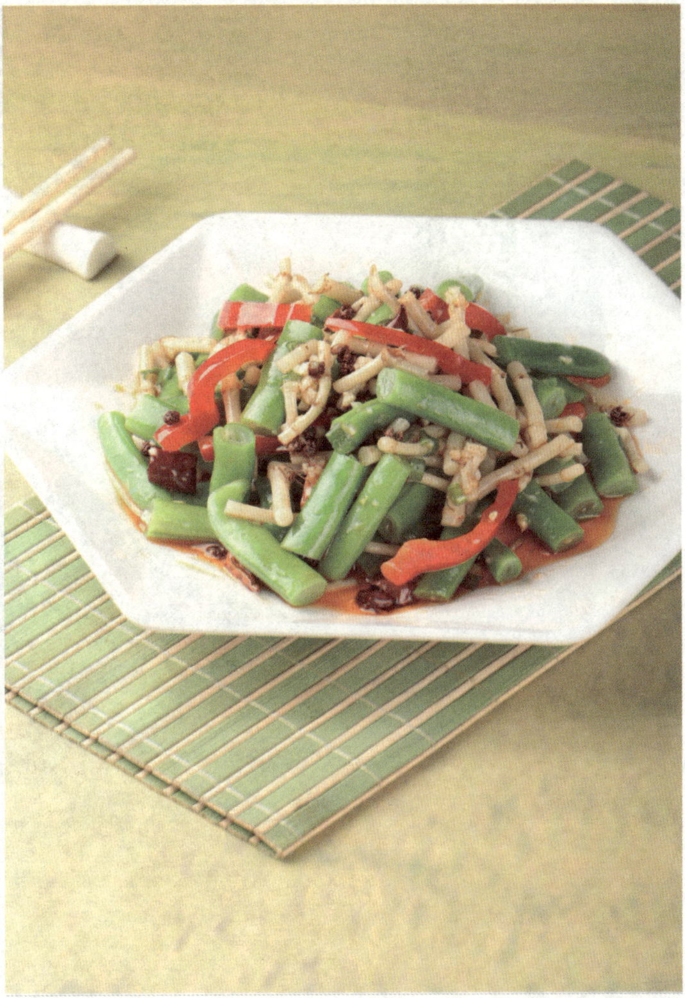

原料 ○ 2人份

四季豆200克，彩椒40克，鱼腥草120克，干辣椒、花椒、蒜末、葱花各少许

调料

盐3克，鸡粉2克，白醋、辣椒油各3毫升，白糖4克，食用油适量

做法

❶ 洗好的四季豆切成段，洗净的彩椒切成丝，洗好的鱼腥草切成段，备用。

❷ 锅中注水烧开，倒入少许食用油、盐，放入切好的四季豆，搅拌匀，煮2分钟。

❸ 倒入鱼腥草、彩椒，续煮约半分钟；将焯好水的食材捞出，沥干水分，备用。

❹ 用油起锅，放入干辣椒、花椒，爆香，盛出炒好的花椒油，待用。

❺ 将焯煮好的食材装入碗中，放入蒜末、葱花，倒入炒好的花椒油，加入盐、鸡粉、白醋、辣椒油、白糖，搅拌至食材入味，将拌好的食材盛入盘中即可。

小叮咛 未煮熟的四季豆中含有皂素、胰蛋白酶抑制物等物质，可使人食物中毒，刺激人体的肠胃，出现胃肠炎症状。因此，四季豆要煮熟再食用。

菠菜拌金针菇

烹饪时间4分钟，口味清淡

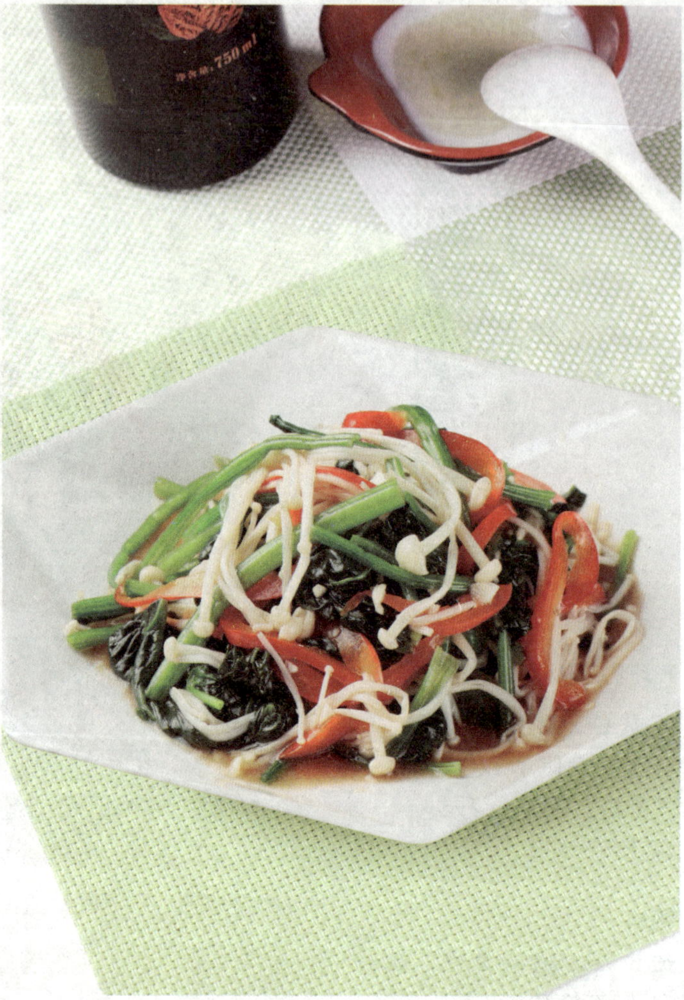

原料 ○3人份

菠菜200克，金针菇180克，彩椒50克，蒜末少许

调料

盐3克，鸡粉少许，陈醋8毫升，芝麻油、食用油各适量

做法

❶ 将洗净的金针菇切去根部；洗好的菠菜切去根部，再切成段；洗净的彩椒切成粗丝。

❷ 锅中注水烧开，加入食用油、盐，倒入菠菜，略加搅拌，煮约1分钟，至食材熟软后捞出，沥干水分，待用。

❸ 再倒入备好的金针菇、彩椒丝，搅拌匀，煮约半分钟，至食材熟软后捞出，沥干水分，待用。

❹ 取一个干净的碗，倒入沥干水的菠菜、金针菇和彩椒丝。

❺ 撒上蒜末，加入盐、鸡粉、陈醋、芝麻油，搅拌至食材入味，盛入盘中即成。

小叮咛 金针菇含有蛋白质、B族维生素、维生素C、矿物质、多种氨基酸等营养物质，有补肝脏、益肠胃的功效。同时，金针菇是高钾低钠的食物，对高血压患者有食疗作用。

烹饪时间 3 分钟，口味辣

炝拌生菜

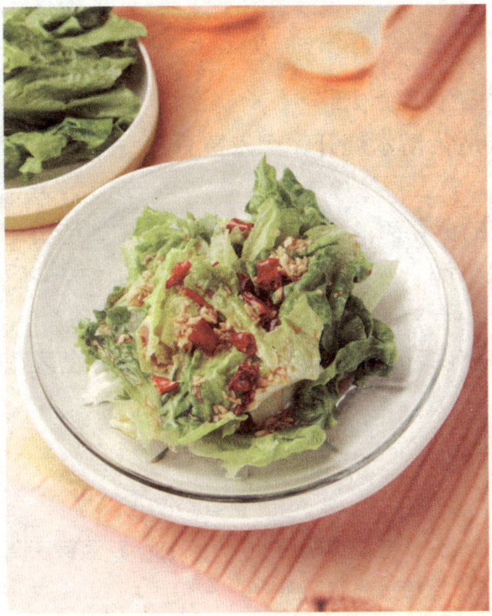

原料 ○ 2 人份

生菜 150 克，蒜瓣 30 克，干辣椒少许

调料

生抽 4 毫升，白醋 6 毫升，鸡粉、盐各 2 克，食用油适量

做法

1. 将洗净的生菜叶取下，撕成小块。
2. 蒜瓣切成薄片，再切细末，装入碗中，加入生抽、白醋、鸡粉、盐，拌匀。
3. 锅中注入适量食用油烧热，倒入干辣椒，炝出辣味，关火后盛入步骤 2 的碗中，制成味汁，待用。
4. 取一个盘子，放入生菜叶，摆放好，把味汁浇在生菜上即可。

烹饪时间 2 分钟，口味咸

芝麻酱拌小白菜

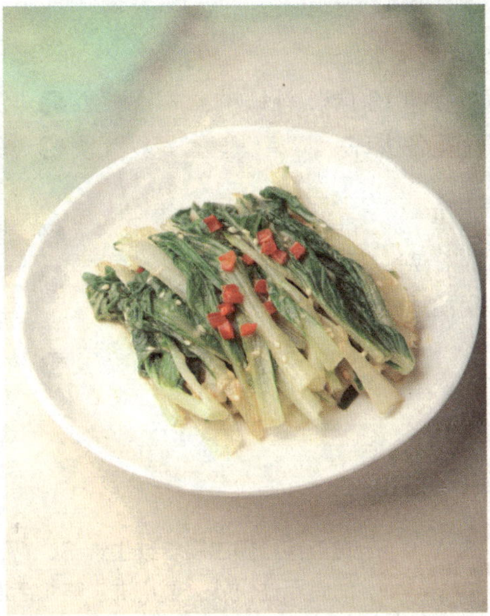

原料 ○ 1 人份

小白菜 160 克，熟白芝麻 10 克，红椒少许

调料

芝麻酱 12 克，盐、鸡粉各 2 克，生抽 6 毫升，芝麻油适量

做法

1. 洗净的小白菜切长段，红椒切粒。
2. 取一个小碗，倒入生抽、鸡粉、芝麻酱、芝麻油、盐，加凉开水，匀速搅拌一会儿，至调料完全溶于水中，撒上熟白芝麻，制成味汁，待用。
3. 锅中注水烧开，放入小白菜，煮约 1 分钟，至其断生后捞出，沥干待用。
4. 取一个大碗，放入小白菜，淋入味汁，再撒上红椒粒，拌匀，盛入盘中即成。

烹饪时间 2 分钟，口味辣

香辣黄豆芽

原料 ○ 1人份

黄豆芽 130 克，辣椒粉、葱花各少许

调料

盐 2 克，鸡粉 1 克，食用油适量

做法

1. 洗好的黄豆芽切除根部。
2. 锅中注入适量清水烧开，倒入黄豆芽，拌匀，煮至断生。
3. 捞出煮好的黄豆芽，沥干水分，放入盘中，待用。
4. 用油起锅，倒入辣椒粉，加入盐，拌匀，关火后加入鸡粉，拌匀，制成味汁。
5. 关火后盛出味汁，浇在黄豆芽上，再点缀上葱花即可。

小叮咛 黄豆芽含蛋白质、维生素 C、钙、磷等营养成分，能清热明目、补气养血。黄豆芽烹调时宜用油快炒，或用沸水略汆后调味食用，以保持其脆爽口感。

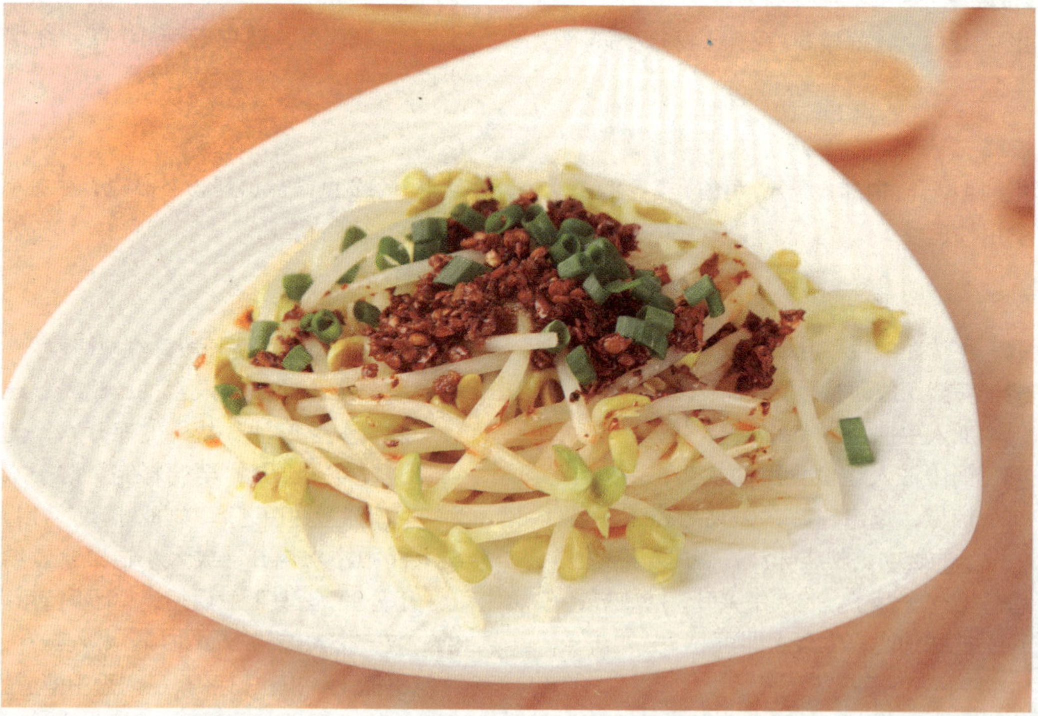

烹饪时间 3 分钟，口味清淡

枸杞拌菠菜

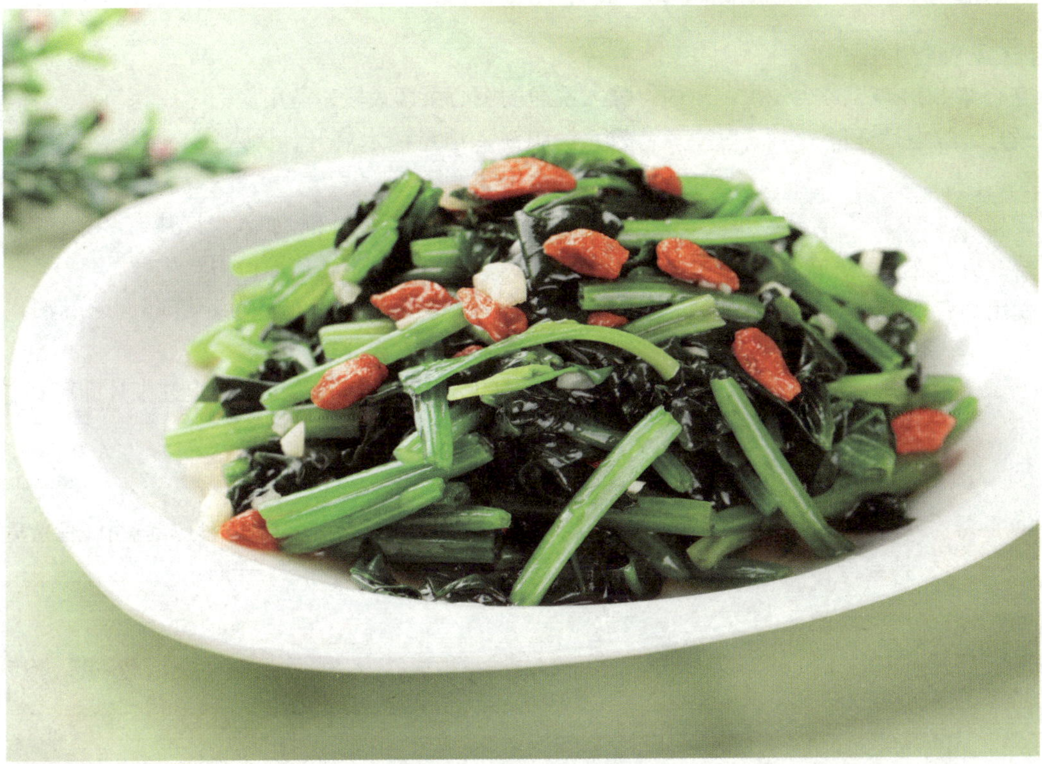

原料 ○ 2 人份

菠菜 230 克，枸杞 20 克，蒜末少许

调料

盐、鸡粉各 2 克，蚝油 10 克，芝麻油 3 毫升，食用油适量

做法

1. 择洗干净的菠菜切去根部，再切成段，备用。
2. 锅中注水烧开，淋入食用油，倒入枸杞，焯煮片刻，捞出，沥干水分，待用。
3. 把切好的菠菜倒入沸水锅中，搅拌匀，煮 1 分钟，至食材断生，捞出，沥干水分，备用。
4. 把焯好的菠菜倒入碗中，放入蒜末、枸杞。
5. 加入适量盐、鸡粉、蚝油、芝麻油，用筷子搅拌至食材入味。
6. 盛出拌好的食材，装入盘中即可。

小叮咛 洗菠菜时，注意不要把菠菜根摘掉。去根的菠菜若放在水中浸泡，残留的农药会随水进入茎叶内部，造成污染。

烹饪时间 6 分钟，口味清淡

姜汁拌空心菜

原料 ○ 2 人份

空心菜 500 克，姜汁 20 毫升，红椒片适量

调料

盐 3 克，陈醋、芝麻油、食用油各适量

做法

1. 洗净的空心菜切大段，备用。
2. 锅中注入适量清水烧开，倒入空心菜梗，加入少许食用油，拌匀。
3. 放入空心菜叶，略煮片刻，加入少许盐，拌匀，捞出，沥干水分，装入盘中，放凉待用。
4. 取一个碗，倒入姜汁，放入盐、陈醋、芝麻油，搅拌均匀，制成味汁。
5. 将调好的味汁浇在空心菜上，放上红椒片即可。

小叮咛 保存鲜姜的窍门：先在太阳下晒 2 个小时，然后埋在装有大半罐黄沙的瓦罐中（保持黄沙湿润），略露出一点姜芽。这样处理，姜放很久也不会霉烂、干瘪。

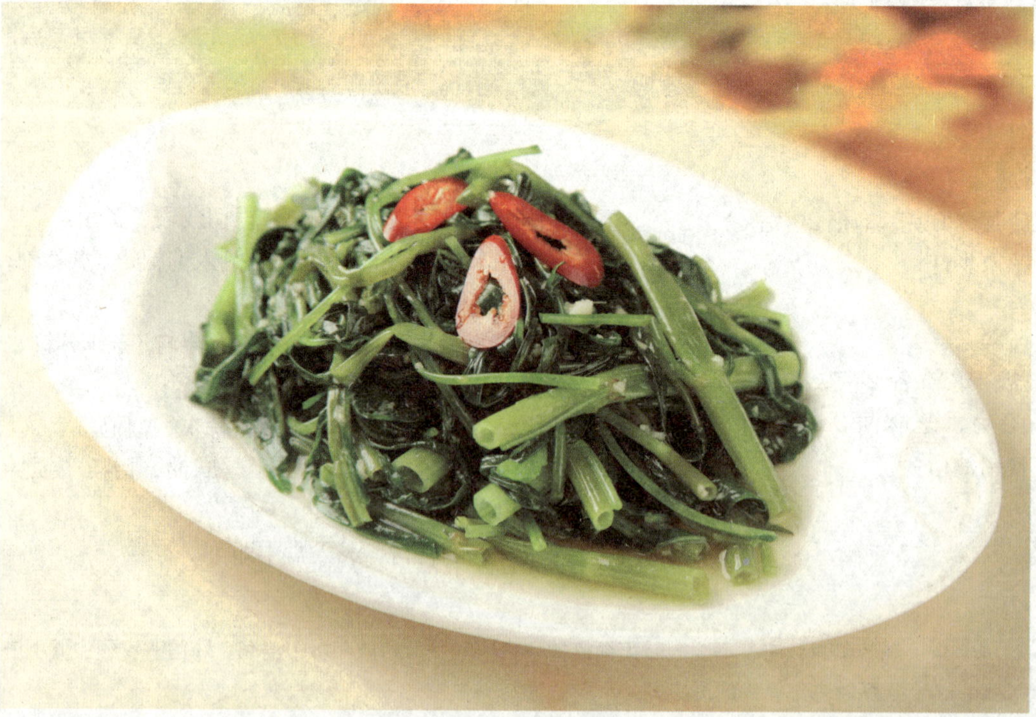

烹饪时间 2 分钟，口味清淡

炝拌包菜

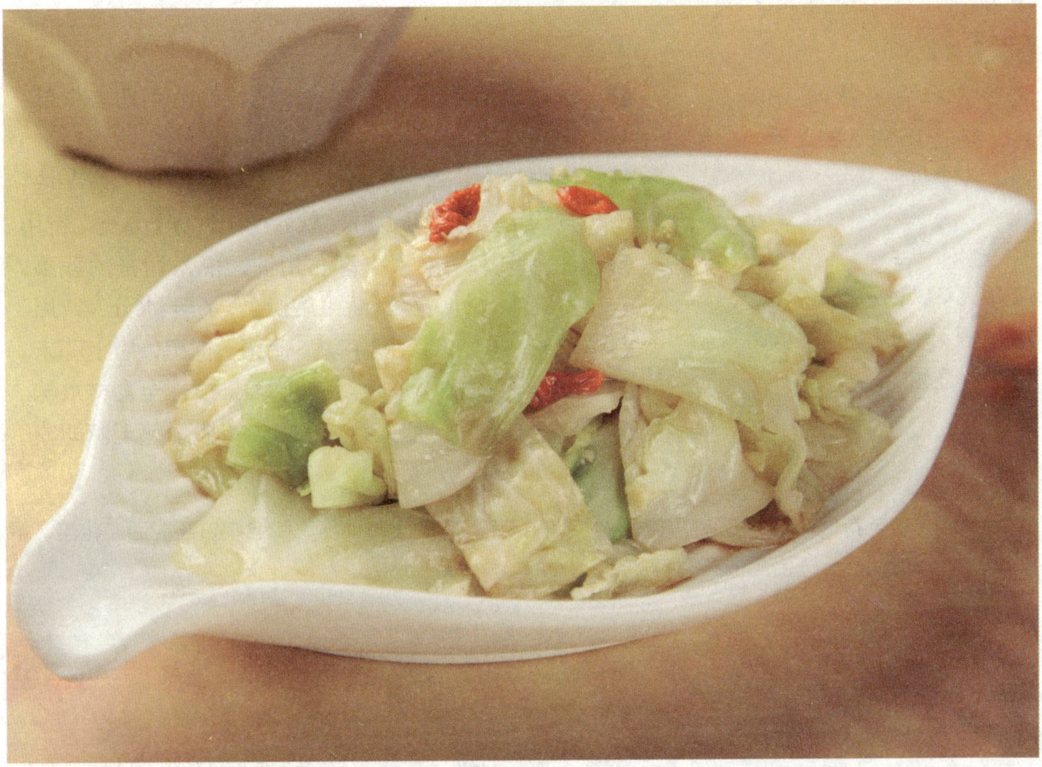

原料 ○ 1 人份

包菜 200 克，蒜末、枸杞各少许

调料

盐、鸡粉各 2 克，生抽 8 毫升

做法

1. 洗净的包菜切去根部，再切成小块，撕成片，备用。
2. 锅中注入适量清水，用大火烧开，倒入备好的包菜、枸杞，拌匀。
3. 关火后捞出焯煮好的食材，沥干水分，待用。
4. 取一个大碗，放入焯好的食材，放入蒜末，加入适量盐、鸡粉、生抽，拌匀，至食材入味。
5. 取一个盘，将拌好的菜肴放入盘中即可。

小叮咛 切开的包菜容易从刀口处变质，所以完整的包菜从外层按顺序食用能保存较长时间。用刀从包菜的根部至菜心斜切可以很容易地剥掉外皮。

烹饪时间 4 分钟，口味清淡

菠菜拌魔芋

原料 ○ 2 人份

魔芋 200 克，菠菜 180 克，枸杞 15 克，熟芝麻、蒜末各少许

调料

盐 3 克，鸡粉 2 克，生抽 5 毫升，芝麻油、食用油各适量

做法

1. 洗净的魔芋切成小方块；洗好的菠菜切去根部，再切成段。
2. 锅中注水烧开，加入少许盐、鸡粉，倒入魔芋块，煮约 1 分钟，至食材熟软后捞出，沥干水分，待用。
3. 往沸水锅中淋入少许食用油，倒入切好的菠菜，煮约 1 分钟，至其断生后捞出，沥干水分，待用。
4. 取一个碗，倒入魔芋块、菠菜、枸杞，撒上蒜末。
5. 加入生抽、鸡粉、盐、芝麻油，搅拌至食材入味。
6. 取一个盘子，盛入拌好的食材，撒上熟芝麻即成。

小叮咛 魔芋有低热量、低脂肪和高纤维素的特点，有助于降血压、降血脂，还能活血化瘀、解毒消肿，适合高血压患者食用。

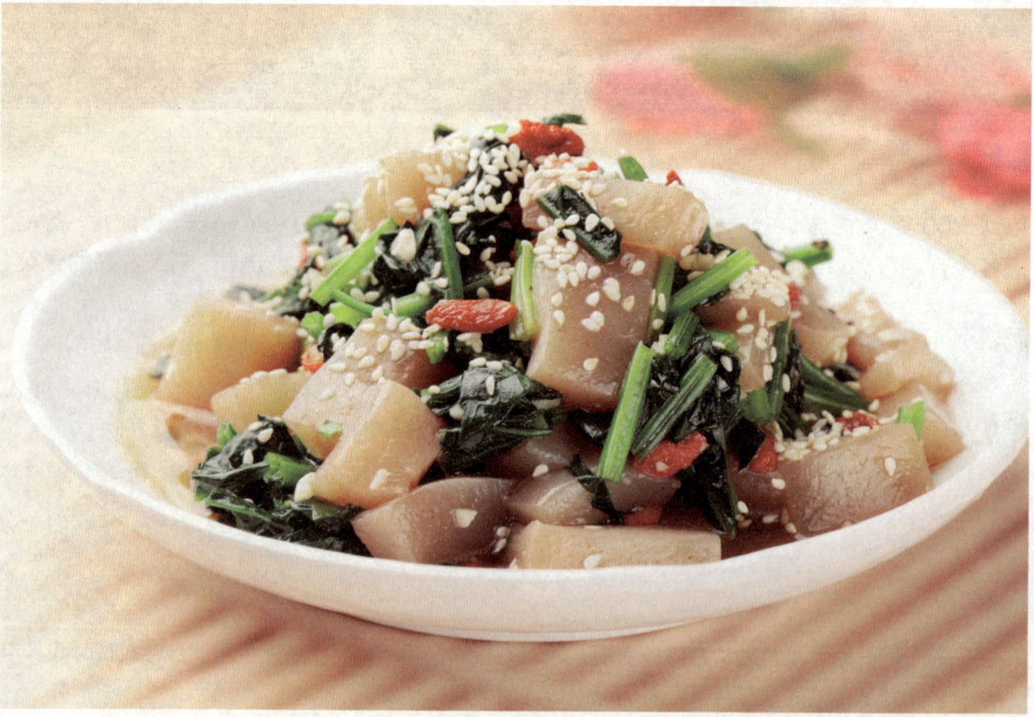

紫甘蓝拌粉丝

烹饪时间3分钟，口味酸

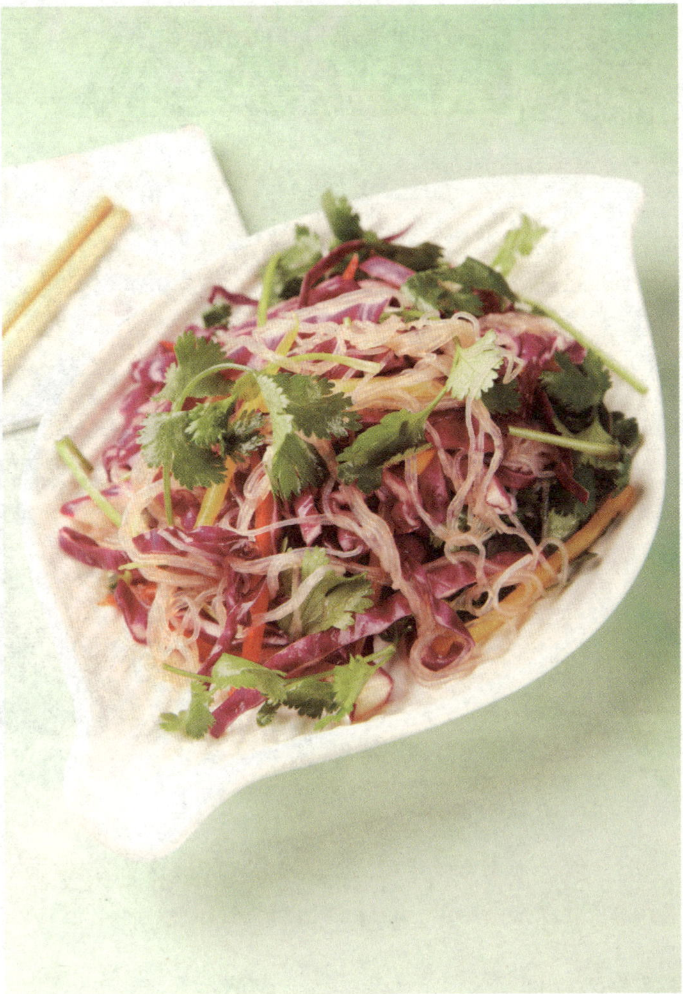

原料 ○ 2人份

紫甘蓝160克，彩椒20克，水发粉丝90克，香菜段45克，葱丝、蒜末各少许

调料

白糖1克，陈醋15毫升，盐、鸡粉各2克，生抽6毫升，芝麻油10毫升

做法

1. 将洗净的彩椒切片，再切成细丝；洗好的紫甘蓝去除根部，改切成细丝。
2. 锅中注入适量清水烧开，放入粉丝，焯至熟软，捞出，沥干水分，待用。
3. 取一个大碗，倒入紫甘蓝、香菜梗，加入蒜末、葱丝。
4. 倒入粉丝、彩椒，拌匀，加入盐、白糖、鸡粉、陈醋、芝麻油、生抽，搅拌均匀，至食材入味。
5. 倒入香菜叶，搅拌均匀，将拌好的菜肴盛入盘中即可。

小叮咛 在炒或煮紫甘蓝时，要保持其艳丽的紫红色，可在操作前加入少许白醋。否则，加热后它就会变成黑紫色，影响美观。

烹饪时间 3 分钟，口味清淡

紫甘蓝拌杂菜

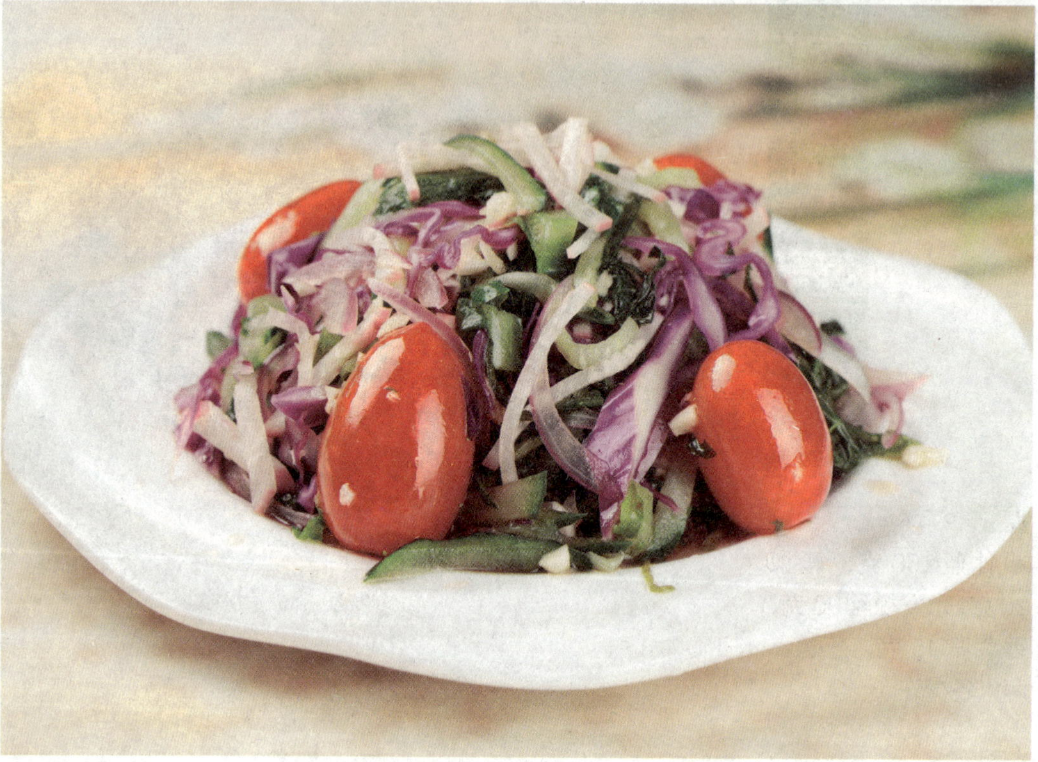

原料 ○ 3 人份

苦菊、生菜、黄瓜各 100 克，圣女果、樱桃萝卜各 90 克，紫甘蓝 85 克，洋葱 70 克，蒜末少许

调料

盐、鸡粉各 2 克，生抽 5 毫升，陈醋 10 毫升，芝麻油、食用油各适量

做法

❶ 将洗净的樱桃萝卜、黄瓜、洋葱、紫甘蓝、生菜分别切丝；洗好的苦菊切成小段。

❷ 锅中注水烧开，淋入食用油，倒入紫甘蓝、樱桃萝卜、洋葱、苦菊、黄瓜、生菜，搅拌匀。

❸ 倒入洗净的圣女果，搅匀，煮约半分钟，捞出焯好的食材，沥干水分，装入碗中。

❹ 撒上蒜末，加入盐、鸡粉、生抽、芝麻油、陈醋，搅拌一会儿，至食材入味。

❺ 取一个干净的盘子，盛入拌好的菜肴，摆好即成。

小叮咛 洋葱含有蒜素、蒜氨酸，可降低血液中胆固醇的含量，从而可以起到防止血管硬化、降血压的作用，适合高血压、高血脂患者食用。

烹饪时间 2 分钟，口味清淡

紫甘蓝拌茭白

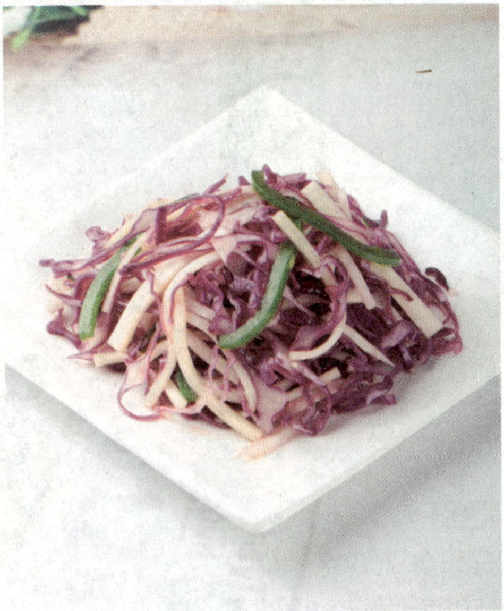

原料 ○ 3 人份

紫甘蓝 150 克，茭白 200 克，圆椒 50 克，蒜末少许

调料

盐、鸡粉各 2 克，陈醋 4 毫升，芝麻油 3 毫升，食用油、生抽各适量

做法

1. 洗净去皮的茭白切成丝，洗好的圆椒切成丝，洗净的紫甘蓝切成丝。
2. 锅中注水烧开，淋入少许食用油，倒入茭白，煮半分钟，加入紫甘蓝、圆椒，续煮半分钟，捞出锅中食材，沥干水分。
3. 将沥干水的食材装入碗中，放入蒜末。
4. 加入生抽、盐、鸡粉、陈醋、芝麻油，用筷子搅拌均匀。
5. 将拌好的食材盛出，装入盘中即可。

烹饪时间 3 分钟，口味苦

甜椒拌苦瓜

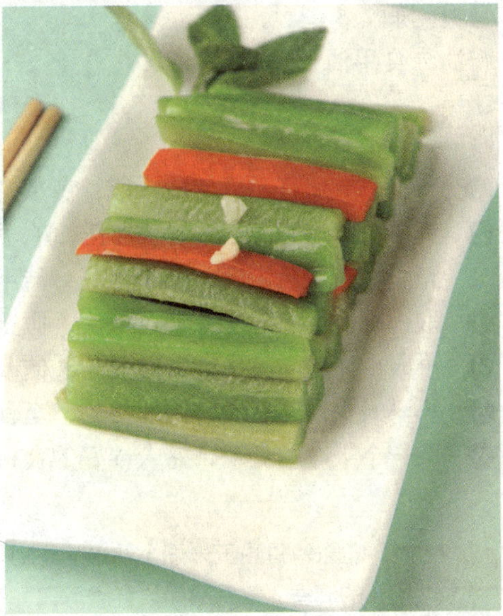

原料 ○ 1 人份

苦瓜 150 克，彩椒、蒜末各少许

调料

盐、白糖各 2 克，陈醋 9 毫升，食粉、芝麻油、食用油各适量

做法

1. 将洗净的苦瓜切开，去瓤，切成粗条；洗好的彩椒切粗丝。
2. 锅中注水烧开，淋入少许食用油，倒入彩椒丝，煮至断生，捞出待用。
3. 沸水锅中再倒入苦瓜条，撒上食粉，煮至食材熟透后捞出，沥干待用。
4. 取一个大碗，放入焯熟的苦瓜条、彩椒丝，撒上蒜末。
5. 加入盐、白糖、陈醋、芝麻油，拌匀，装入盘中即成。

黄瓜拌玉米笋

烹饪时间3分钟，口味辣

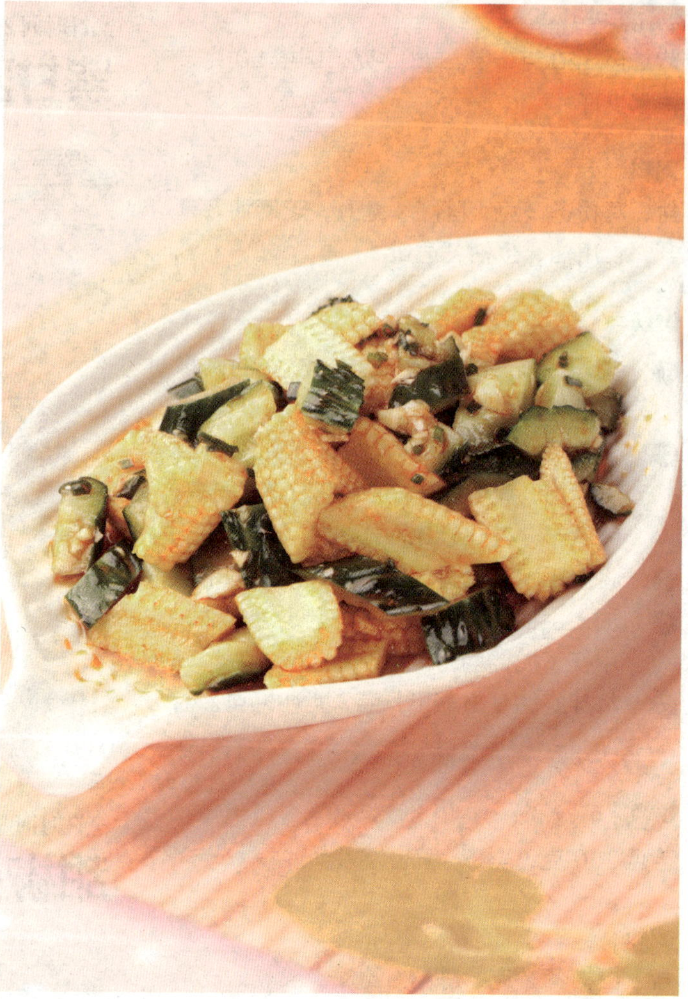

原料 ○ 2人份

玉米笋200克，黄瓜150克，蒜末、葱花各少许

调料

盐3克，鸡粉2克，生抽4毫升，辣椒油6毫升，陈醋8毫升，芝麻油、食用油各适量

做法

❶ 将玉米笋切开，再切成小段；黄瓜对半切开，拍打几下，至瓜肉裂开，再切小块。
❷ 锅中注水烧开，放入切好的玉米笋，加入盐、鸡粉、食用油，搅拌匀，用大火煮约1分钟，至食材断生后捞出，沥干水分，待用。
❸ 取一碗，倒入玉米笋、黄瓜块，撒上蒜末、葱花，加入辣椒油、盐、鸡粉。
❹ 淋入少许陈醋、生抽，搅拌匀，使调味料溶化。
❺ 再淋入少许芝麻油，快速拌匀，至食材入味。
❻ 取一个干净的盘子，盛入拌好的食材即成。

小叮咛 玉米笋是甜玉米细小幼嫩的果穗，含有丰富的维生素、蛋白质、矿物质等，并具有独特的清香，口感甜脆、鲜嫩可口。

烹饪时间 2 分钟，口味辣

红油拌秀珍菇

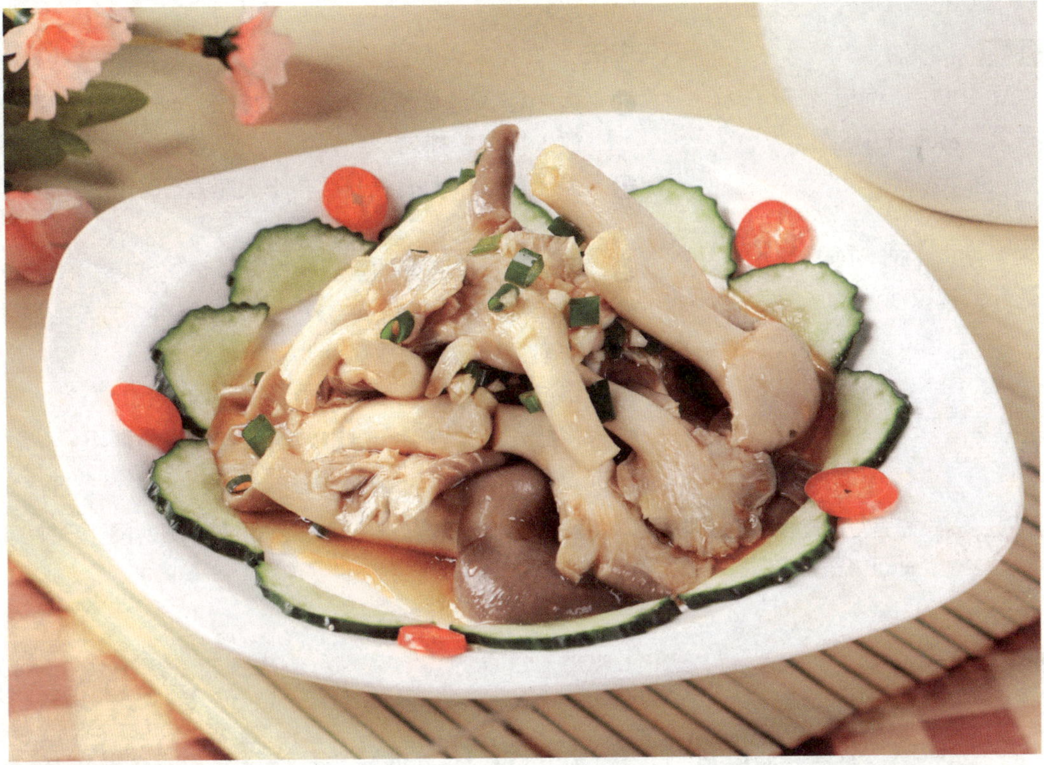

原料 ○ 2 人份

秀珍菇 300 克，黄瓜片、红椒片各适量，葱花、蒜末各少许

调料

盐、鸡粉、白糖各 2 克，生抽、陈醋、辣椒油各 5 毫升

做法

1. 锅中注入适量清水，用大火烧开，倒入洗净的秀珍菇，焯至断生。
2. 关火后捞出焯煮好的秀珍菇，沥干水分，装入盘中，备用。
3. 取一碗，倒入秀珍菇、蒜末、葱花。
4. 加入盐、鸡粉、白糖、生抽、陈醋、辣椒油，用筷子搅拌均匀。
5. 取一盘，用黄瓜片、红椒片装饰后倒入拌好的食材即可。

小叮咛 秀珍菇是一种高蛋白、低脂肪的菇类，味道鲜美可口，具有独特的风味，具有益气补血、增强免疫力、益肠胃等功效。

烹饪时间 32 分钟，口味辣

枸杞拌蚕豆

原料 ○ 2 人份

蚕豆 400 克，枸杞 20 克，香菜、蒜末各 10 克

调料

盐 1 克，生抽、陈醋各 5 毫升，辣椒油适量

做法

❶ 锅中注入适量清水，加入盐，倒入洗净的蚕豆，放入枸杞，拌匀。

❷ 盖上盖，用大火煮开后转小火续煮 30 分钟，至食材熟软。

❸ 揭盖，捞出煮好的蚕豆、枸杞，装碗待用。

❹ 另起锅，倒入辣椒油，放入蒜末，爆香，加入生抽、陈醋，拌匀，制成酱汁。

❺ 将酱汁倒入蚕豆和枸杞中，搅拌均匀。

❻ 将拌好的菜肴装在盘中，撒上香菜点缀即可。

小叮咛 干蚕豆的皮较硬，较难去除。将蚕豆放入器皿内，加入适量的碱，注入开水闷 1 分钟，即可将蚕豆皮轻松剥去，再用水冲去碱味即可。

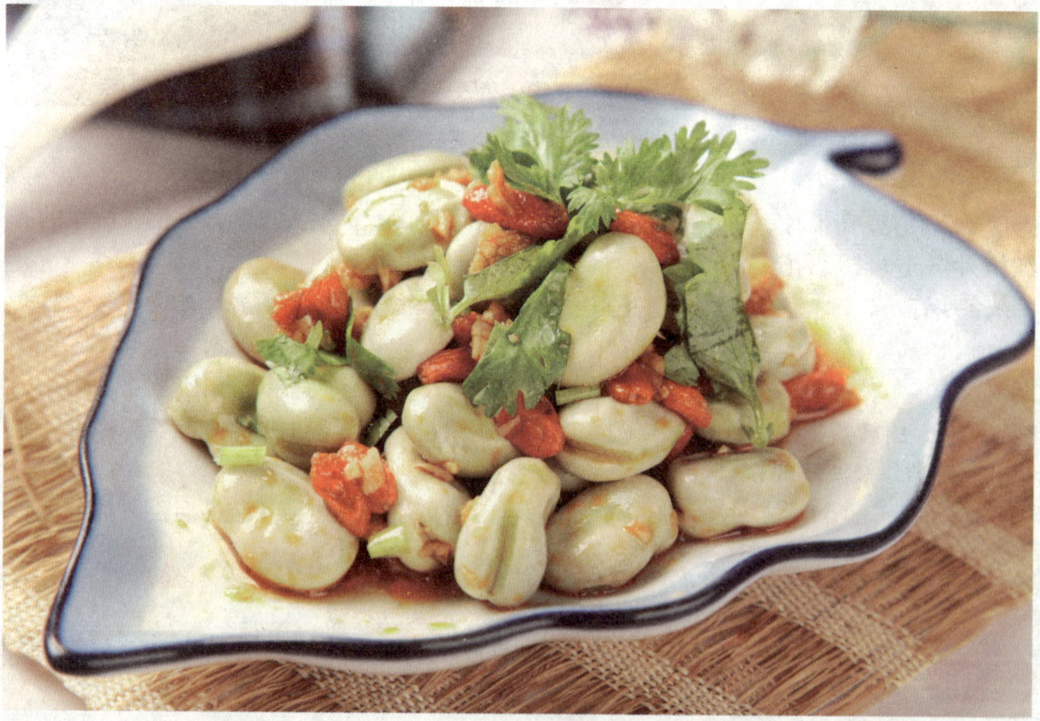

烹饪时间 3 分钟，口味清淡

彩椒紫甘蓝拌木耳

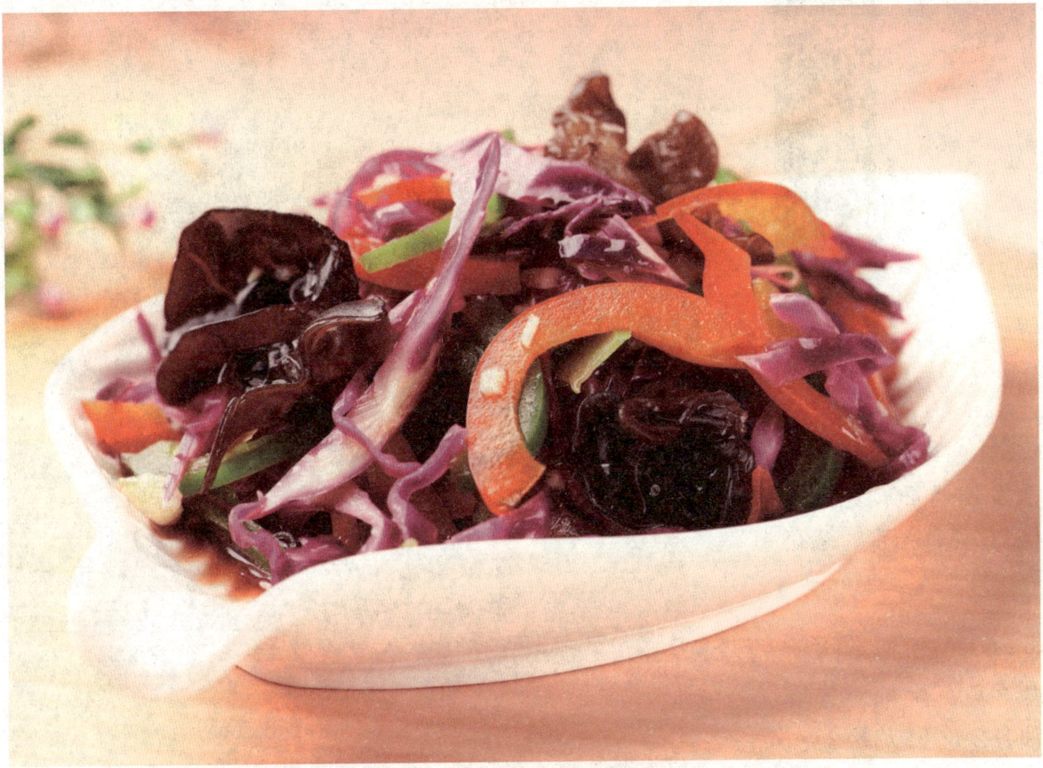

原料 ○ 2 人份

紫甘蓝 120 克，彩椒 90 克，水发木耳 40 克，蒜末少许

调料

盐、白糖各 3 克，鸡粉 2 克，陈醋 10 毫升，芝麻油、食用油各适量

做法

1. 将洗净的彩椒切成粗丝，洗好的紫甘蓝切成丝。
2. 锅中注水烧开，加入盐、食用油，略煮一会儿，倒入洗净的木耳，放入彩椒丝。
3. 再倒入紫甘蓝，搅匀，煮 1 分 30 秒，至全部食材熟软后捞出，沥干水分，待用。
4. 将焯煮好的食材装入碗中，撒上蒜末，加入陈醋、盐、鸡粉、白糖、芝麻油，搅拌一会儿，至食材入味。
5. 取一个干净的盘子，盛入拌好的菜肴，摆好盘即成。

小叮咛

新鲜木耳不宜食用。新鲜木耳中含有卟啉，人食用后，经阳光照射易引发皮炎，致使皮肤暴露部分出现红肿、痒痛，产生皮疹、水疱、水肿。

彩椒拌腐竹

烹饪时间3分钟，口味辣

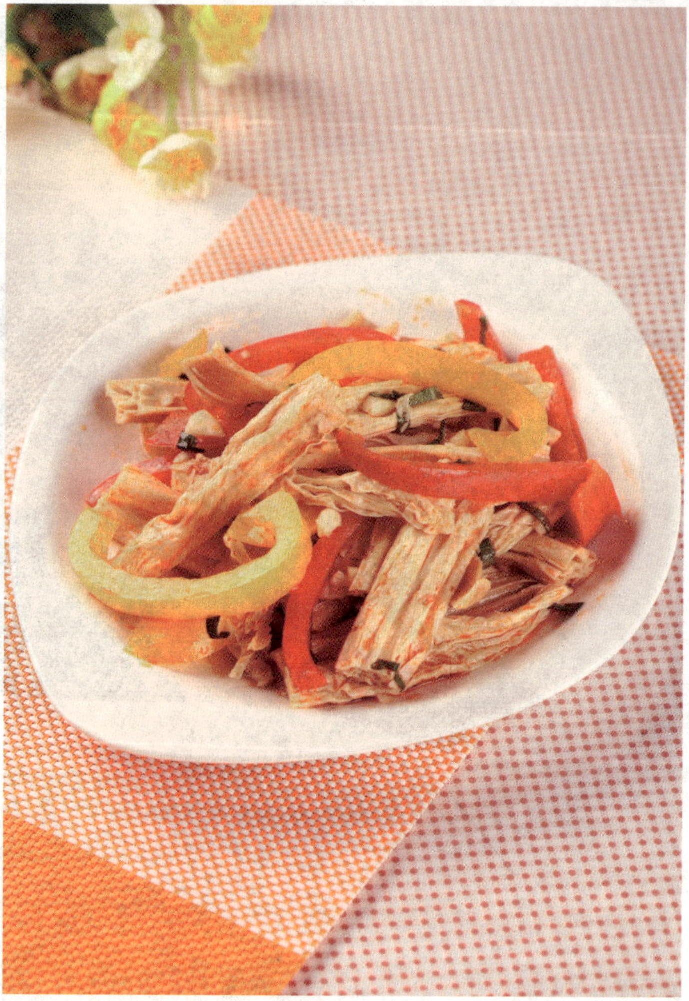

原料 ○ 2人份

水发腐竹200克，彩椒70克，蒜末、葱花各少许

调料

盐3克，生抽、芝麻油各2毫升，鸡粉2克，辣椒油3毫升，食用油适量

做法

❶ 洗净的彩椒切成丝，备用。
❷ 锅中注入适量清水烧开，加入少许食用油、盐，倒入腐竹，搅匀，煮至沸，放入切好的彩椒，煮1分30秒，至食材熟透。
❸ 关火后捞出焯好的腐竹和彩椒，放入碗中，备用。
❹ 放入备好的蒜末、葱花，加入适量盐、生抽、鸡粉、芝麻油，搅拌匀。
❺ 淋入辣椒油，拌匀，至食材入味。
❻ 取一盘，盛入拌好的食材即可。

小叮咛 彩椒含有硒元素，可以促进机体内的糖分代谢，使血糖值降低。硒能清除沉积在血管壁上的脂肪，防止动脉硬化，故彩椒适合心血管疾病患者食用。

烹饪时间 4 分钟，口味清淡

海带拌彩椒

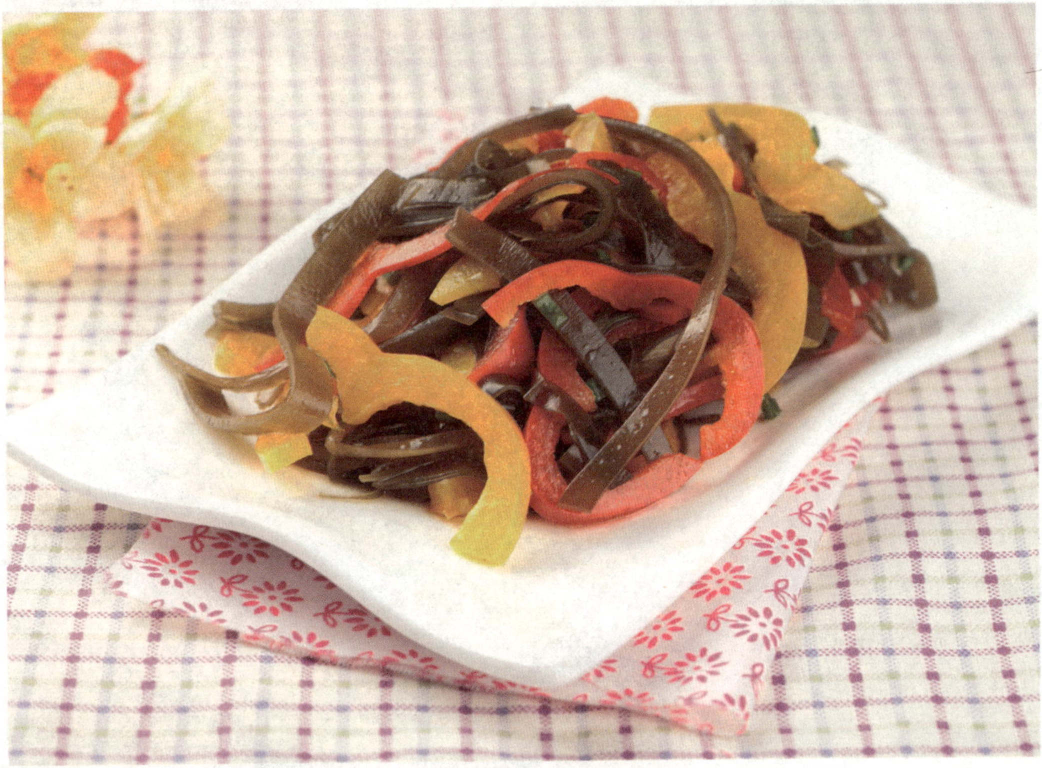

原料 ◦ 2人份

海带 150 克，彩椒 100 克，蒜末、葱花各少许

调料

盐 3 克，鸡粉 2 克，生抽、陈醋、芝麻油、食用油各适量

做法

1. 将洗净的海带切方片，再切成丝；洗好的彩椒去籽，切成丝。
2. 锅中注水烧开，加少许盐、食用油，放入切好的彩椒、海带，搅拌匀，煮约 1 分钟至熟。
3. 关火后捞出煮好的食材，放入碗中，倒入蒜末、葱花。
4. 加入适量生抽、盐、鸡粉、陈醋，淋入少许芝麻油，搅拌至食材入味。
5. 将拌好的食材装入盘中即成。

小叮咛 海带含有钙、镁、钾、磷、铁、锌、硒、碘等营养成分，不仅可以改善内分泌失调，还有利于保护肝脏、增强免疫力。

豆皮拌豆苗

烹饪时间5分钟，口味清淡

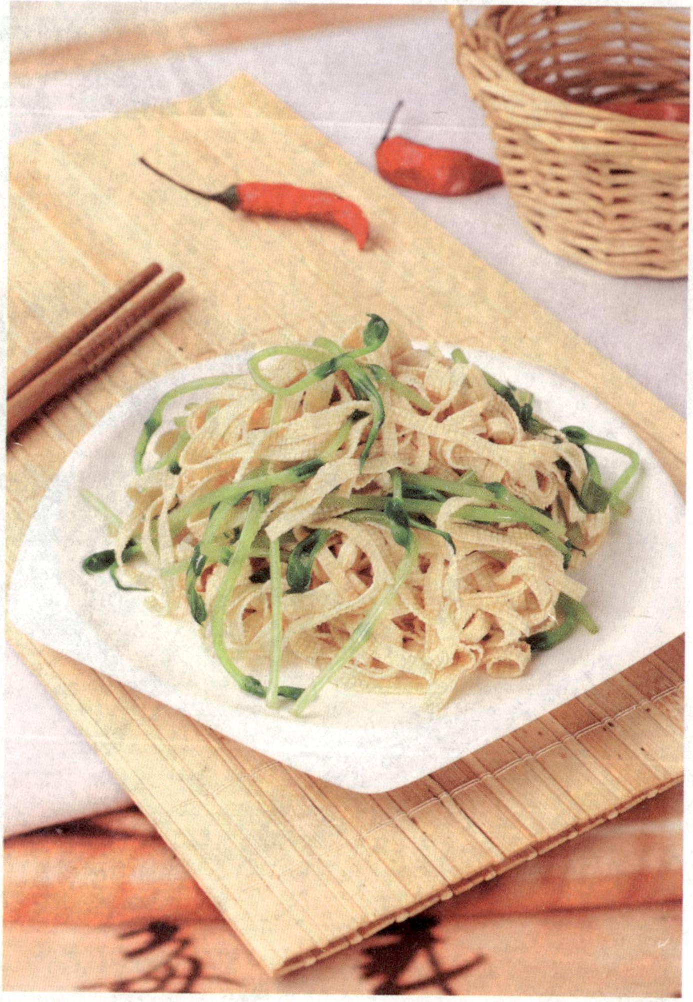

原料 ○ 1人份

豆皮70克，豆苗60克，花椒15克，葱花少许

调料

盐、鸡粉各1克，生抽5毫升，食用油适量

做法

❶ 洗净的豆皮切丝，再将豆皮丝切两段。

❷ 沸水锅中倒入洗好的豆苗，焯煮1分钟至断生，捞出，沥干水分，装盘待用。

❸ 锅中再倒入切好的豆皮，焯煮2分钟至去除豆腥味，捞出，沥干水分。

❹ 将沥干水分的豆皮装碗，撒上葱花，待用。

❺ 另起锅注油，倒入花椒，炸约1分钟至香味飘出，捞出炸过的花椒，留油待用。

❻ 将花椒油淋在豆皮和葱花上，放上焯好的豆苗，加入盐、鸡粉、生抽，拌匀。将拌好的菜肴装盘即可。

小叮咛 炸好的花椒油浇在豆皮和豆苗上后，再加入少许陈醋，可使菜品香气四溢、酸辣爽口，更能增进食欲。

烹饪时间 2 分钟，口味苦

彩椒苦瓜沙拉

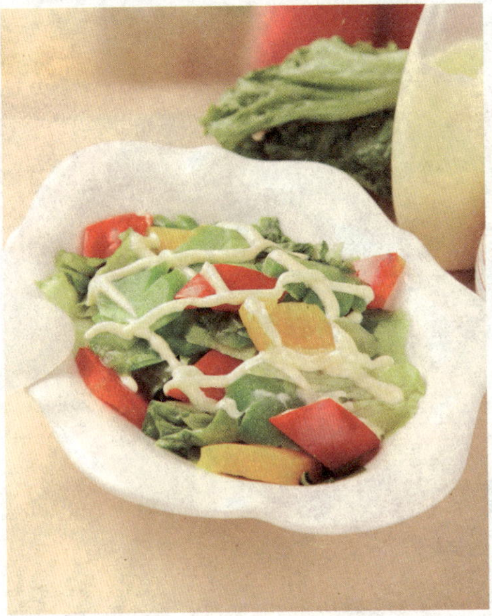

原料 ○ 1 人份

彩椒 80 克，苦瓜 70 克，生菜 30 克

调料

盐 2 克，沙拉酱少许

做法

1. 洗净的彩椒切成块；洗净的苦瓜切开，用斜刀切片；洗好的生菜切开，切成段。
2. 锅中注水烧开，加入盐，倒入苦瓜、彩椒，煮至断生，捞出，放入凉水中过凉，捞出，沥干水分。
3. 将沥干水的食材装入碗中，放入生菜、盐，搅拌均匀，至食材入味。
4. 将拌好的食材装入盘中，挤上沙拉酱即可。

烹饪时间 2 分钟，口味清淡

西蓝花沙拉

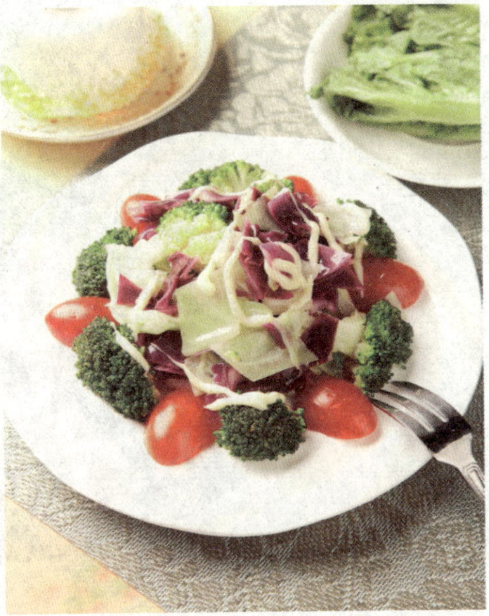

原料 ○ 1 人份

西蓝花块 80 克，包菜 60 克，紫甘蓝 50 克，圣女果 40 克

调料

盐、白醋、沙拉酱各少许

做法

1. 圣女果对半切开，包菜切成块状，洗净的紫甘蓝切成块。
2. 锅中注入适量的清水，用大火烧开，倒入包菜、西蓝花、紫甘蓝，汆煮片刻。
3. 将煮好的食材捞出，装入凉水中放凉，再捞出，沥干，装入碗中。
4. 加入少许盐、白醋，搅拌匀。
5. 将备好的圣女果摆入盘中，倒入拌好的食材，挤上少许沙拉酱即可。

烹饪时间 2 分钟，口味清淡

扁豆西红柿沙拉

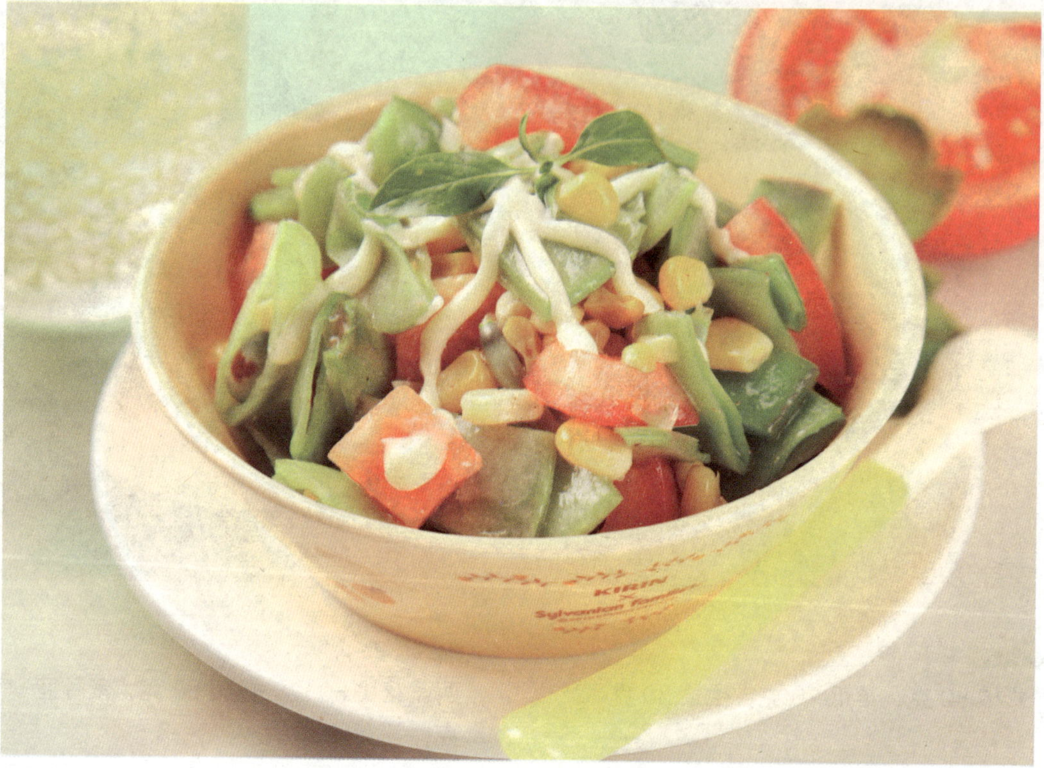

原料 ○ 2人份

扁豆 150 克，西红柿 70 克，玉米粒 50 克

调料

白醋 5 毫升，橄榄油 9 毫升，白胡椒粉 2 克，盐少许，沙拉酱适量

做法

1. 洗净的扁豆切成块，洗净的西红柿切成小块。
2. 锅中注入适量清水，用大火烧开，倒入扁豆，搅匀，煮至断生。
3. 将扁豆捞出，放入凉水中过凉，捞出，沥干水分。
4. 把玉米粒倒入开水锅中，煮至断生，捞出，放入凉开水中过凉，捞出，沥干水分，备用。
5. 将放凉后的食材装入碗中，倒入西红柿，加入盐、白胡椒粉、橄榄油、白醋，搅匀调味。
6. 将拌好的食材装入碗中，挤上沙拉酱即可。

小叮咛 未成熟的西红柿中含有大量的番茄碱，微量的番茄碱对人体的影响不是很大，但是如果食用过多，就会导致中毒。

西红柿沙拉

烹饪时间5分钟，口味甜

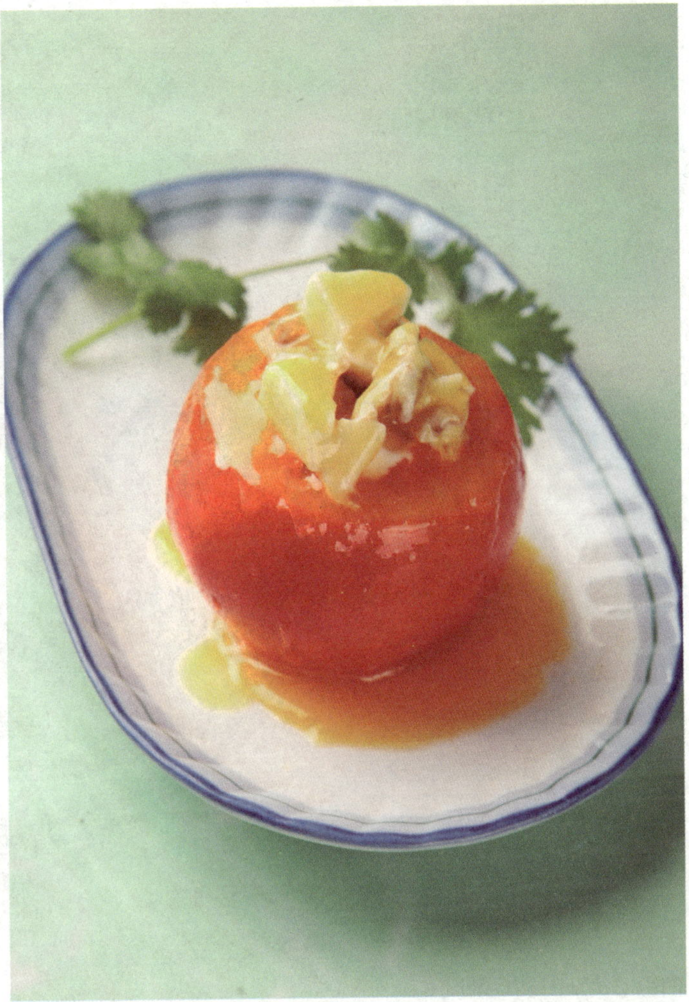

原料 ○2人份

西红柿190克，苹果75克，核桃仁45克，橙汁60毫升

调料

水淀粉8毫升，蜂蜜适量，沙拉酱少许

做法

1. 将洗净的西红柿切去两端，修平，用小刀和勺子掏出中间的果肉，制成西红柿盅。
2. 洗好去皮的苹果切开，去除果核、果皮，把果肉切成小块。
3. 核桃仁切碎，掏出的西红柿果肉切成小块，备用。
4. 取一碗，倒入西红柿块、苹果块、核桃碎，挤入少量沙拉酱，搅拌匀。
5. 取西红柿盅，盛入拌好的水果沙拉，填满，待用。
6. 锅置于火上，倒入橙汁、蜂蜜，拌匀，倒入水淀粉，拌匀，用中火调成汁水。关火后盛出汁水，浇在西红柿盅上即可。

小叮咛

经常食用西红柿可减少人体受辐射引起的损伤。西红柿可促进血液中胶原蛋白和弹性蛋白的结合，使肌肤充满弹性，具有美容的功效。

生菜紫甘蓝沙拉

烹饪时间2分钟，口味清淡

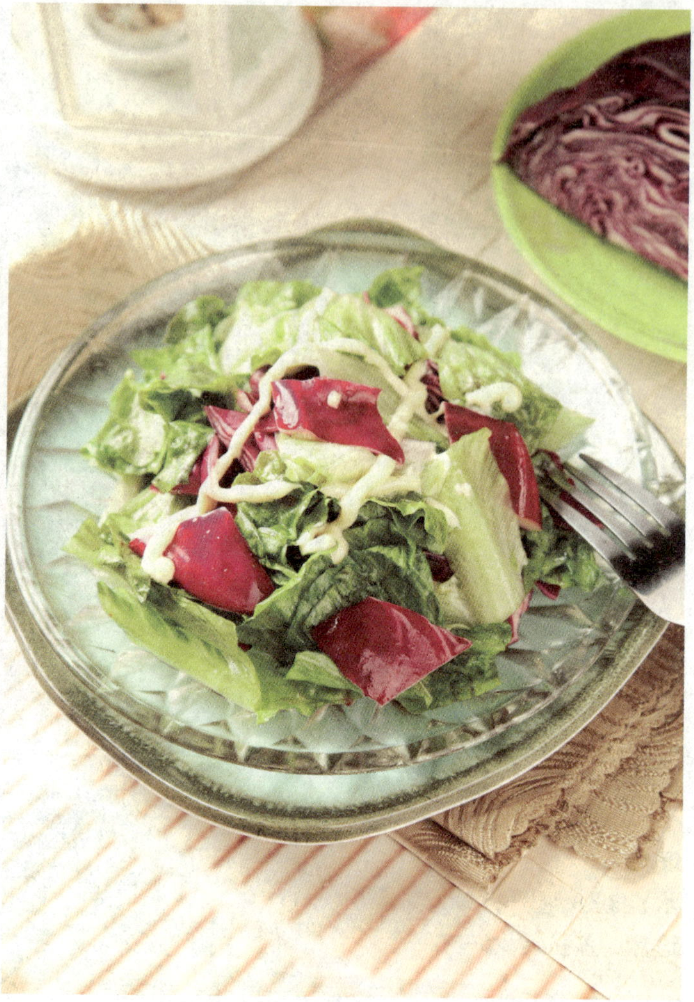

原料 ○ 1人份

生菜、紫甘蓝各100克

调料

白糖2克，白醋5毫升，盐、芝麻油、沙拉酱各少许

做法

1. 洗净的生菜对半切开，再切成小块。
2. 洗净的紫甘蓝切成小块。
3. 取一个碗，倒入生菜、紫甘蓝，搅拌匀。
4. 加入少许盐、白糖、白醋、芝麻油，搅拌一会儿，至食材入味。
5. 取一个盘子，倒入拌好的蔬菜，挤上少许的沙拉酱即可。

小叮咛 紫甘蓝中含有大量纤维素，能够增强胃肠功能，促进肠道蠕动，降低胆固醇水平。此外，经常吃甘蓝类蔬菜还能够防治过敏症。

烹饪时间 4 分钟，口味酸甜

生菜南瓜沙拉

原料 ○ 2 人份

生菜、南瓜各 70 克，胡萝卜、紫甘蓝各 50 克，牛奶 30 毫升

调料

沙拉酱、番茄酱各适量

做法

1. 洗净去皮的胡萝卜切丁，洗净去皮的南瓜切成丁，生菜切成块，紫甘蓝切成丝。
2. 锅中注入适量清水，用大火烧开，倒入胡萝卜、南瓜，汆煮至断生。
3. 再倒入紫甘蓝，搅匀，略煮片刻；将焯好的食材捞出，放入凉水中，冷却后捞出，沥干水分。
4. 将沥干的食材装入碗中，放入生菜，搅匀。
5. 取一个盘，倒入蔬菜、牛奶，挤上适量的沙拉酱、番茄酱即可。

小叮咛 南瓜切开后保存，容易从心部开始变质，用汤匙将其内部掏空后再用保鲜膜包好，可在冰箱中冷藏存放 5 ~ 6 天。

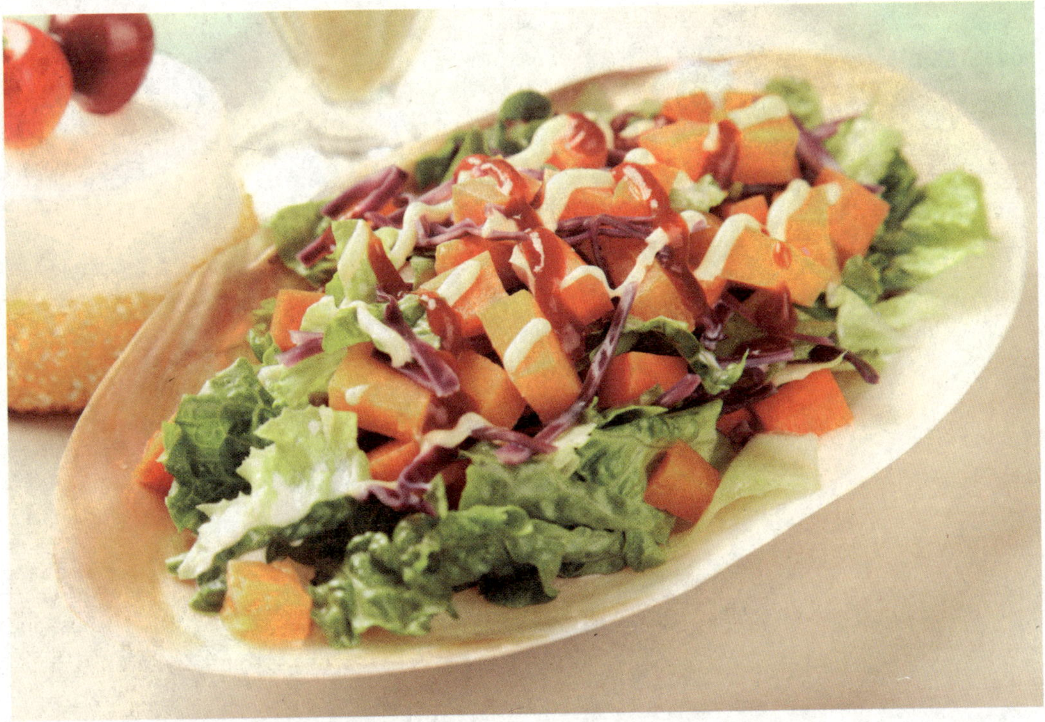

烹饪时间 2 分钟，口味清淡

扁豆玉米沙拉

原料 ○ 1 人份

扁豆 70 克，玉米粒 60 克，洋葱 30 克

调料

沙拉酱 2 克，胡椒粉 5 克，橄榄油 5 毫升，盐少许

做法

❶ 处理好的洋葱切成片，洗净的扁豆切成块，待用。

❷ 锅中注入适量清水，用大火烧开，倒入扁豆，焯煮至断生，捞出，放入凉水中，待凉后捞出，沥干待用。

❸ 锅中注水烧开，倒入玉米粒、洋葱，汆煮片刻，捞出，倒入凉水中放凉，再捞出，沥干水分，装入碗中。

❹ 倒入放凉的扁豆，加入盐、胡椒粉、橄榄油，搅拌均匀，至食材入味。

❺ 取一盘，将拌好的食材装入盘中，挤入少许沙拉酱即可。

小叮咛 切洋葱时，人的眼部常常会受刺激而流泪。为了避免这种情况，在切洋葱前，可以将其放入冰箱冷藏一会儿，这样可以减少洋葱的刺激性。

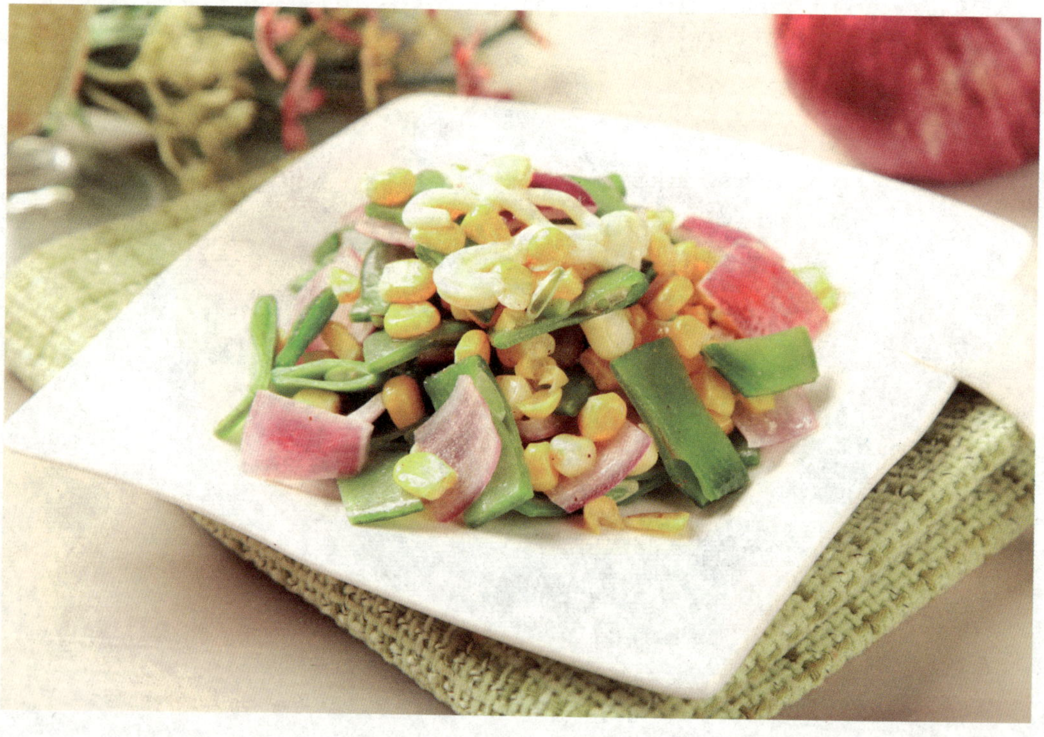

烹饪时间 2 分钟，口味清淡

冬瓜燕麦片沙拉

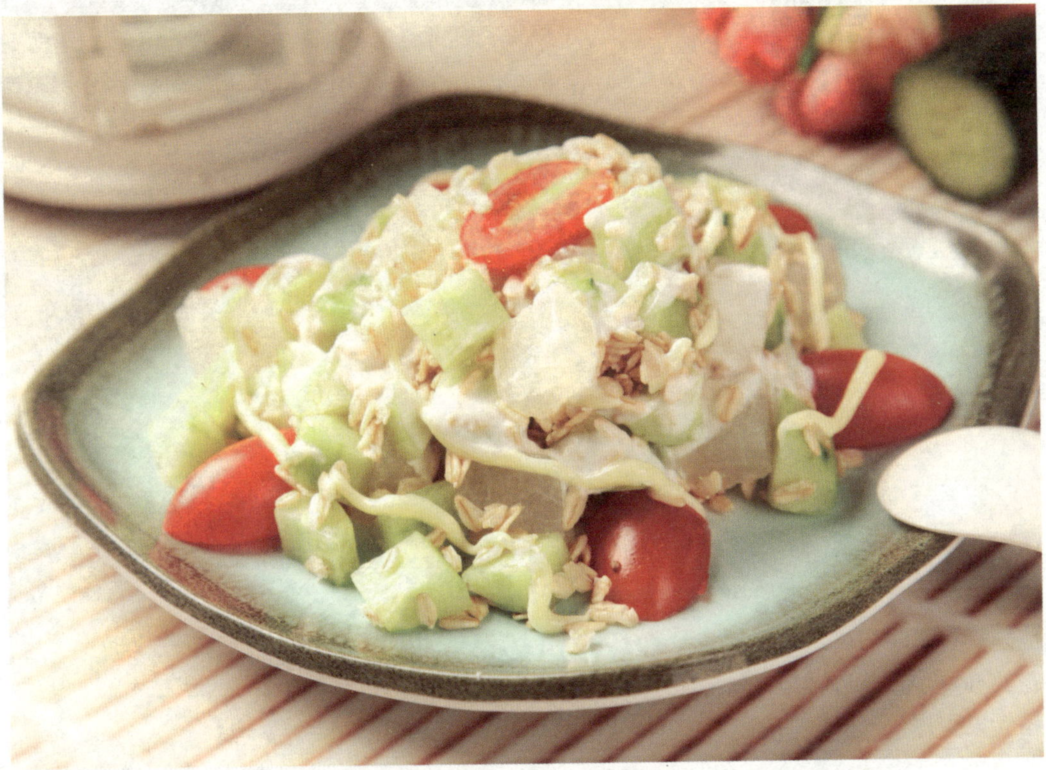

原料 ○ 2 人份

去皮黄瓜、去皮冬瓜各 80 克，圣女果 30 克，酸奶 20 克，熟燕麦 70 克

调料

盐 2 克，沙拉酱 10 克

做法

❶ 洗净的圣女果对半切开；洗好的黄瓜切粗条，改切成丁；洗净的冬瓜切丁。

❷ 锅中注水烧开，倒入冬瓜，加入盐，煮至断生后捞出，放入凉水中，待凉后捞出，沥干。

❸ 将沥干水的冬瓜装入碗中，再倒入黄瓜、熟燕麦，搅拌均匀。

❹ 取一盘，将圣女果摆放在盘子周围。

❺ 倒入拌好的黄瓜、燕麦、冬瓜，浇上酸奶，挤上沙拉酱即可。

小叮咛 燕麦含有较多的钙、磷、铁、锌等矿物质，具有预防骨质疏松、促进伤口愈合、预防贫血的功效，是补钙佳品。

藕片花菜沙拉

烹饪时间2分钟，口味酸

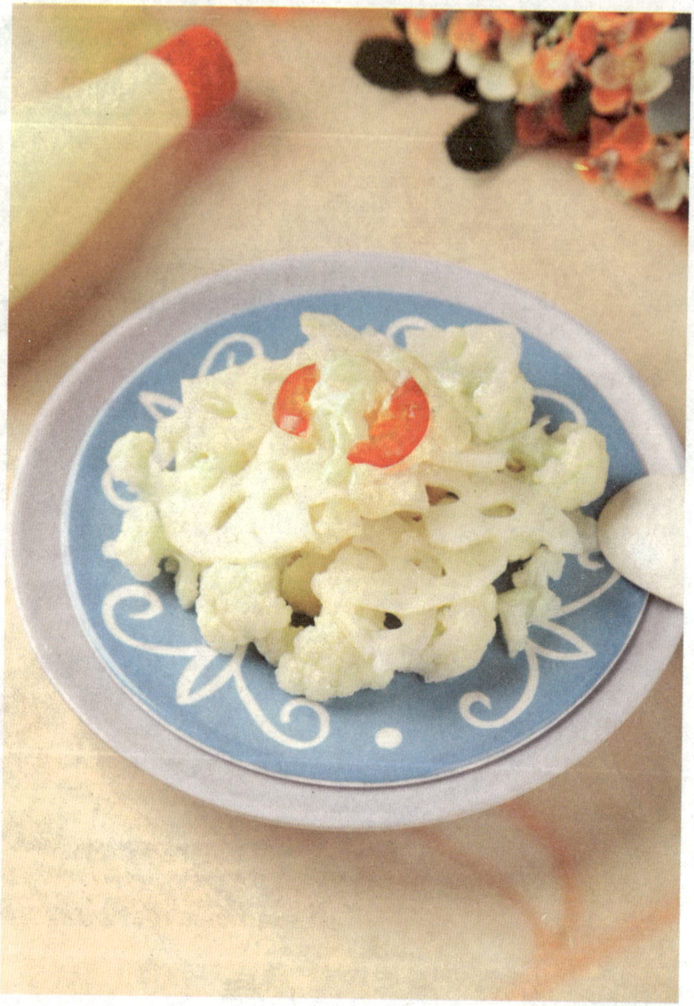

原料 ○ 1人份

花菜60克，莲藕70克，圣女果少许

调料

白糖2克，白醋5毫升，盐、沙拉酱各少许

做法

1. 洗净去皮的莲藕切薄片，洗净的花菜切成小朵，待用。
2. 锅中注入适量的清水，用大火烧开，倒入藕片、花菜，焯煮至断生。
3. 关火后将焯好的食材捞出，放入凉水中，待凉后捞出，装入碗中。
4. 放入少许盐、白糖、白醋，拌匀。
5. 将拌好的菜装入盘中，挤上少许沙拉酱。
6. 放上少许圣女果装饰即可。

小叮咛 选购花菜时要注意，质量好的花菜呈白色或奶白色，坚实、紧密，有“夹克式”（外层叶子部分保留紧裹花菜）、新鲜、饱满的绿色叶子。

白萝卜丝沙拉

烹饪时间2分钟，口味酸

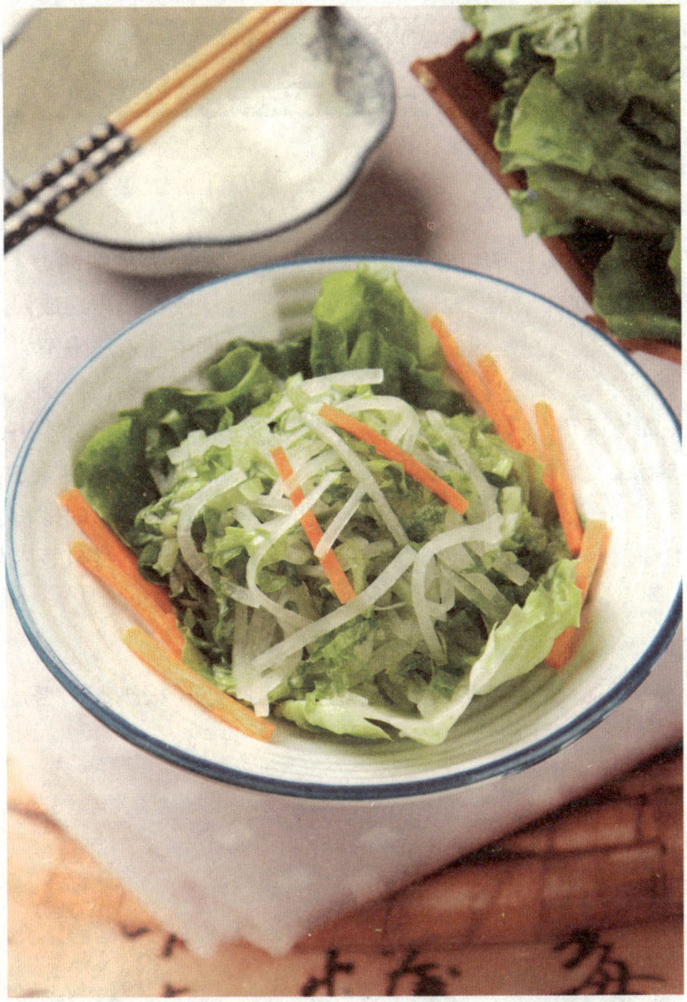

原料 ○ 1人份

生菜50克，白萝卜70克，柠檬汁10毫升

调料

蜂蜜5克，橄榄油10毫升，盐少许

做法

1. 洗净去皮的白萝卜切片，再切成丝；洗好的生菜对半切开，再切成丝。
2. 锅中注入适量清水，用大火烧开，倒入白萝卜丝，略煮一会儿，至其断生。
3. 关火后捞出焯好的白萝卜丝，放入凉水中冷却后捞出，沥干水分，备用。
4. 将白萝卜丝放入碗中，加入生菜，搅拌匀，加入少许盐、柠檬汁、蜂蜜、橄榄油，搅匀。
5. 取一个盘，将拌好的食材装入盘中即可。

小叮咛 白萝卜中的膳食纤维含量高，可促进肠胃蠕动，消除便秘，排毒，改善皮肤粗糙、粉刺等问题。

烹饪时间 3 分钟，口味清淡

胡萝卜芹菜沙拉

原料 ○ 1人份

胡萝卜 80 克，西芹 70 克，柠檬 20 克

调料

白醋 5 毫升，胡椒粉 2 克，蜂蜜 5 克，橄榄油 10 毫升

做法

1. 洗净去皮的胡萝卜切片，再切丝；择洗好的西芹切成丝，再切成段。
2. 锅中注入适量清水，用大火烧开，倒入胡萝卜丝，焯煮片刻，再倒入芹菜丝，搅匀，煮至断生。
3. 将焯好的食材捞出，放入凉水中冷却后捞出待用。
4. 取一个碗，倒入放凉的食材，挤上柠檬汁，加入少许白醋、胡椒粉、蜂蜜、橄榄油，搅匀。
5. 将拌好的食材装入盘中即可。

小叮咛 贮存芹菜时，用保鲜膜将其茎叶包严，根部朝下，竖直放入水中，水没过芹菜根部 5 厘米，可保持一周内不老不蔫。

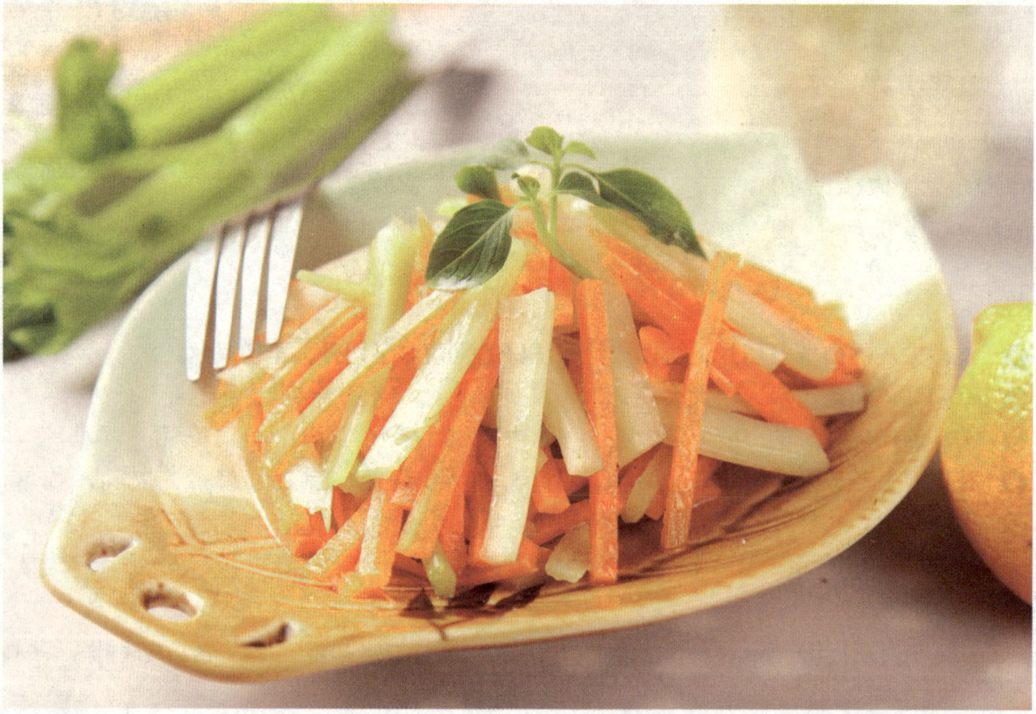

烹饪时间 2 分钟，口味甜

柠檬彩蔬沙拉

原料 ○ 1人份

生菜60克，柠檬20克，黄瓜、胡萝卜、酸奶各50克

调料

蜂蜜少许

做法

❶ 择洗好的生菜用手撕成小段，放入碗中。

❷ 洗净去皮的胡萝卜切成丁，洗净去皮的黄瓜切成丁，洗净的柠檬切成薄片。

❸ 锅中注入适量的清水，用大火烧开，倒入胡萝卜丁，搅匀，煮至断生，捞出，沥干待用。

❹ 将黄瓜丁、胡萝卜丁倒入生菜碗中，搅拌匀。

❺ 取一个盘子，摆上柠檬片，倒入拌好的食材，浇上酸奶，放入少许蜂蜜调味即可。

小叮咛 柠檬不仅能美白肌肤，还具有祛痰的功效。夏季痰多、咽喉不适时，备一杯柠檬汁，加入温水和少量食盐，有助于将喉咙积聚的浓痰咳出。

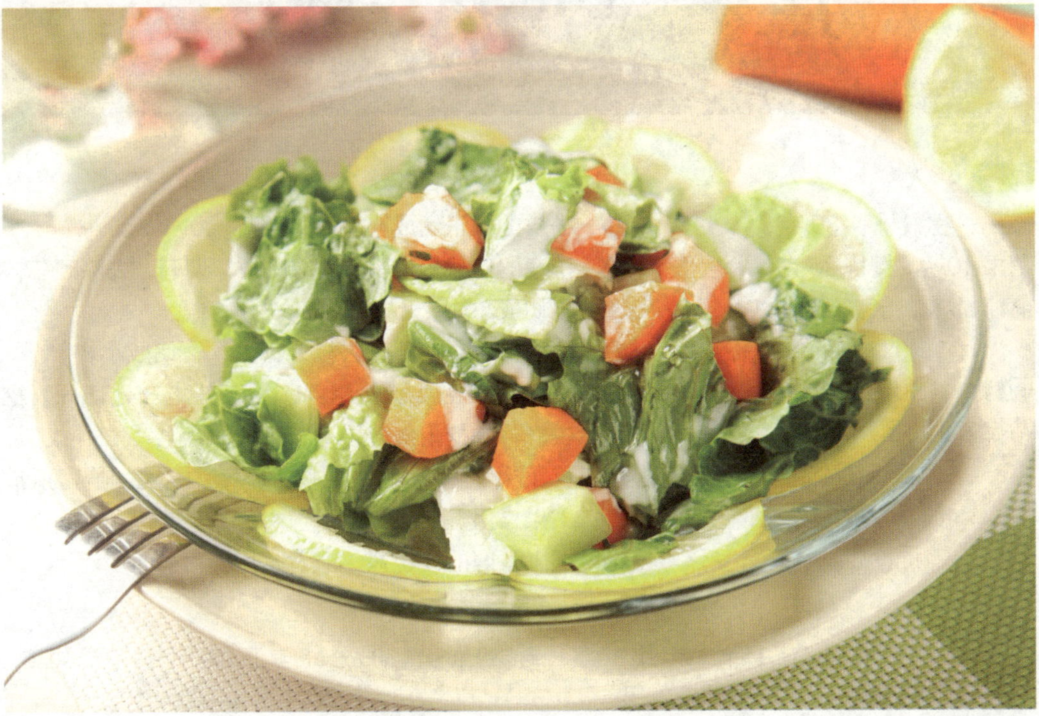

烹饪时间 5 分钟，口味甜

鲜果沙拉

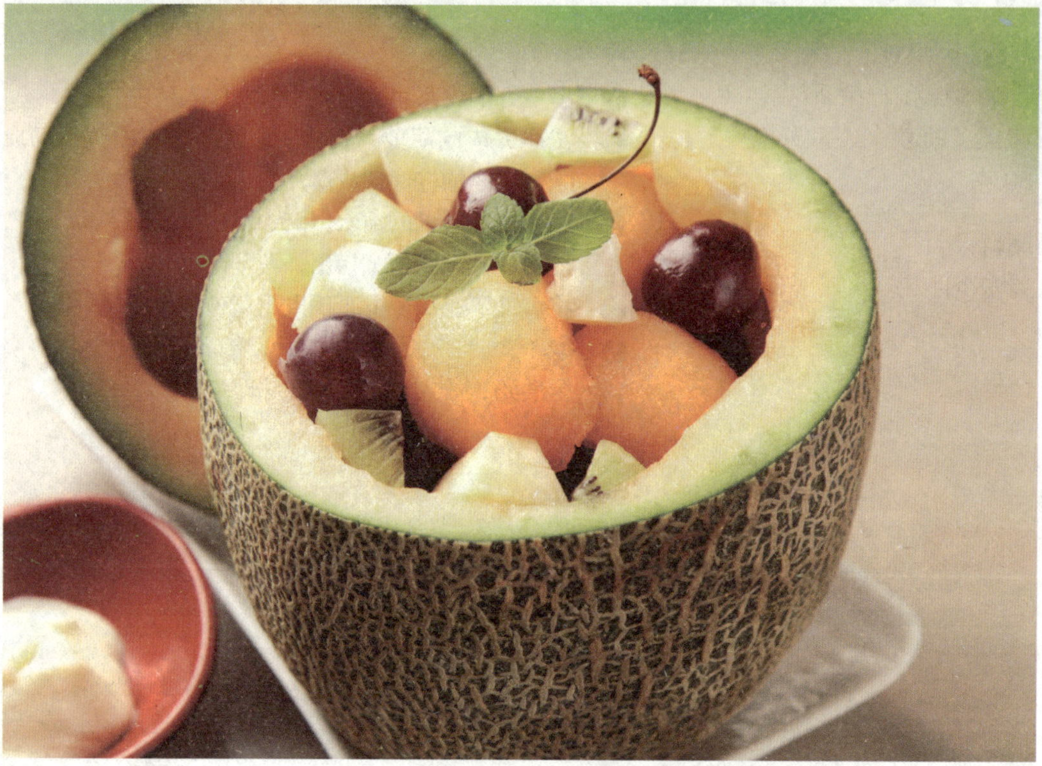

原料 ○4 人份

橘子、猕猴桃各 30 克，
苹果 40 克，樱桃 20 克，
葡萄 25 克，哈密瓜 800 克

调料

沙拉酱 15 克

做法

❶ 去皮的橘子切成小块，待用。
❷ 洗净的猕猴桃切去头尾，去皮，切开，去除硬芯，再切成小块。
❸ 洗好的苹果切瓣，去核，去皮，再切成小块。
❹ 洗净的哈密瓜切除尾部，从三分之一处切开，挖去籽，并挖出部分果肉，制成果盅。
❺ 将苹果、橘子、猕猴桃、葡萄、樱桃、哈密瓜放入果盅里。
❻ 摆上备好的沙拉酱，蘸着食用即可。

小叮咛 猕猴桃含有 B 族维生素、维生素 C、膳食纤维等营养成分，且其低钠高钾，具有提神醒脑、抗疲劳、增强免疫力等作用。

烹饪时间 2 分钟，口味清淡

葡萄苹果沙拉

原料 ○ 2 人份

葡萄 80 克，去皮苹果 150 克，圣女果 40 克，酸奶 50 克

做法

1. 备好的圣女果用清水洗净，再对半切开。
2. 备好的葡萄用清水洗净，摘去蒂。
3. 洗净的苹果对半切开，改切成小瓣，去核，切成片，再切成丁。
4. 取一盘，摆放上切好的圣女果、葡萄、苹果，浇上酸奶即可。

小叮咛 葡萄含有氨基酸、卵磷脂、维生素及矿物质等多种营养成分，具有补虚健胃的功效。身体虚弱、营养不良的素食人群，可多吃些葡萄或葡萄干。

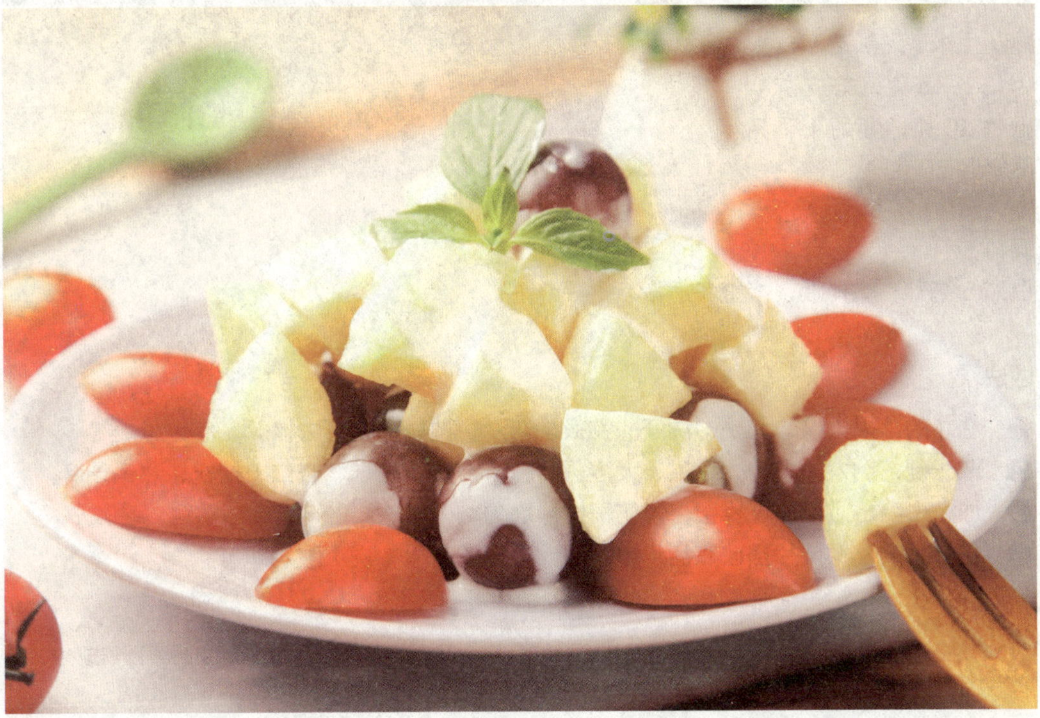

缤纷蜜柚沙拉

烹饪时间2分钟，口味甜

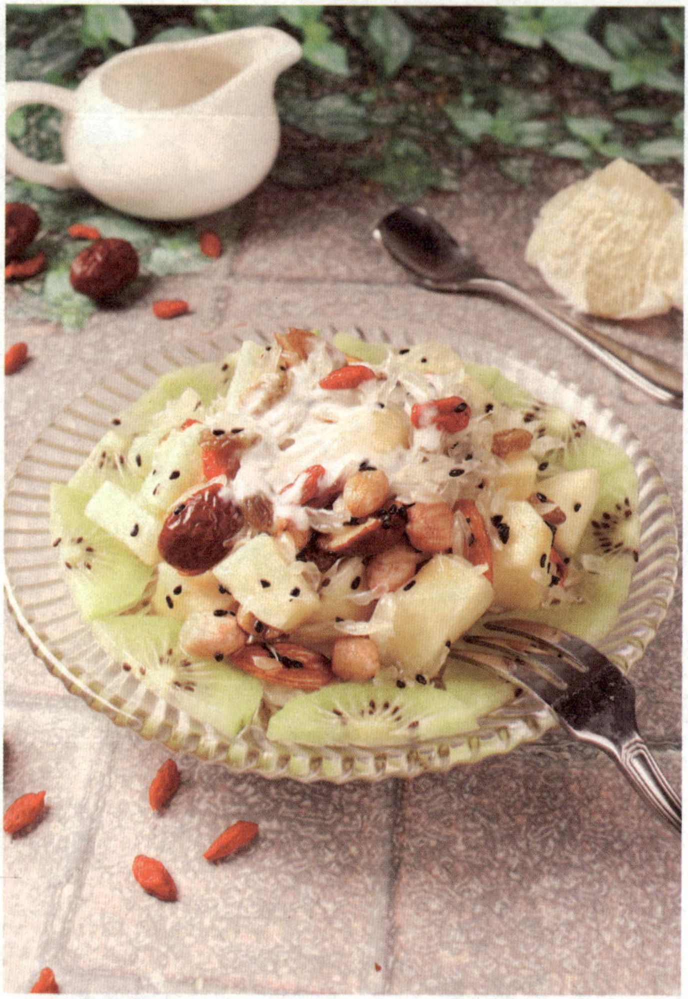

原料 ○ 2人份

柚子肉、去皮苹果各80克，枸杞3克，大枣、熟花生米、熟黑芝麻、杏仁各15克，去皮猕猴桃40克，葡萄干、酸奶各20克

调料

白醋5毫升，橄榄油、蜂蜜各适量

做法

1. 洗净的苹果去核，切块；洗好的猕猴桃切片；洗好的大枣去核。
2. 取一碗，倒入柚子肉、苹果、大枣、葡萄干、熟花生米、杏仁、枸杞、熟黑芝麻。
3. 加入白醋、橄榄油、蜂蜜，用筷子搅拌均匀。
4. 将切好的猕猴桃片摆放在盘子中，倒入拌好的水果，浇上酸奶即可。

小叮咛 本品将水果和坚果搭配，既有脆爽的口感，又有丰富的维生素、矿物质等营养成分，具有降低血糖、帮助消化、补血健脾等功效。

烹饪时间 2 分钟，口味甜

番石榴雪梨菠萝沙拉

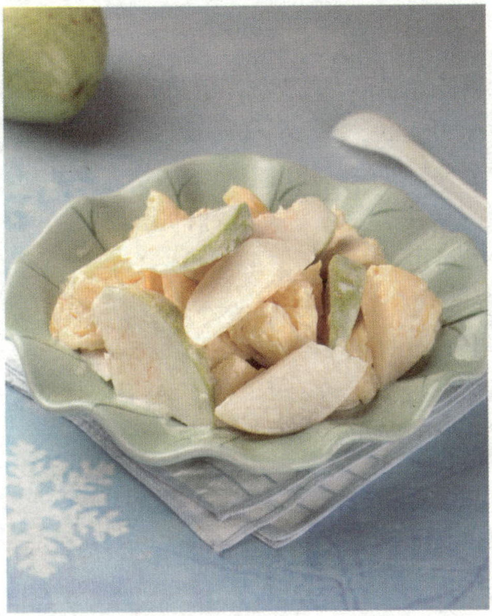

原料 ○ 2 人份

番石榴 90 克，雪梨 100 克，菠萝 180 克

调料

沙拉酱 25 克

做法

1. 洗净的雪梨对半切开，改切成小块。
2. 洗净的番石榴对半切开，切成瓣，再切成小块。
3. 洗净去皮的菠萝肉切成小块。
4. 将切好的水果装入碗中，放入适量沙拉酱，用筷子搅拌匀。
5. 将拌好的水果沙拉盛出，装入盘中即可。

烹饪时间 3 分钟，口味清淡

芹香绿果沙拉

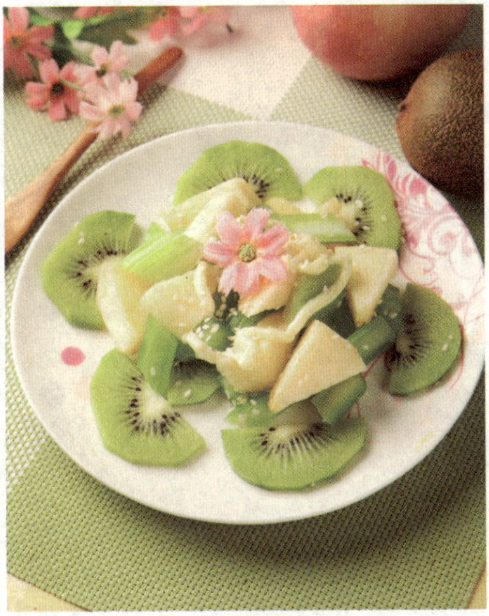

原料 ○ 1 人份

西芹 60 克，猕猴桃 70 克，苹果 50 克，白芝麻 3 克

调料

沙拉酱少许

做法

1. 西芹切成小段；洗净去皮的苹果切开，去核，切成块；猕猴桃去皮，切片。
2. 锅中注入清水，大火烧开，倒入西芹，煮至断生，捞出，放入凉水中冷却。
3. 将冷却的西芹捞出，倒入碗中，放入苹果，搅匀待用。
4. 取一个盘子，摆放好猕猴桃，再倒入拌好的食材，挤上沙拉酱，撒上少许白芝麻即可。

烹饪时间6分钟，口味酸

开心果蔬菜沙拉

原料 ○ 4人份

豌豆110克，玉米粒85克，红蜜豆70克，胡萝卜90克，开心果仁40克，浓缩橙汁少许，生菜100克，酸奶35克

做法

1. 洗好的生菜撕成条形，去皮洗净的胡萝卜切小块。
2. 锅中注水烧开，倒入胡萝卜块、豌豆、玉米粒，用大火煮至食材断生，捞出，沥干水分，待用。
3. 把酸奶装入碗中，倒入浓缩橙汁，快速搅拌，制成酸奶酱，待用。
4. 取一大碗，倒入焯好的食材，放入备好的红蜜豆，搅匀，淋上适量的酸奶酱，搅拌至食材入味。
5. 另取一盘子，铺放上撕好的生菜，再盛入拌好的材料，点缀上少许开心果仁即可。

小叮咛 开心果富含精氨酸，不仅可以预防动脉硬化，有助于降低血脂和胆固醇，还能降低心脏病的发作风险。

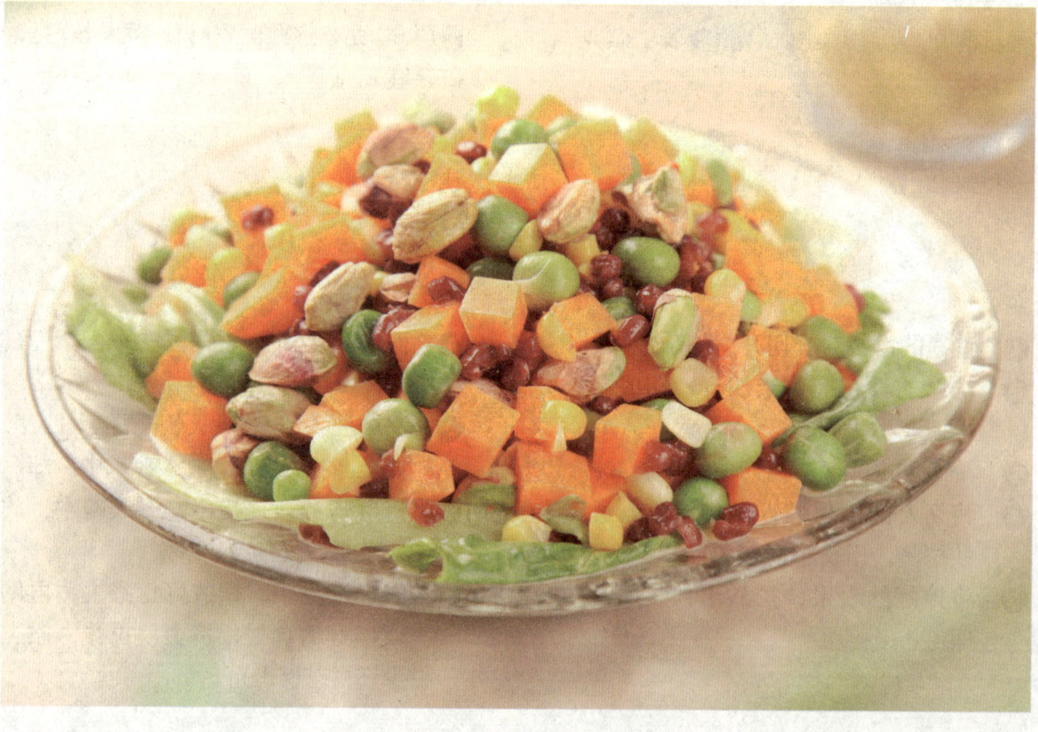

烹饪时间 2 分钟，口味酸

芝麻蔬菜沙拉

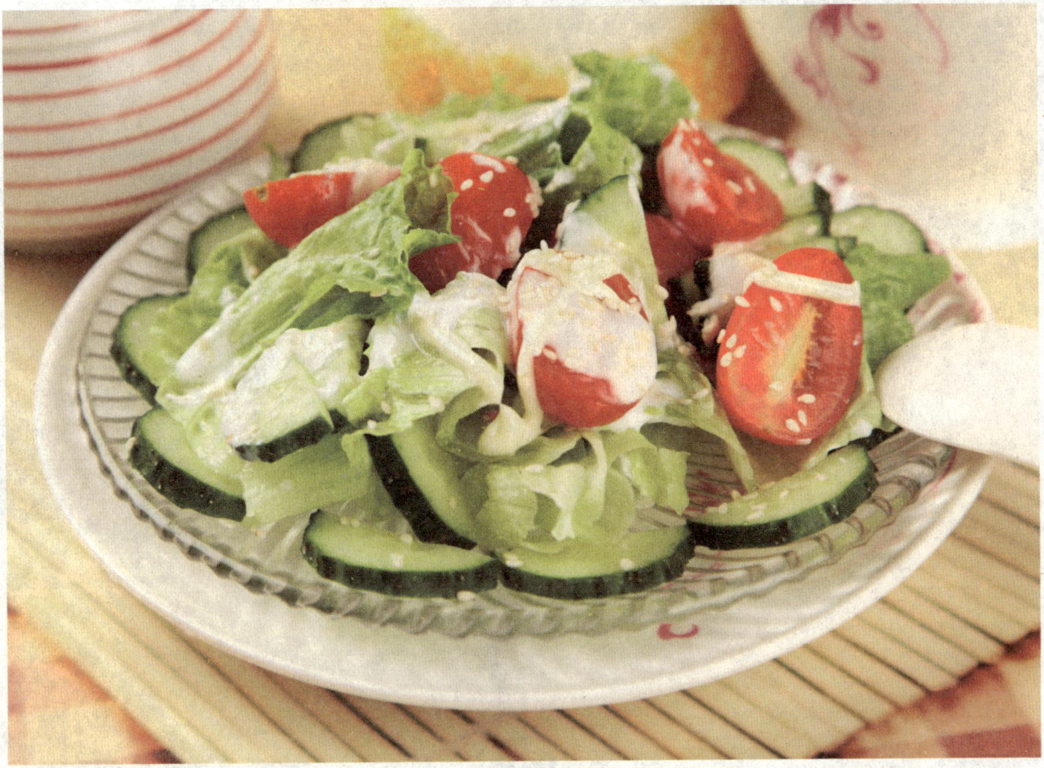

原料 ○ 1 人份

生菜、圣女果各 40 克，黄瓜 60 克，熟白芝麻 10 克，酸奶 15 克

调料

沙拉酱适量

做法

❶ 洗净的圣女果对半切开，洗净的黄瓜切成片，洗好的生菜撕成小块。

❷ 把生菜装入碗中，加入黄瓜、圣女果，搅拌匀。

❸ 取一个盘子，倒入拌好的食材。

❹ 倒入备好的酸奶，挤上少许沙拉酱，撒上熟白芝麻即可。

小叮咛 白芝麻含有蛋白质、糖类、维生素 A、维生素 E 等营养成分，具有滋润皮肤、增强免疫力、润肠通便等功效。

Part 3

鲜香热菜，“素”来有味

热菜是生活中的常见菜式，几乎占据了菜肴的半壁江山。当热菜遇到“素”，又会擦出怎样的“火花”？本章罗列了大量美味素热菜菜谱，让你在健康、简单、宁静的生活里，享受质朴的美味。跟我们一起来学做简单又好吃的素热菜吧！

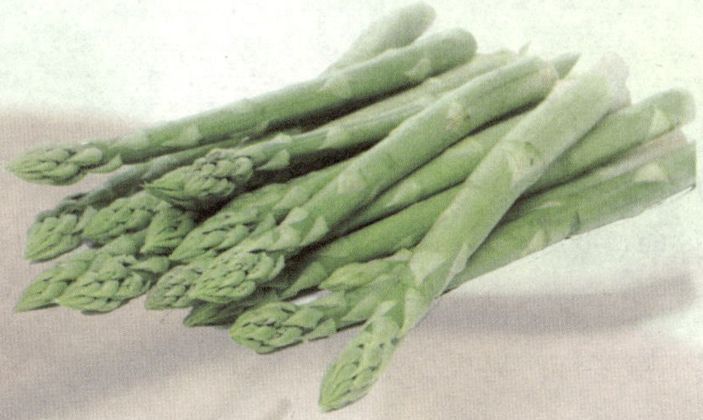

素热菜的制作技巧

素热菜的烹饪方法有很多，包括炒、蒸、煮、焖、烧、煎、烤等，采用的原料多为新鲜蔬果、菌菇类、藻类和禽蛋类，因而多有开胃消食、排毒瘦身、增强免疫力等功效，营养十分丰富。下面介绍几种素热菜的制作方法与烹调窍门。

蔬菜的烹调技巧

❶ 先洗后切。蔬菜宜先洗后切，以防止其中水溶性维生素流失。此外，叶菜、花菜等可以用手撕的蔬菜，最好不要用刀切；需要切开的食材，以切大块为宜。

❷ 急火快炒。急火快炒可以使蔬菜中的营养素损失较少，而且能最大限度地保持蔬菜脆嫩的口感和翠绿的色泽。另外，加少许醋或用水淀粉勾芡，也有利于维生素的保存。

❸ 出锅前再放盐。炒蔬菜时，应等到出锅时再放盐和味精，因为蔬菜含有较多的水分，先放入食盐，菜内的水分便会向外渗，使蔬菜的鲜嫩口感变差。

菌菇类的烹调技巧

❶ 清洗鲜蘑的窍门：在水里放点盐，将蘑菇浸泡一会儿再洗，就很容易把泥沙洗净了。

❷ 泡发干蘑的窍门：先用凉水冲掉表面的灰，再用温水泡发皱褶，轻轻涮去沙土，最后用少量开水浸泡。浸泡过蘑菇的开水不必倒掉，可以澄清后添入菜肴中。

❸ 不同菌类的烹调方法：香菇适合红烧、油焖或清蒸；草菇主要用来爆炒，也适合做汤；金针菇是凉拌菜或涮火锅的首选；木耳的最佳吃法是凉拌。

豆类的烹调技巧

❶ 黄豆的烹制：黄豆常用于焖制，或同其他蔬菜一起炒制，或用来榨取豆浆。

❷ 豆腐的烹制：豆腐可用于焖、蒸、炸、烩、煎等多种制法，菜式丰富多样。另外，烹制豆腐前，可通过焯水或油炸去除其豆腥味。

❸ 其他豆制品的烹制：豆腐干可以卤制、切片炒或切丝煮；腐竹多用来焖制。

黄豆

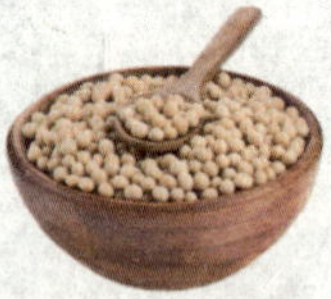

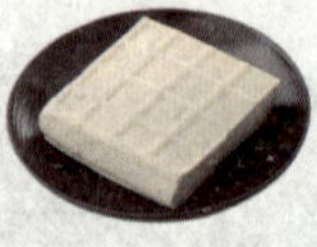

豆腐

蒸茼蒿

烹饪时间3分钟，口味清淡

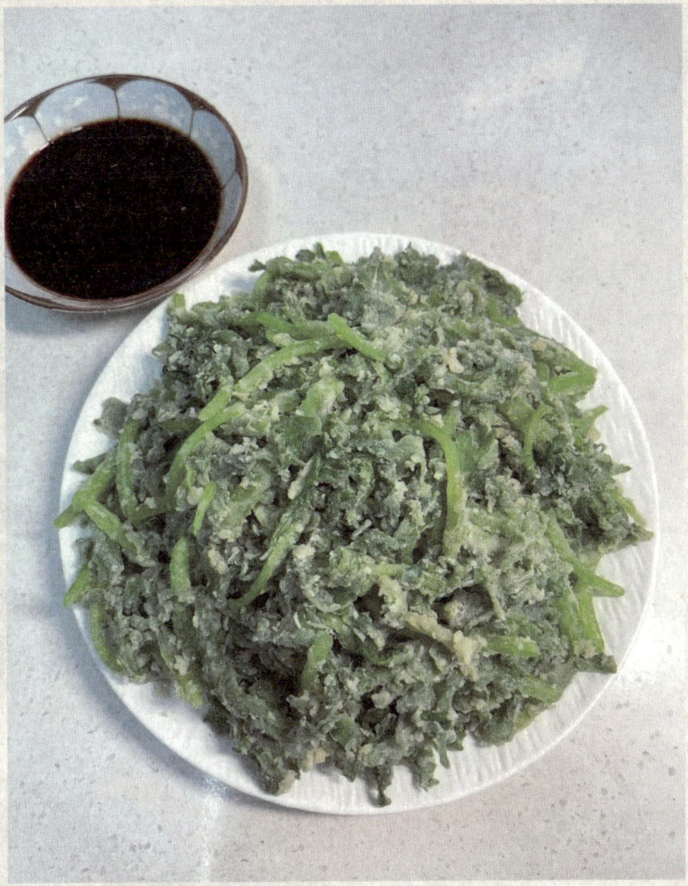

原料 ○ 2人份

茼蒿350克，面粉20克，蒜末少许

调料

生抽10毫升，芝麻油适量

做法

1. 将茼蒿切成同等的长段。
2. 取一个大碗，倒入茼蒿、面粉，拌匀，待用。
3. 蒸锅中注水烧开，放入茼蒿，加盖，大火蒸2分钟至熟。
4. 在蒜末中倒入生抽、芝麻油，搅拌匀，制成味汁。
5. 揭盖，将茼蒿取出，装入盘中，配上味汁即可食用。

小叮咛 茼蒿有一种特殊的清香味，茎和叶可以同食。茼蒿含有丰富的维生素、胡萝卜素以及多种氨基酸，具有宽中理气、开胃消食、养心安神、降压补脑等功效。

炝炒生菜

烹饪时间2分钟，口味清淡

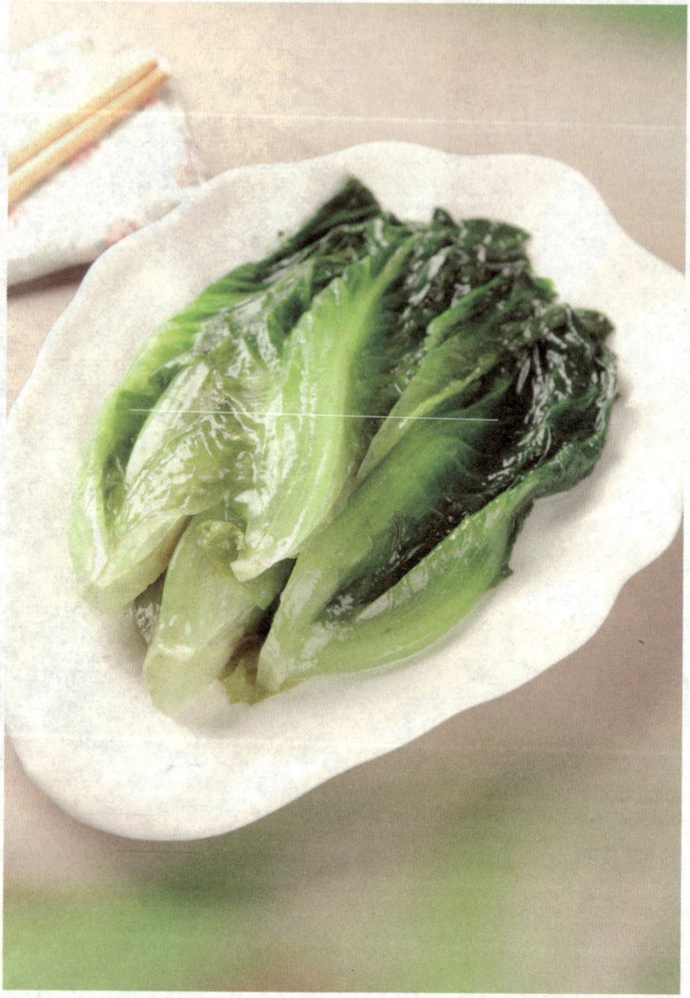

原料 ○ 1人份

生菜200克

调料

盐、鸡粉各2克，食用油适量

做法

❶ 将洗净的生菜切成瓣，装入盘中，待用。
❷ 锅中注入适量食用油，烧热。
❸ 放入切好的生菜，快速翻炒至熟软。
❹ 加入适量盐、鸡粉，炒匀调味。
❺ 将炒好的生菜装入盘中即可。

小叮咛 生菜中含有丰富的膳食纤维和维生素C，有降低胆固醇、消脂减肥、辅助治疗神经衰弱的作用。

烹饪时间 3 分钟，口味清淡

椒丝炒苋菜

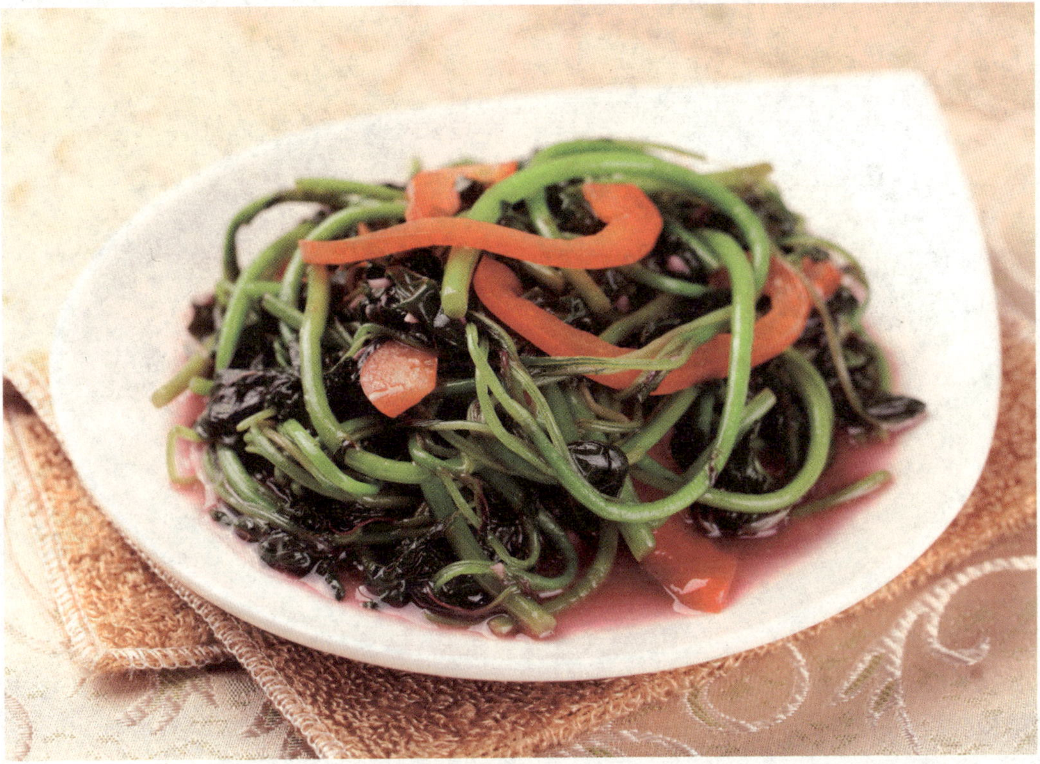

原料 ○ 1人份

苋菜 150 克，彩椒 40 克，蒜末少许

调料

盐、鸡粉各 2 克，水淀粉、食用油各适量

做法

1. 将洗净的彩椒切成丝，装入盘中，待用。
2. 用油起锅，放入蒜末，爆香。
3. 倒入洗净的苋菜，翻炒至其熟软。
4. 放入彩椒丝，翻炒均匀。
5. 加入适量盐、鸡粉，炒匀调味。
6. 倒入适量水淀粉，炒匀勾芡。
7. 关火后将炒好的菜肴装入盘中即可。

小叮咛 苋菜中含有丰富的铁和钙，不含草酸，所以，铁和钙进入人体后很容易被吸收利用，对促进食素者生长发育、补铁补血、补钙壮骨有一定的作用。

烹饪时间 3 分钟，口味清淡

小白菜炒黄豆芽

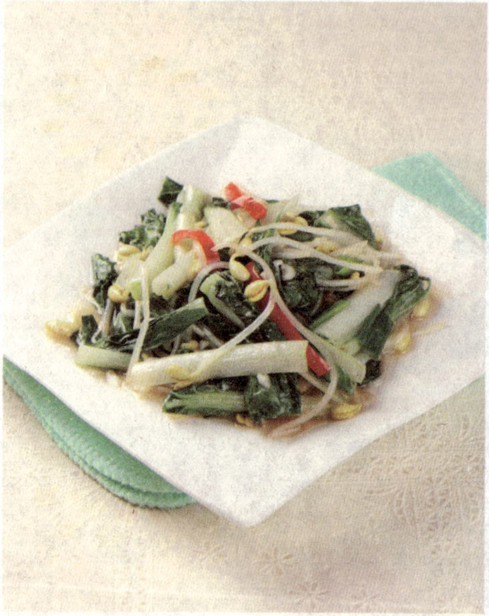

原料 ○ 1人份

小白菜120克，黄豆芽70克，红椒25克，蒜末、葱段各少许

调料

盐、鸡粉各2克，水淀粉、食用油各适量

做法

1. 将洗净的小白菜切成段。
2. 洗好的红椒切成丝，备用。
3. 用油起锅，放入蒜末，爆香，倒入黄豆芽，炒匀。
4. 放入小白菜、红椒，炒至熟软。
5. 加入盐、鸡粉，炒匀调味。
6. 放入少许葱段、水淀粉，炒出葱香味。
7. 将锅中材料装入盘中即可。

烹饪时间 3 分钟，口味辣

椒油小白菜

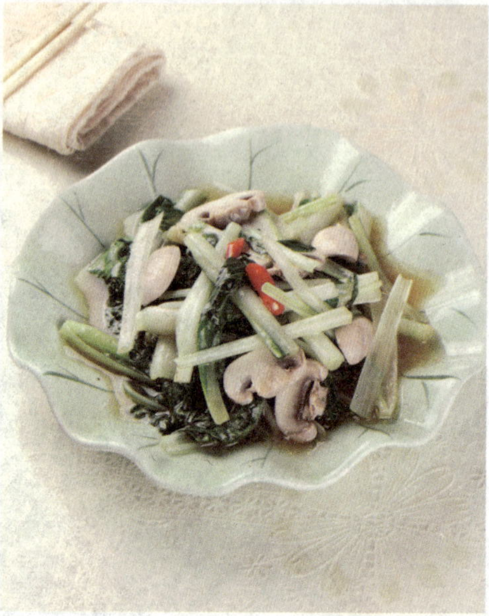

原料 ○ 2人份

小白菜250克，口蘑50克，朝天椒末少许

调料

盐、鸡粉各2克，生抽4毫升，花椒油5毫升，水淀粉、食用油各适量

做法

1. 小白菜切成段，口蘑切成片。
2. 锅中注水烧开，放入盐、食用油、口蘑，搅拌匀，焯煮半分钟，捞出。
3. 用油起锅，倒入小白菜，炒至变软。
4. 放入生抽、适量清水、鸡粉、盐，炒匀调味，倒入口蘑、朝天椒末，拌匀，煮至全部食材熟透。
5. 淋入花椒油、水淀粉，搅拌均匀，关火后盛出即可。

烹饪时间 3 分钟，口味清淡

韭菜炒卤藕

原料 ○ 2人份

卤莲藕 150 克，韭菜 70 克，彩椒 50 克，葱段少许

调料

盐 2 克，生抽 3 毫升，水淀粉、食用油各适量

做法

1. 将洗净的韭菜切成段，彩椒切粗丝。
2. 备好的卤莲藕切粗丝，备用。
3. 用油起锅，放入葱段，爆香。
4. 倒入彩椒丝，翻炒炒匀。
5. 放入韭菜段、卤莲藕丝，翻炒一会儿。
6. 加入少许生抽、盐，炒匀调味，倒入适量水淀粉，快速翻炒匀，至食材熟透、入味。
7. 关火后将炒好的食材装入盘中即可。

小叮咛 将新鲜的韭菜洗净后切成段，沥干水分，再装入塑料袋，然后放入冰箱中存放，其鲜味可保存 3 ~ 5 天。

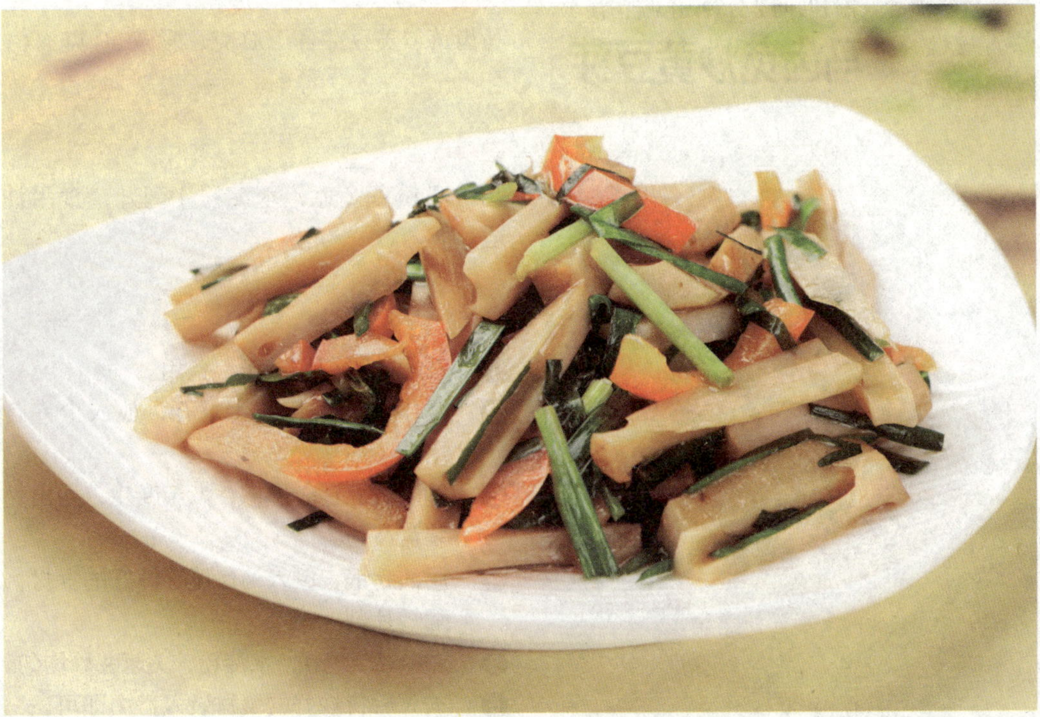

烹饪时间 3 分钟，口味清淡

松仁炒韭菜

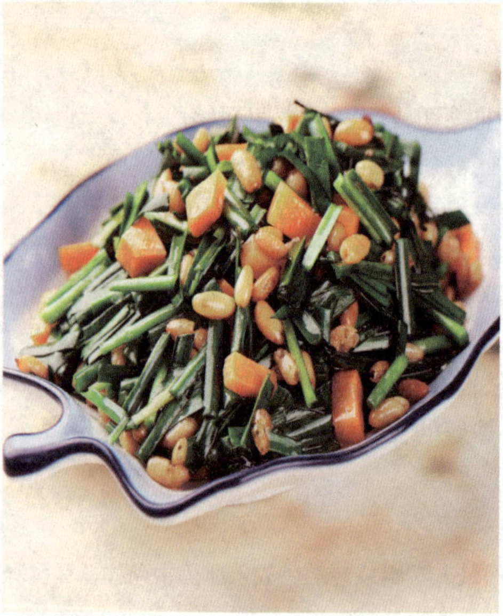

原料 ○ 2 人份

韭菜 120 克，松仁 80 克，胡萝卜 45 克

调料

盐、鸡粉各 2 克，食用油适量

做法

1. 将洗净的韭菜切段。
2. 洗净的胡萝卜去皮，切成丁。
3. 锅中注水烧开，加入盐、胡萝卜丁，煮至断生，捞出。
4. 锅中注油烧热，倒入松仁，略炸片刻，捞出待用。
5. 锅底留油，倒入焯好的胡萝卜丁、切好的韭菜，炒匀。
6. 加入少许盐、鸡粉，炒匀调味，倒入炸好的松仁，翻炒片刻，盛出装盘即可。

烹饪时间 2 分钟，口味清淡

马齿苋炒黄豆芽

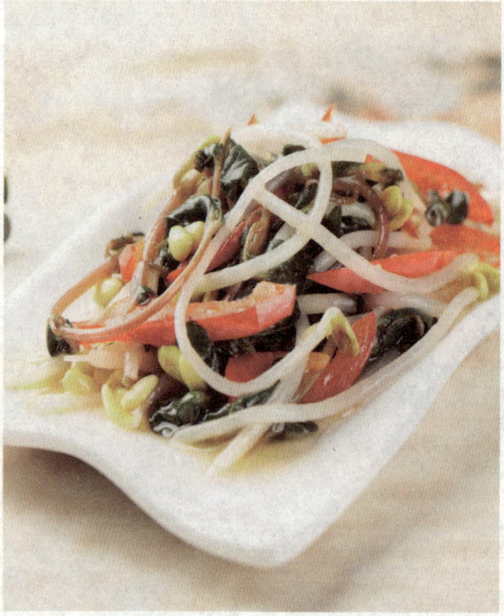

原料 ○ 2 人份

马齿苋、黄豆芽各 100 克，彩椒 50 克

调料

盐、鸡粉各 2 克，水淀粉 4 毫升，食用油适量

做法

1. 洗净的彩椒切成条，备用。
2. 锅中注入适量清水烧开，放入少许食用油。
3. 倒入黄豆芽、彩椒，煮至断生，捞出，装盘待用。
4. 用油起锅，倒入马齿苋、焯好的食材，翻炒片刻。
5. 加入盐、鸡粉、水淀粉，快速翻炒均匀。
6. 关火后将炒好的食材装入盘中即可。

腰果炒空心菜

烹饪时间4分钟，口味清淡

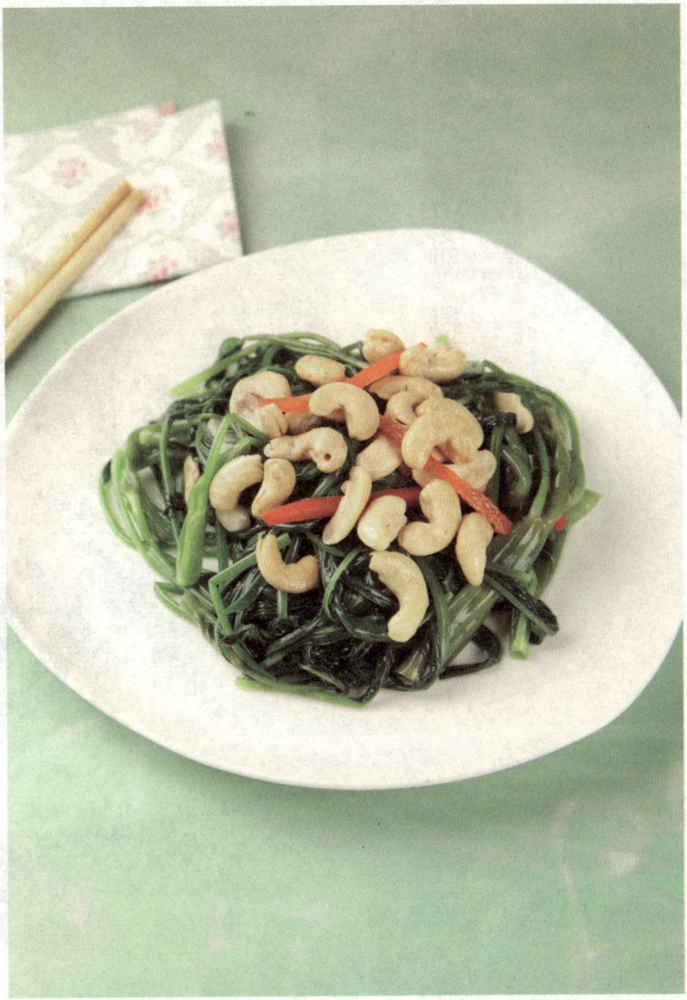

原料 ○ 1人份

空心菜100克，腰果70克，彩椒15克，蒜末少许

调料

盐2克，白糖、鸡粉、食粉各3克，水淀粉、食用油各适量

做法

❶ 洗净的彩椒切细丝，备用。
❷ 锅中注入适量清水烧开，加入食粉、腰果，拌匀，焯煮片刻，捞出待用。
❸ 另起锅，注水烧开，放入空心菜，煮至断生，捞出。
❹ 热锅注油烧热，倒入腰果，略炸片刻，捞出备用。
❺ 用油起锅，倒入蒜末，爆香，放入彩椒、空心菜，翻炒匀。
❻ 加盐、白糖、鸡粉、水淀粉，炒匀调味，盛出装盘，撒上熟腰果即可。

小叮咛 空心菜以嫩茎、嫩叶供食用，适用于炒、拌等方法。另外，空心菜遇热容易变黄，因此烹调时要充分热锅、大火快炒，不等叶片变软即关火盛出。

酥豆炒空心菜

烹饪时间2分钟，口味清淡

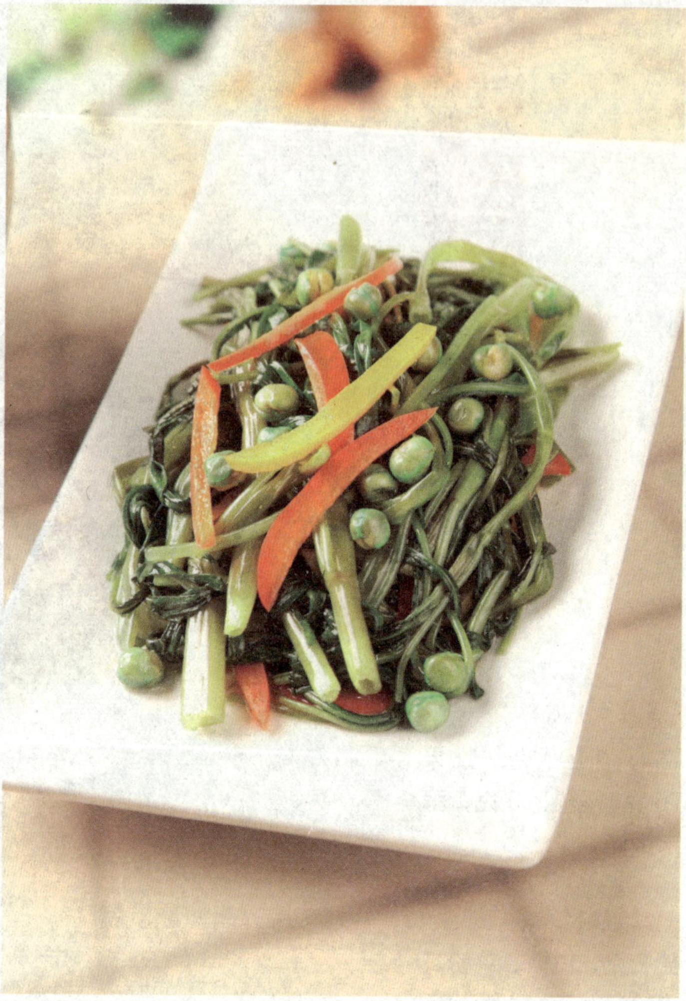

原料 ○ 2人份

油炸豌豆10克，彩椒30克，空心菜300克

调料

盐2克，鸡粉3克，食用油适量

做法

1. 洗净的彩椒切丝，备用。
2. 用油起锅，倒入切好的彩椒、空心菜，翻炒匀。
3. 加入盐、鸡粉，炒匀调味。
4. 倒入油炸豌豆，炒匀。
5. 关火后将炒好的菜肴装入盘中即可。

小叮咛　空心菜中含有丰富的纤维素，能促进肠道蠕动，促使体内有毒物质加速排泄，对于缓解便秘以及降低肠道癌变风险有积极的作用。

烹饪时间 3 分钟，口味清淡

枸杞芹菜炒香菇

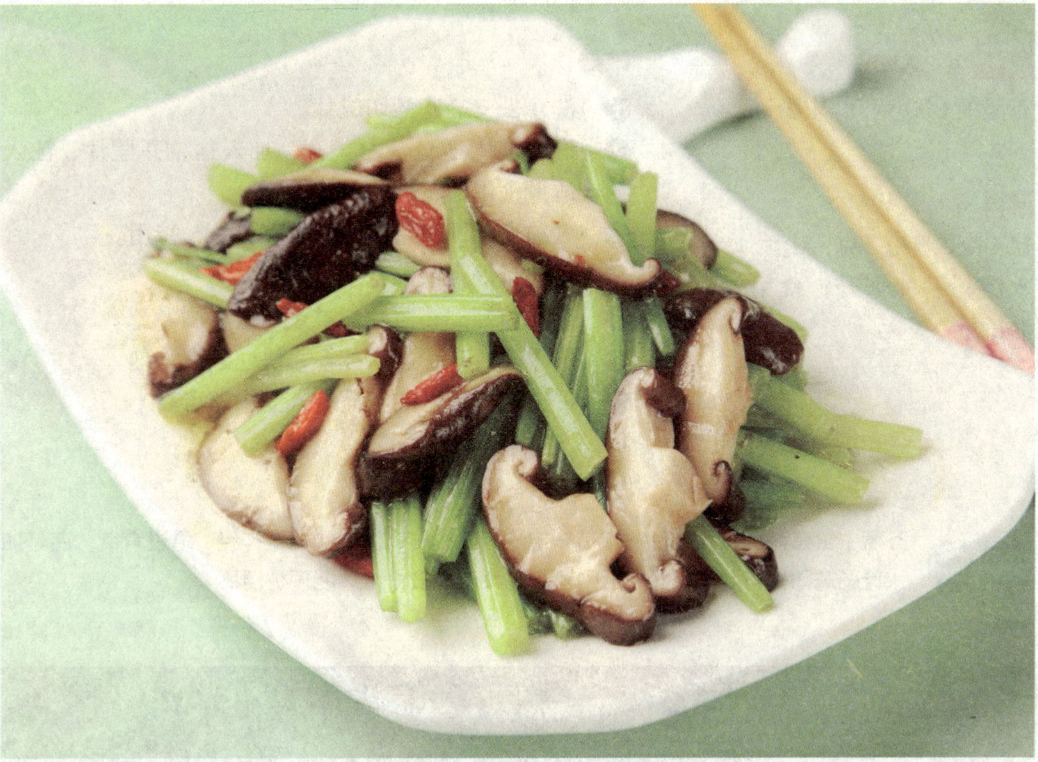

原料 ○ 2 人份

芹菜 120 克，鲜香菇 100 克，枸杞 20 克

调料

盐、鸡粉各 2 克，水淀粉、食用油各适量

做法

1. 洗净的鲜香菇切成片。
2. 洗好的芹菜切成段，备用。
3. 用油起锅，倒入香菇，炒出香味。
4. 放入切好的芹菜，翻炒匀。
5. 注入少许清水，炒至食材变软。
6. 撒上枸杞，翻炒片刻，加入适量盐、鸡粉、水淀粉，炒匀调味。
7. 关火后将炒好的菜肴装入盘中即可。

小叮咛 本品具有平肝清热、益气和血的功效，对由于肝阳上亢引起的头痛、眩晕有较好的食疗作用，可作为高血压、高血脂、动脉硬化等患者的日常保健膳食。

烹饪时间 2 分钟，口味清淡

蒜蓉芥蓝片

原料 ○ 2 人份

芥蓝梗 350 克，蒜末少许

调料

盐 4 克，鸡粉 2 克，料酒、水淀粉各 4 毫升，食用油适量

做法

1. 洗净去皮的芥蓝切成片。
2. 锅中注入适量清水烧开，加入盐、芥蓝片，注入适量食用油，拌匀。
3. 煮约半分钟，捞出焯好的芥蓝片，待用。
4. 用油起锅，放入蒜末，爆香。
5. 倒入焯好的芥蓝片，淋入适量料酒。
6. 加入盐、鸡粉、水淀粉，快速翻炒均匀。
7. 关火后将炒好的芥蓝装入盘中即可。

小叮咛 芥蓝中含有有机碱，这使它带有一定的苦味，能刺激人的味觉神经，增进食欲，还可加快胃肠蠕动，有助消化。芥蓝中还含有大量膳食纤维，能预防便秘。

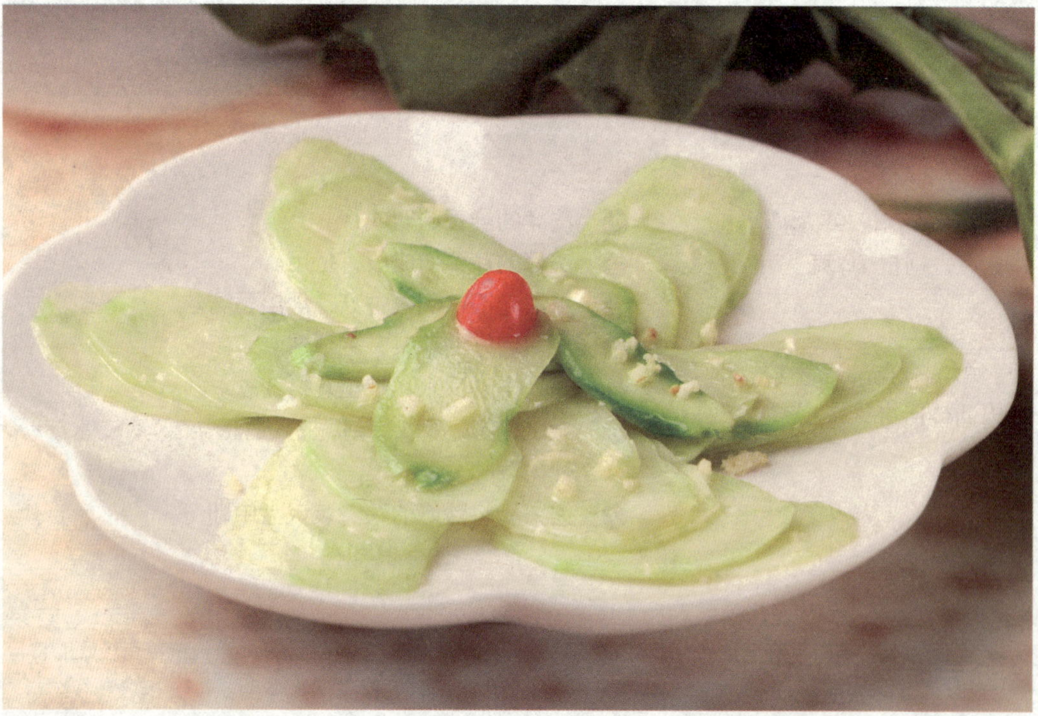

芥蓝腰果炒香菇

烹饪时间4分钟，口味清淡

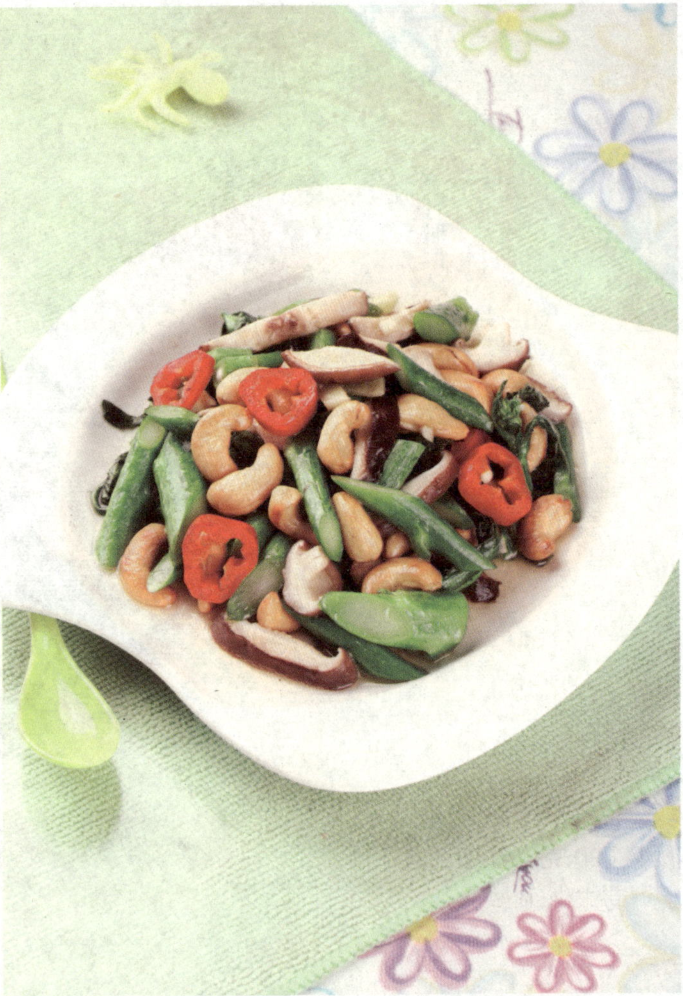

原料 ○ 2人份

芥蓝130克，鲜香菇55克，腰果50克，红椒25克，姜片、蒜末、葱段各少许

调料

盐3克，白糖2克，料酒4毫升，鸡粉、水淀粉、食用油各适量

做法

1. 将洗净的香菇切粗丝，红椒切成圈，芥蓝切小段。
2. 开水锅中放入食用油、盐、芥蓝段，煮半分钟，倒入香菇丝，续煮半分钟，捞出。
3. 热锅注油烧热，放入腰果，炸约1分钟，捞出。
4. 用油起锅，放入姜片、蒜末、葱段，爆香，倒入焯好的食材，炒匀。
5. 加料酒、盐、鸡粉、白糖、红椒圈，翻炒均匀。
6. 倒入水淀粉勾芡，放入腰果，炒匀，关火后盛出即可。

小叮咛 芥蓝的花薹和嫩叶质嫩，清淡爽脆，以炒食为佳。另外，芥蓝味道微带苦涩，炒前可以加少许白糖或酒，这样可以中和其苦涩味，使口感更好。

蒜香秋葵

烹饪时间2分钟，口味清淡

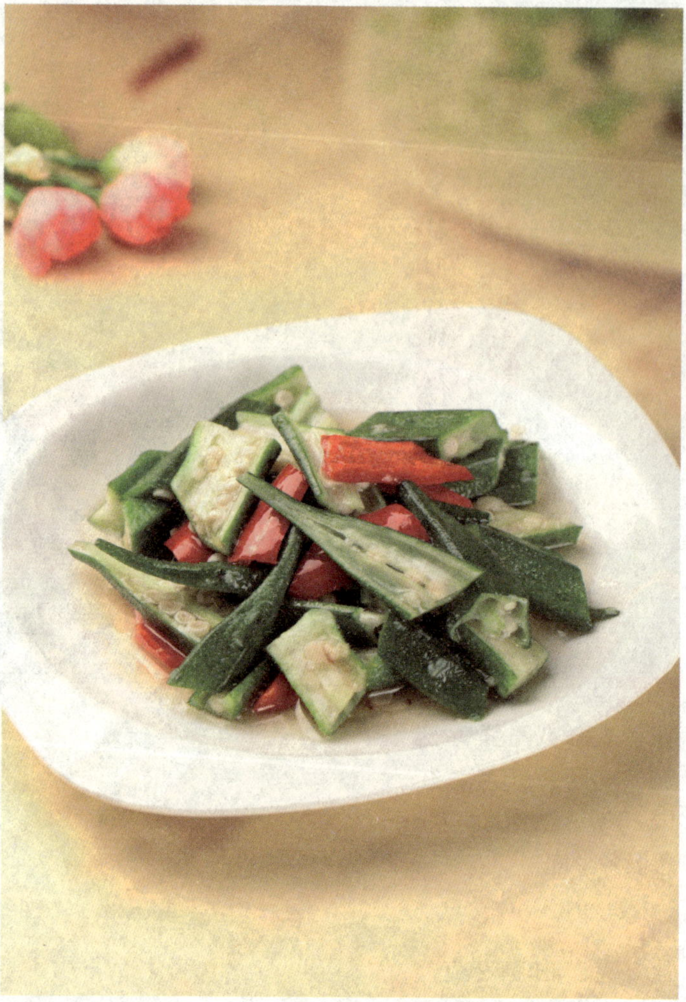

原料 ○ 1人份

秋葵120克，红椒30克，蒜末少许

调料

盐4克，鸡粉2克，料酒4毫升，水淀粉3毫升，食用油适量

做法

❶ 洗净的秋葵去蒂，切小块；洗好的红椒切小块。

❷ 锅中注水烧开，放入食用油、盐，倒入切好的食材，煮半分钟，捞出。

❸ 用油起锅，放入蒜末，爆香，倒入焯好的食材，炒匀。

❹ 加适量料酒、盐、鸡粉，炒匀调味，倒入水淀粉勾芡。

❺ 关火后将炒好的食材装入盘中即可。

小叮咛 鲜嫩的秋葵表面有一层细细的茸毛，色彩匀称鲜亮（以绿秋葵较为常见，带点嫩黄色的则更嫩），用手捏时有韧度但不发硬。

蜜蒸白萝卜

烹饪时间 6 分钟，口味甜

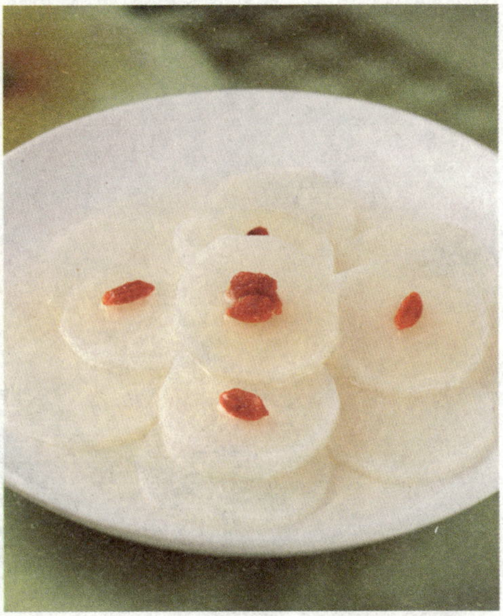

原料 ○ 2 人份

白萝卜 350 克，枸杞 8 克

调料

蜂蜜 50 克

做法

1. 将洗净去皮的白萝卜切成片，备用。
2. 取一个干净的蒸盘，放上切好的白萝卜，摆好。
3. 再撒上洗净的枸杞，待用。
4. 蒸锅中注入适量清水烧开，放入蒸盘。
5. 盖上盖，蒸约 5 分钟，至白萝卜熟透。
6. 揭开盖，取出蒸好的萝卜片，趁热浇上蜂蜜即可。

红烧白萝卜

烹饪时间 7 分钟，口味清淡

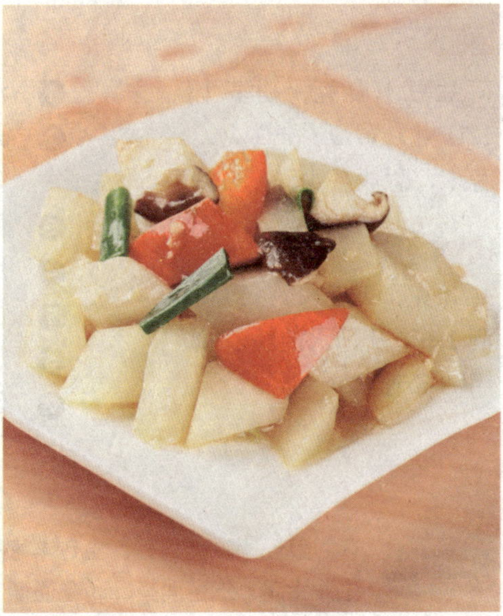

原料 ○ 3 人份

白萝卜 350 克，鲜香菇 35 克，彩椒 40 克，蒜末、葱段各少许

调料

盐、鸡粉各 2 克，生抽、水淀粉各 5 毫升，食用油适量

做法

1. 将白萝卜去皮，切成丁；香菇、彩椒切小块。
2. 用油起锅，放入蒜末、葱白，爆香。
3. 倒入香菇、白萝卜丁，快速翻炒均匀。
4. 加入适量清水、盐、鸡粉、生抽，拌匀调味。
5. 用中火焖煮约 5 分钟，放入彩椒，转大火收汁。
6. 倒入水淀粉勾芡，撒上葱段，炒匀，关火后盛出即可。

烹饪时间 3 分钟，口味清淡

荷兰豆炒胡萝卜

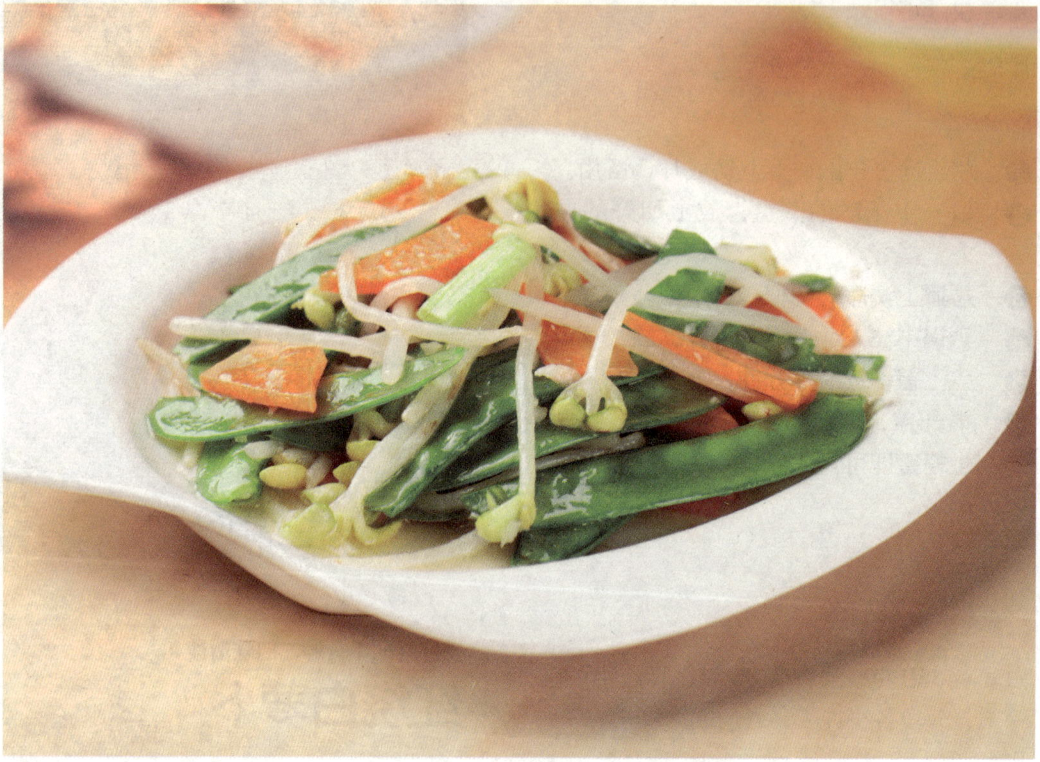

原料 ○ 2 人份

荷兰豆 100 克，胡萝卜 120 克，黄豆芽 80 克，蒜末、葱段各少许

调料

盐 3 克，鸡粉 2 克，料酒 10 毫升，水淀粉、食用油各适量

做法

1. 洗净去皮的胡萝卜对半切开，再切成片。
2. 开水锅中加入盐、食用油，放入胡萝卜片、黄豆芽，略煮一会儿。
3. 倒入洗净的荷兰豆，煮 1 分钟，捞出待用。
4. 用油起锅，倒入蒜末、葱段，爆香。
5. 放入焯好的食材、料酒，快速翻炒匀。
6. 加适量鸡粉、盐，炒匀调味。
7. 倒入少许水淀粉，快速翻炒均匀，关火后盛出即可。

小叮咛 荷兰豆也叫软荚豌豆，含有丰富的蛋白质、胡萝卜素、铁等营养成分，具有健脾和胃、生津止渴、抗菌消炎、润肠通便、增强免疫力等作用。

烹饪时间 3 分钟，口味清淡

胡萝卜炒口蘑

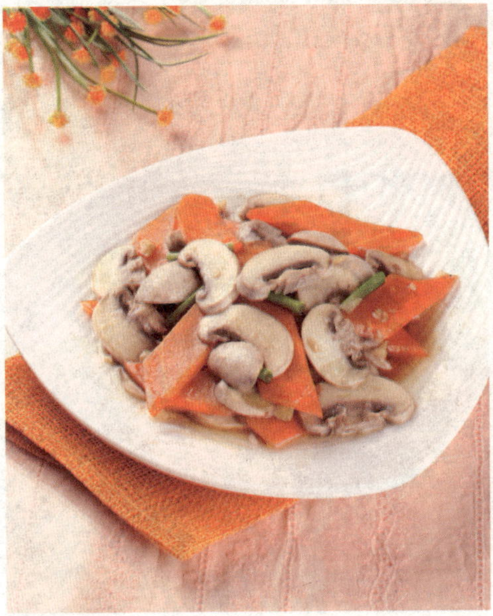

原料 ○ 2人份

胡萝卜120克，口蘑100克，姜片、蒜末、葱段各少许

调料

盐、鸡粉各2克，料酒3毫升，生抽4毫升，水淀粉、食用油各适量

做法

1. 口蘑切成片；胡萝卜去皮，切成片。
2. 开水锅中放入盐、食用油，放入胡萝卜片，煮约半分钟。
3. 倒入口蘑，续煮至食材断生，捞出。
4. 用油起锅，放入姜片、蒜末、葱段，爆香，倒入焯好的食材，炒匀。
5. 淋入适量料酒、生抽，炒香。
6. 加盐、鸡粉、水淀粉，快速翻炒匀，盛入盘中即可。

烹饪时间 3 分钟，口味清淡

胡萝卜炒杏鲍菇

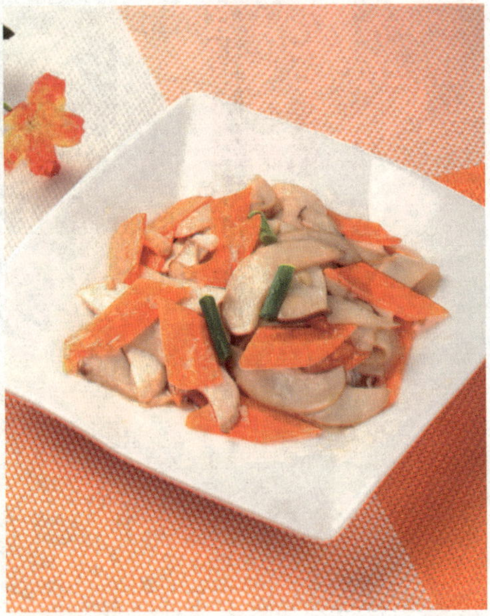

原料 ○ 1人份

胡萝卜100克，杏鲍菇90克，姜片、蒜末、葱段各少许

调料

盐3克，蚝油4克，料酒3毫升，鸡粉、食用油、水淀粉各适量

做法

1. 杏鲍菇切成片；胡萝卜去皮，切成片。
2. 开水锅中放入食用油、盐，放入胡萝卜片，煮半分钟。
3. 倒入切好的杏鲍菇，续煮片刻，捞出。
4. 用油起锅，放入姜片、蒜末、葱段，爆香。
5. 倒入焯好的食材，淋入料酒，炒香。
6. 加入盐、鸡粉、蚝油，水淀粉，翻炒均匀，关火后盛出即可。

胡萝卜凉薯片

烹饪时间4分钟，口味清淡

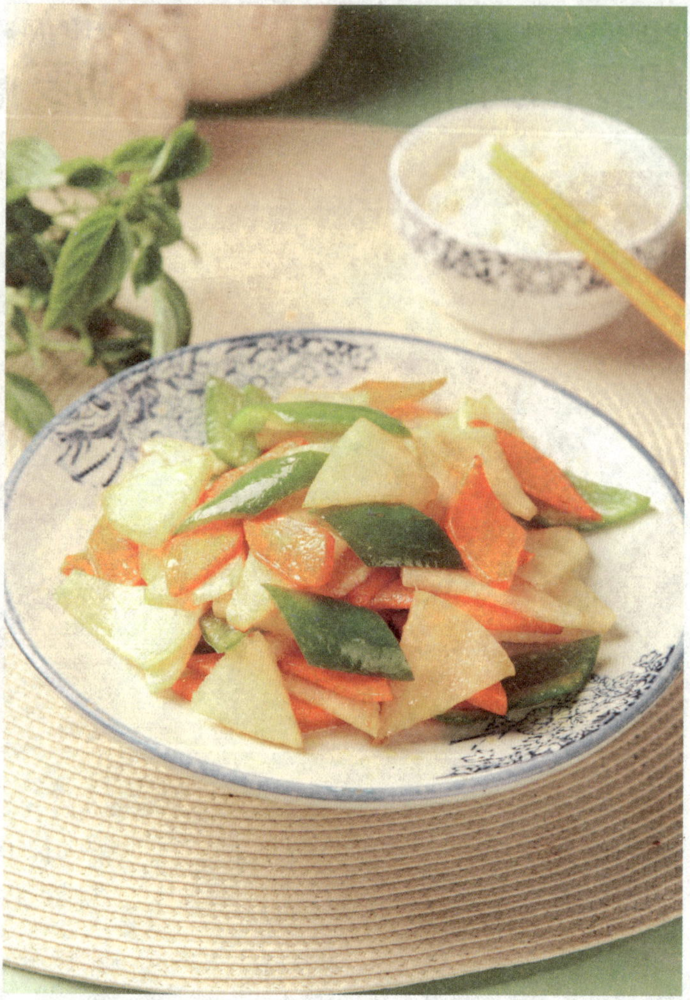

原料 ○ 2人份

去皮凉薯200克，去皮胡萝卜100克，青椒25克

调料

盐、鸡粉各1克，蚝油5克，食用油适量

做法

1. 洗净的凉薯切片，洗好的胡萝卜切薄片。
2. 洗净的青椒切开去籽，切成块。
3. 用油起锅，倒入切好的胡萝卜，炒匀。
4. 放入凉薯片，炒至食材熟透，倒入青椒块。
5. 加入盐、鸡粉、少许清水、蚝油，翻炒均匀。
6. 关火后将菜肴盛出装盘即可。

小叮咛 胡萝卜中含有的胡萝卜素是脂溶性色素，必须在油脂中才能被消化吸收和转化，因此胡萝卜还是熟吃为宜，这样能吸收到更多营养素。

烹饪时间 8 分钟，口味甜

拔丝莲子

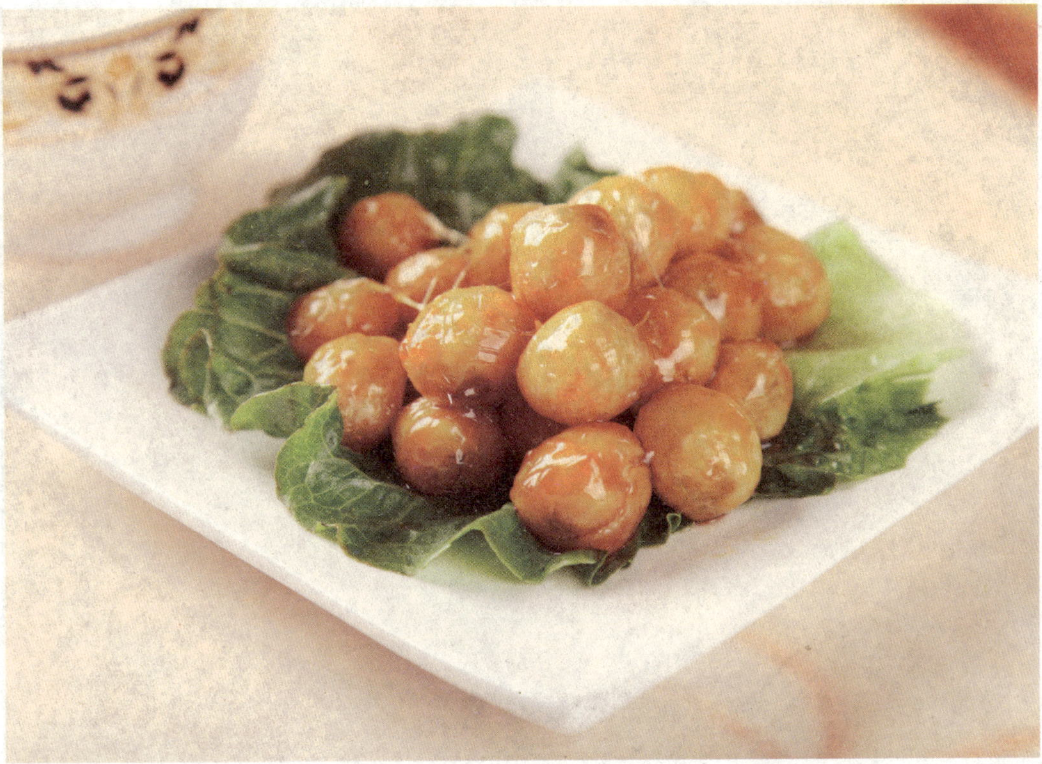

原料 ○ 1 人份

鲜莲子 100 克，面粉 30 克，生粉、熟白芝麻适量

调料

白糖 35 克，食用油适量

做法

1. 锅中注入适量清水烧热，放入莲子，煮约 6 分钟，捞出，装盘待用。
2. 将面粉装入碗中，加入少许清水，拌匀，倒入莲子，搅拌均匀，取出莲子，滚上生粉。
3. 将备好的莲子放入油锅中，炸至熟透，捞出待用。
4. 用油起锅，放入适量白糖，熬至暗红色。
5. 倒入炸熟的莲子，翻炒均匀。
6. 关火后盛出装盘，撒上熟白芝麻，食用时拔出糖丝即可。

小叮咛 莲子最忌受潮受热，受潮容易生虫，受热则莲心的苦味会渗入莲肉中。因此，莲子应存于通风干燥处，一旦受潮生虫，应立即日晒或火焙，待热气散尽凉透后再收贮。

烹饪时间 16 分钟，口味甜

蜂蜜蒸红薯

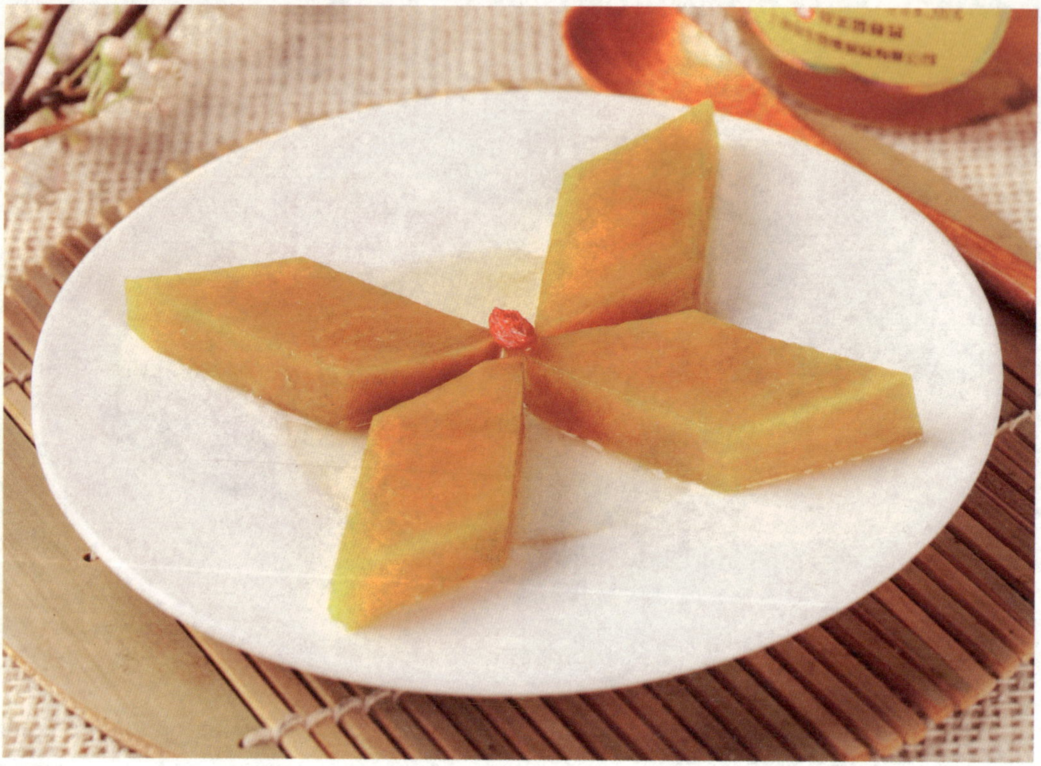

原料 ○ 1 人份

红薯 300 克

调料

蜂蜜适量

做法

1. 洗净去皮的红薯修平整，切成菱形状。
2. 将切好的红薯摆入蒸盘中，待用。
3. 蒸锅中注入适量清水烧开。
4. 放入切好的红薯。
5. 盖上盖，用中火蒸约 15 分钟至红薯熟透；揭盖，取出蒸盘。
6. 稍微放凉后浇上蜂蜜即可。

小叮咛 红薯中含有大量的黏液蛋白、糖类、维生素 A 和维生素 C，具有补虚益气、健脾养胃、强肾益肺等功效，常食红薯还能预防胶原病。

烹饪时间 3 分钟，口味清淡

红薯烧口蘑

原料 ○ 1 人份

红薯 160 克，口蘑 60 克

调料

盐、鸡粉、白糖各 2 克，料酒 5 毫升，水淀粉、食用油各适量

做法

❶ 去皮洗净的红薯切成块，洗好的口蘑切小块。

❷ 锅中注水烧开，倒入口蘑、料酒，焯煮片刻，捞出待用。

❸ 用油起锅，倒入切好的红薯，炒匀。

❹ 放入焯好的口蘑，翻炒匀，注入适量清水。

❺ 加入适量盐、鸡粉、白糖，炒匀调味。

❻ 倒入适量水淀粉，快速翻炒均匀。关火后将食材装入盘中即可。

小叮咛 口蘑味道鲜美，口感细腻软滑，含有丰富的微量元素硒，是素食者良好的补硒食品，能增强机体免疫力和抗病毒能力，常食口蘑还能减肥美容。

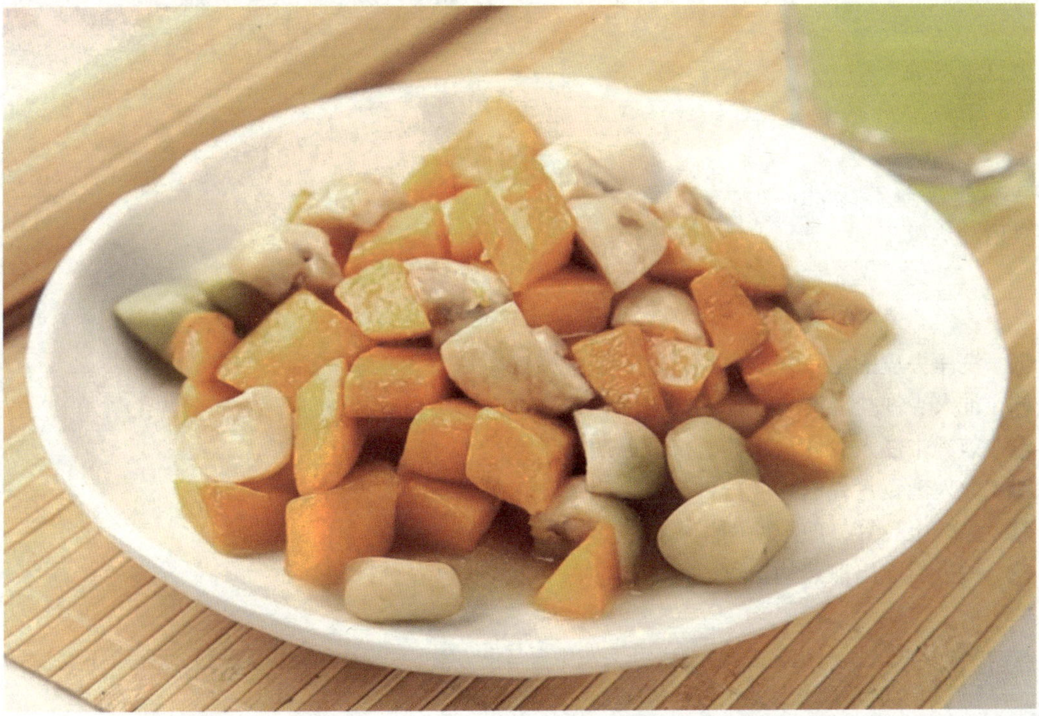

香煎土豆片

烹饪时间8分钟，口味清淡

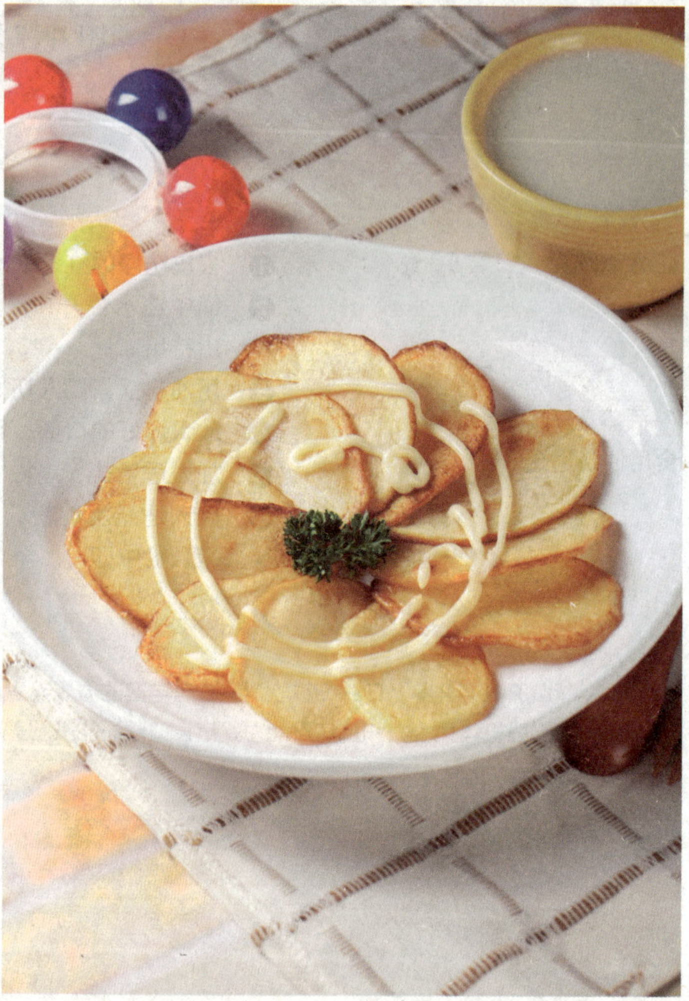

原料 ○1人份

土豆150克

调料

盐、沙拉酱各少许，
食用油适量

做法

1. 洗净去皮的土豆切成厚片，放入碗中。
2. 加入少许盐、清水，搅匀，浸泡约5分钟，捞出土豆片，沥干水分，待用。
3. 煎锅中注入少许食用油，烧至三四成热。
4. 放入土豆片，煎约2分钟至其散出香味。
5. 翻转土豆片，煎至两面呈金黄色。
6. 关火后取出煎熟的土豆，摆入盘中，挤上少许沙拉酱即可。

小叮咛　吃土豆一定要去皮，因为土豆皮中含有生物碱，大量食用会出现恶心、腹泻等现象。另外，已经长芽的土豆禁止食用，否则可能会引起急性中毒。

烹饪时间 23 分钟，口味咸

酱焖小土豆

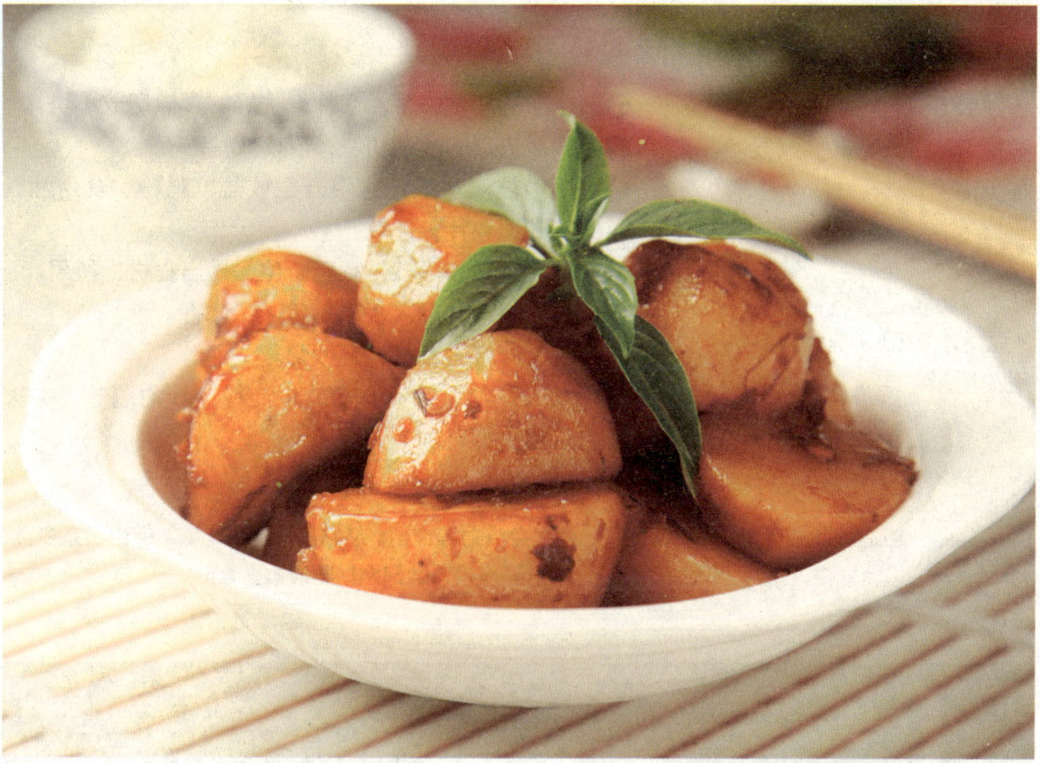

原料 ○ 3人份

去皮小土豆700克，葱段、姜片各少许

调料

盐、鸡粉各1克，豆瓣酱20克，白糖2克，生抽、芝麻油各5毫升，水淀粉、食用油各适量

做法

1. 洗净的小土豆对半切开，备用。
2. 用油起锅，放入姜片、葱段、豆瓣酱，爆香。
3. 放入生抽、适量清水，倒入切好的小土豆。
4. 加入盐、白糖，拌匀。
5. 加盖，用大火煮开后转小火焖20分钟至土豆熟软、汤汁浓稠。
6. 揭盖，加入鸡粉、水淀粉，拌匀调味，淋入芝麻油，炒匀。
7. 关火后将小土豆装盘即可。

小叮咛 本品具有开胃消食、益气宽中、通畅大便的作用，对脾胃虚弱、消化不良者有一定的食疗功效。

烹饪时间 3 分钟，口味清淡

慈姑炒藕片

原料 ○ 2 人份

慈姑 130 克，莲藕 180 克，彩椒 50 克，蒜末、葱段各少许

调料

蚝油 10 克，鸡粉、盐各 2 克，水淀粉 5 毫升，食用油适量

做法

❶ 洗净的慈姑去蒂，切片；洗好的彩椒切成小块。

❷ 洗净去皮的莲藕切块，改切成片。

❸ 锅中注入适量清水烧开，放盐、鸡粉、食用油，倒入莲藕片，搅散。

❹ 加入慈姑和彩椒，煮至断生，捞出食材，待用。

❺ 用油起锅，倒入蒜末、葱段，爆香。

❻ 倒入焯好的食材，翻炒匀。

❼ 放入蚝油、鸡粉、盐、水淀粉，炒匀调味，关火后盛出即可。

小叮咛 慈姑具有滋阴润肺、抗菌消炎、增强免疫力等作用。慈姑虽然营养丰富，但也不宜多食，多食易使人干呕、肌肤干燥，会损伤牙齿等，孕妇尤其要慎食。

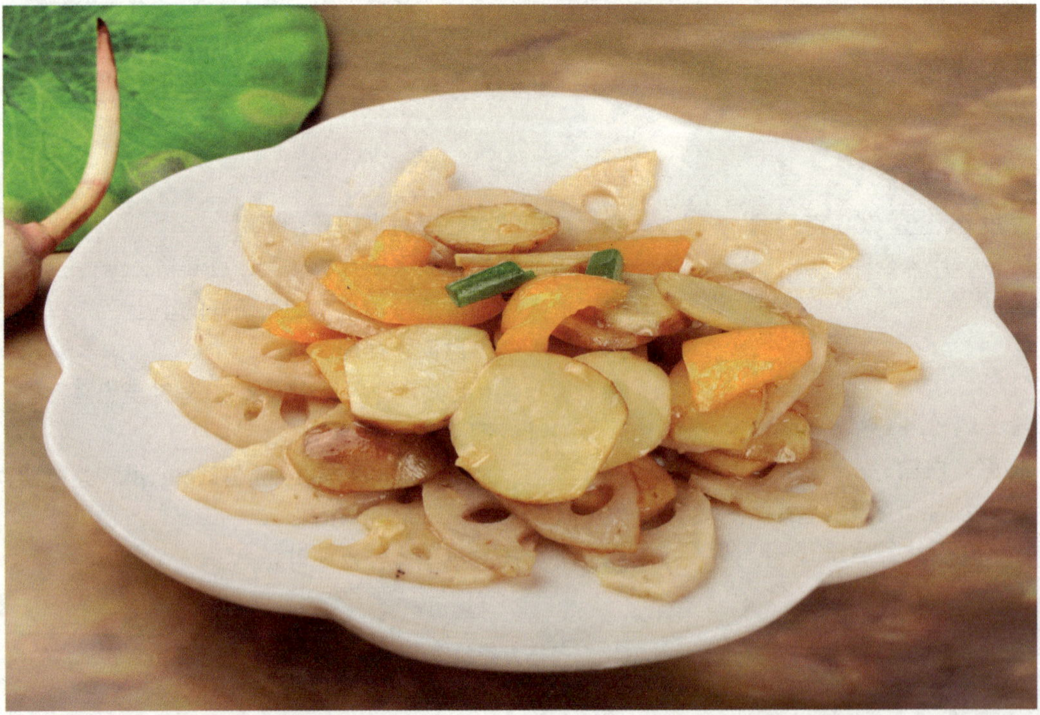

烹饪时间 3 分钟，口味清淡

玉竹炒藕片

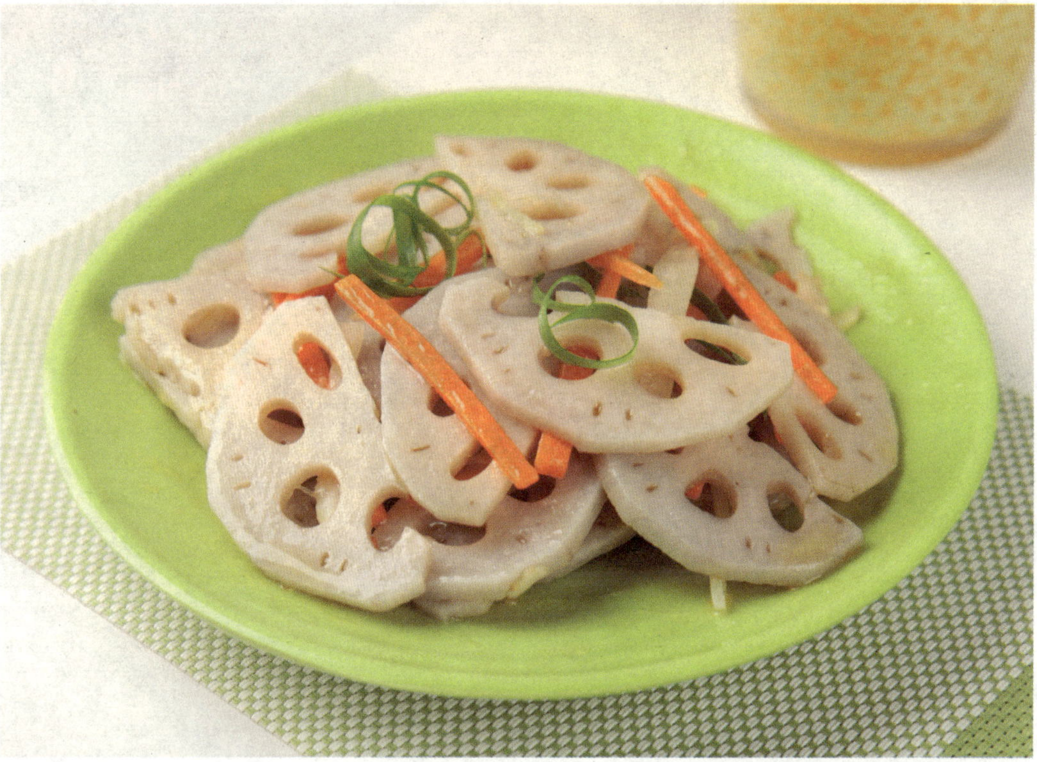

原料 ○ 2 人份

莲藕 270 克，胡萝卜 80 克，玉竹 10 克，姜丝、葱丝各少许

调料

盐、鸡粉各 2 克，水淀粉、食用油各适量

做法

1. 洗净的玉竹切细丝；胡萝卜去皮，切成细丝。
2. 洗净去皮的莲藕切开，再切成薄片。
3. 锅中注入适量清水烧开，倒入藕片，煮至断生，捞出食材，待用。
4. 用油起锅，倒入姜丝、葱丝，爆香。
5. 放入玉竹、胡萝卜，炒匀，倒入藕片，用大火翻炒均匀。
6. 加盐、鸡粉、水淀粉，炒匀调味，关火后盛出即可。

小叮咛 藕应分段食用。顶端的藕香甜脆嫩，可凉拌或鲜食；第二、三节的稍老，是做汤的上好原料；第四节以及之后的各节，一般适于炒食或作为藕粉的原料。

烹饪时间 3 分钟，口味清淡

莴笋炒茭白

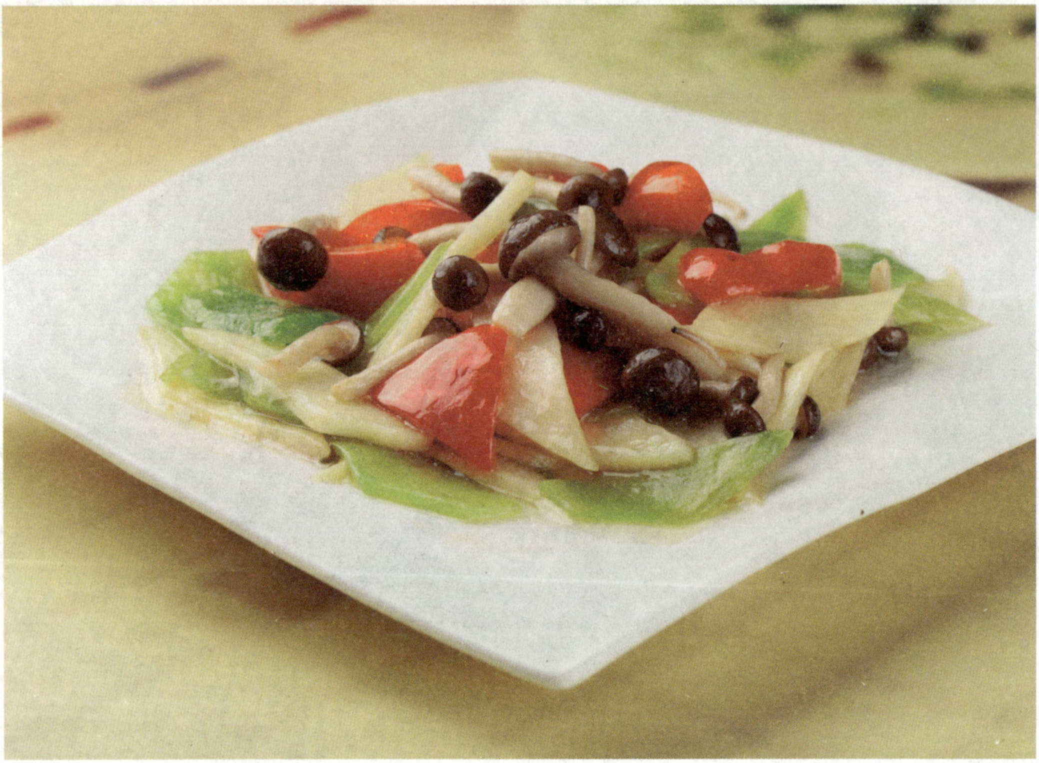

原料 ○ 2人份

莴笋 200 克，茭白、蟹味菇各 100 克，彩椒 50 克

调料

盐 3 克，鸡粉 2 克，蚝油 5 克，料酒 4 毫升，水淀粉、食用油各适量

做法

1. 将蟹味菇去除根部，茭白、莴笋切成片，彩椒切小块。
2. 锅中注入适量清水烧开，加入盐，放入茭白，淋入适量食用油，拌匀。
3. 放入彩椒块、莴笋片，煮至沸，放入蟹味菇，煮至断生，捞出。
4. 用油起锅，倒入焯好的食材，炒匀，淋入料酒，炒香。
5. 加盐、鸡粉、蚝油、水淀粉，炒至食材熟透、入味。
6. 关火后将炒好的食材装入盘中即可。

小叮咛　本品具有除烦解渴、健脾开胃、利尿降压等功效，对缓解小便不利、肥胖、糖尿病、高血压、神经衰弱等症有益，常食还能改善消化系统功能和肝脏功能。

烹饪时间 2 分钟，口味清淡

蒜苗炒莴笋

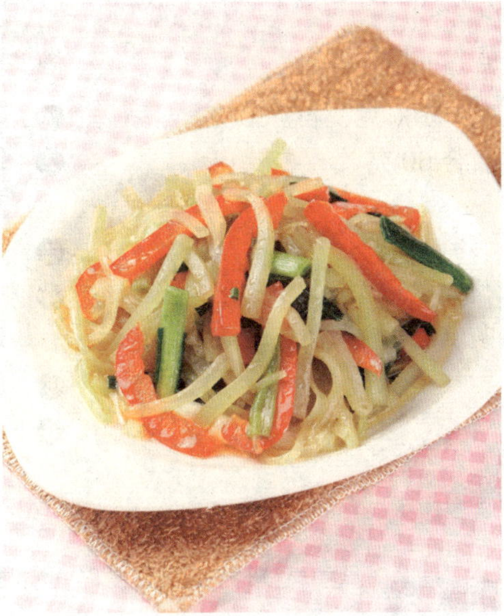

原料 ○ 2 人份

蒜苗、彩椒各 50 克，莴笋 180 克

调料

盐 3 克，鸡粉 2 克，生抽、水淀粉、食用油各适量

做法

1. 将洗净的蒜苗切成段，彩椒切成丝，莴笋切成丝。
2. 锅中注水烧开，放入适量食用油、盐，倒入莴笋丝，煮至断生，捞出。
3. 用油起锅，放入蒜苗，炒香，倒入莴笋丝、彩椒，翻炒片刻。
4. 加入盐、鸡粉、生抽，炒匀调味。
5. 倒入水淀粉，快速翻炒均匀，关火后盛出即可。

烹饪时间 2 分钟，口味清淡

青椒炒莴笋

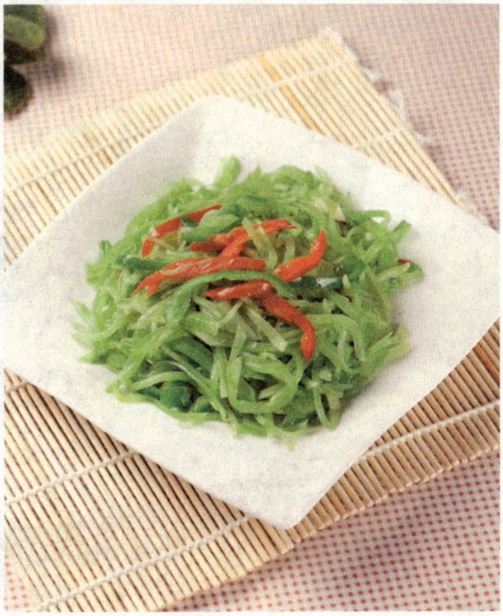

原料 ○ 2 人份

青椒 50 克，莴笋 160 克，红椒 30 克，姜片、蒜末、葱段各少许

调料

盐、鸡粉各 2 克，水淀粉、食用油各适量

做法

1. 将洗净去皮的莴笋切细丝，青椒、红椒切成丝。
2. 用油起锅，放入姜片、蒜末、葱段，用大火爆香。
3. 倒入莴笋丝，快速翻炒至食材变软。
4. 加入盐、鸡粉，炒匀调味。
5. 放入切好的青椒、红椒，翻炒匀。
6. 倒入水淀粉，快速翻炒均匀，关火后盛出即可。

烹饪时间 2 分钟，口味清淡

莴笋炒百合

原料 ○ 2 人份

莴笋 150 克，洋葱 80 克，百合 60 克

调料

盐 3 克，鸡粉、水淀粉、芝麻油、食用油各适量

做法

1. 将去皮洗净的洋葱切小块，莴笋切成片。
2. 锅中注入适量清水烧开，放入盐、食用油，倒入莴笋片，略煮一会儿。
3. 放入洗净的百合，续煮至食材断生，捞出。
4. 用油起锅，放入洋葱块，炒香，倒入焯好的食材，炒匀。
5. 加盐、鸡粉、水淀粉，炒匀调味。
6. 淋入芝麻油，翻炒匀，关火后盛出即可。

小叮咛 焯煮莴笋时一定要注意时间和温度，焯煮时间过长、温度过高会使其绵软，失去清脆口感。

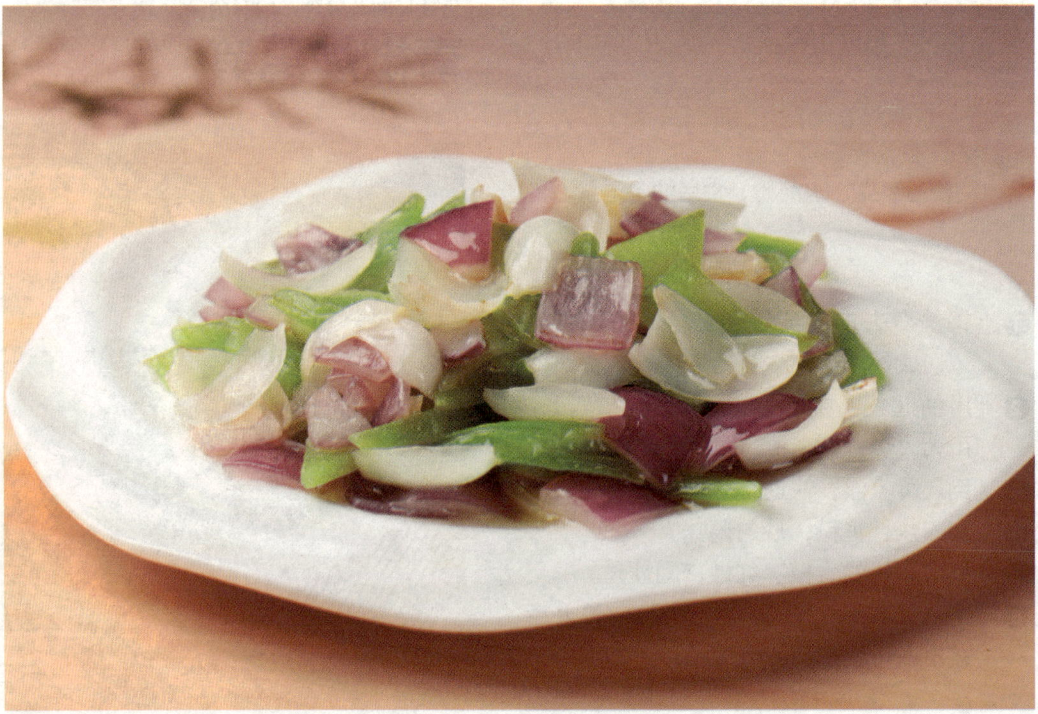

荔枝西红柿炒丝瓜

烹饪时间2分钟，口味清淡

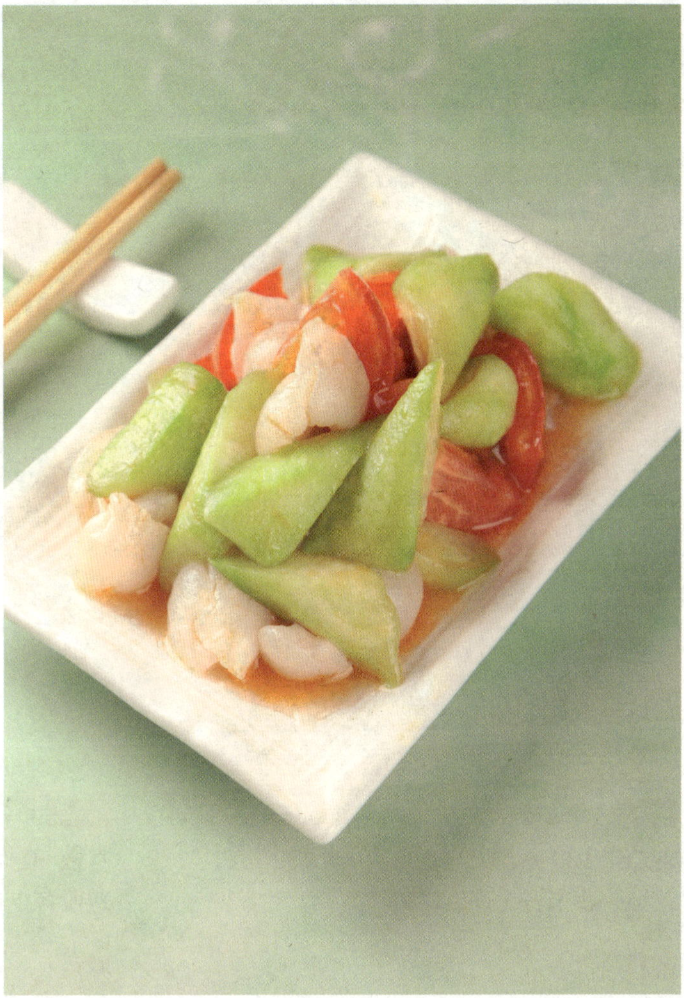

原料 ○ 2人份

荔枝肉110克，西红柿60克，丝瓜130克

调料

盐、鸡粉各2克，白糖少许，水淀粉、橄榄油各适量

做法

1. 将洗净的西红柿切小块，去皮洗好的丝瓜切滚刀块。
2. 锅中注入橄榄油烧热，倒入丝瓜块，炒至变软。
3. 放入切好的西红柿，炒匀炒香。
4. 加入盐、白糖、鸡粉、水淀粉，炒至食材入味。
5. 放入洗净的荔枝肉，炒匀炒香。
6. 关火后将菜肴装入盘中即可。

小叮咛 荔枝富含铁元素及维生素C，铁元素能提高血红蛋白的含量，使人面色红润，而维生素C能使皮肤细腻富有弹性。

烹饪时间 2 分钟，口味清淡

西红柿青椒炒茄子

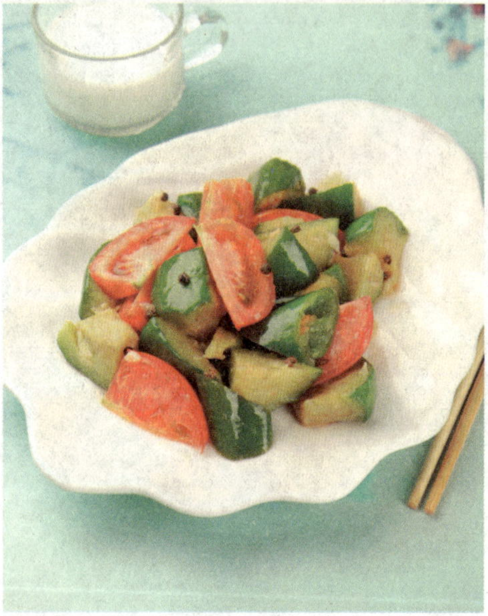

原料 ○ 2 人份

青茄子 120 克，西红柿 95 克，青椒 20 克，花椒、蒜末各少许

调料

盐 2 克，白糖、鸡粉各 3 克，水淀粉、食用油各适量

做法

❶ 洗净的青茄子切滚刀块，洗好的西红柿、青椒切小块。
❷ 热锅注油烧热，倒入切好的茄子，略炸片刻，放入青椒块，拌匀，炸出香味，捞出待用。
❸ 用油起锅，倒入花椒、蒜末，爆香。
❹ 倒入炸过的食材、西红柿，炒出水分。
❺ 加盐、白糖、鸡粉、水淀粉，翻炒均匀。
❻ 关火后盛出即可。

烹饪时间 2 分钟，口味清淡

青椒炒茄子

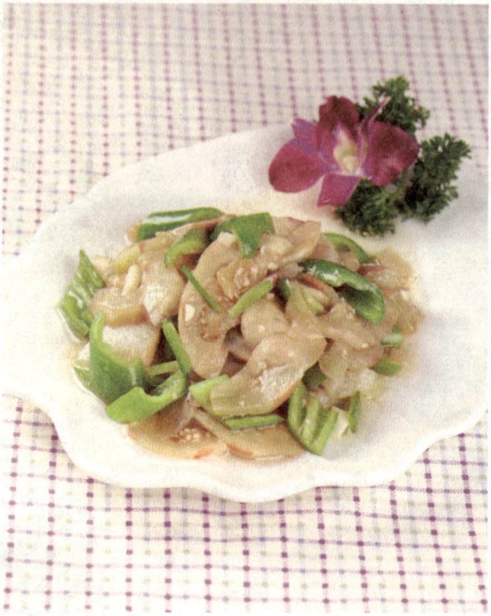

原料 ○ 2 人份

青椒 50 克，茄子 150 克，姜片、蒜末、葱段各少许

调料

盐、鸡粉各 2 克，生抽、水淀粉、食用油各适量

做法

❶ 将洗净的茄子去皮，切成片；青椒切小块。
❷ 锅中注水烧开，放入食用油、茄子，拌匀煮沸，加入青椒，煮至断生。
❸ 捞出焯好的食材，待用。
❹ 用油起锅，放入姜片、蒜末、葱段，爆香，倒入焯好的食材，翻炒均匀。
❺ 加鸡粉、盐、生抽、水淀粉，炒匀调味，关火后盛出即可。

烹饪时间 3 分钟，口味清淡

青豆烧茄子

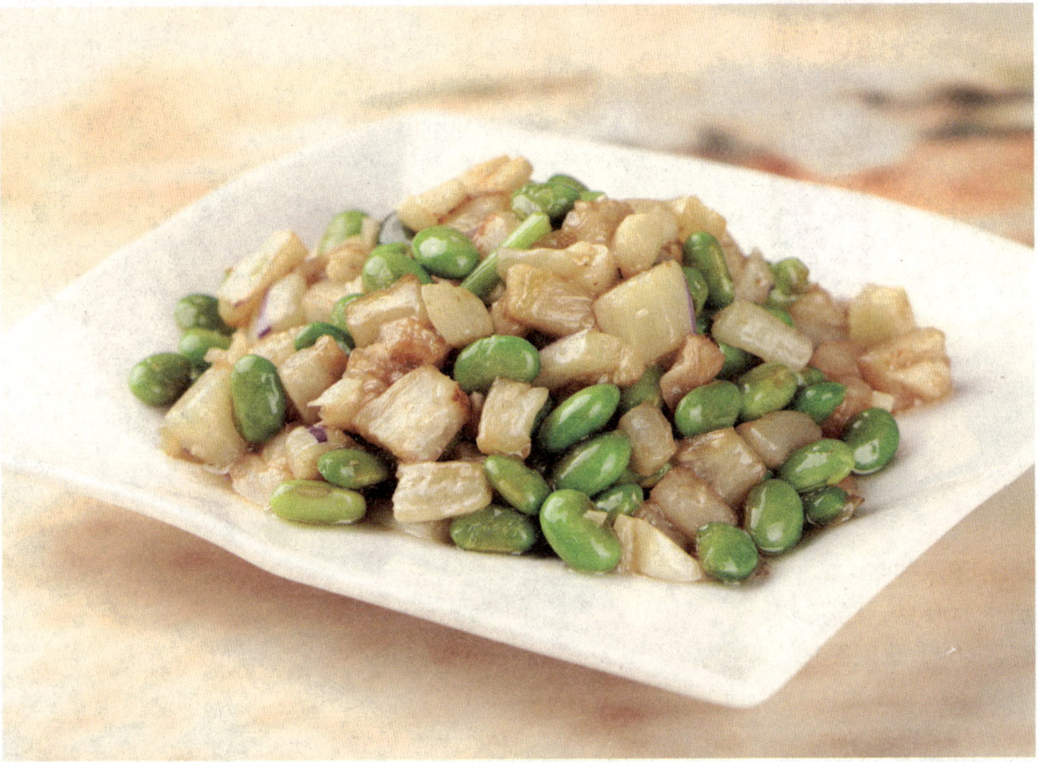

原料 ○ 3 人份

青豆、茄子各 200 克，蒜末、葱段各少许

调料

盐 3 克，鸡粉 2 克，生抽 6 毫升，水淀粉、食用油各适量

做法

1. 洗净去皮的茄子切小丁块。
2. 开水锅中放入盐、食用油、青豆，煮 1 分钟，捞出。
3. 热锅注油，烧至五成热，倒入茄子丁，炸至微黄，捞出待用。
4. 锅底留油，放入蒜末、葱段，爆香，倒入青豆、茄子丁，快速炒匀。
5. 加入盐、鸡粉、生抽，炒匀调味。
6. 倒入适量水淀粉勾芡，用大火翻炒至食材熟透，关火后盛出即可。

小叮咛 本品清淡爽口，营养丰富，热量非常低，有消脂减肥、美容养颜等功效，常食对健康有益。

豆瓣茄子

烹饪时间2分钟，口味辣

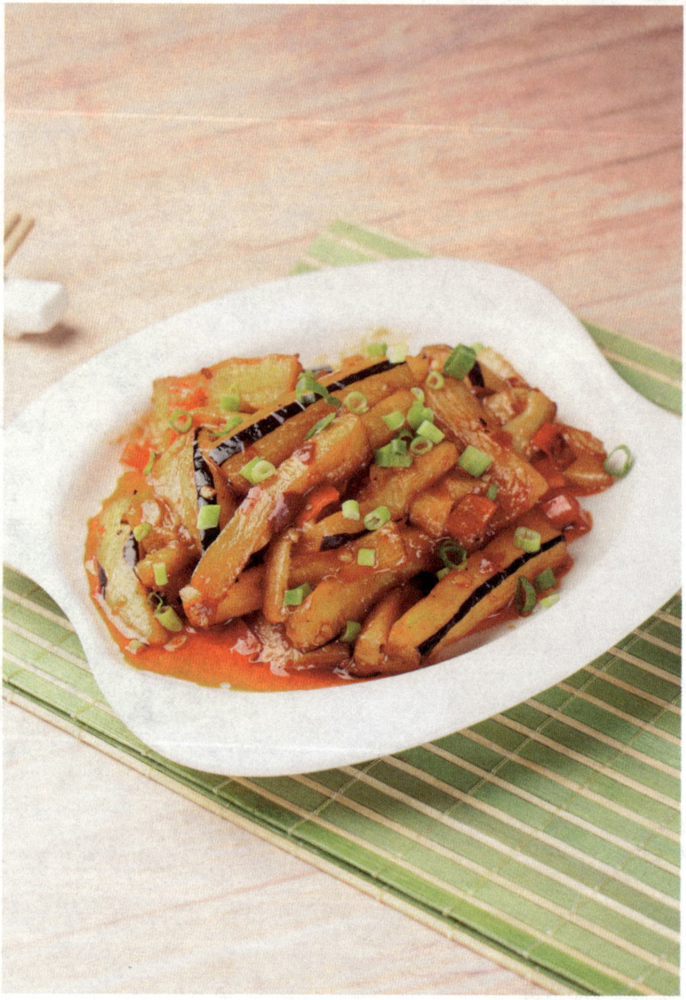

原料 ○ 2人份

茄子300克，红椒40克，姜末、葱花各少许

调料

盐、鸡粉各2克，生抽、水淀粉各5毫升，豆瓣酱15克，食用油适量

做法

1. 洗净去皮的茄子切成条，洗好的红椒切成粒。
2. 热锅注油，烧至四成热，放入茄子，炸至金黄色，捞出。
3. 锅底留油，放入姜末、红椒，炒香。
4. 倒入豆瓣酱、炸好的茄子，加入清水，翻炒匀。
5. 放入盐、鸡粉、生抽、水淀粉，炒匀调味。
6. 将炒好的食材装入盘中，撒上葱花即可。

小叮咛 茄子中含有黄酮类化合物，具有抗氧化功能，可防止细胞癌变，具有较强的抗癌作用。常食茄子，能降低血液中的胆固醇含量，预防动脉硬化，调节血压，保护心脏。

烹饪时间 25 分钟，口味清淡

豆腐茄子煲

原料 ○ 2人份

茄子 160 克，日本豆腐 200 克，蒜片、罗勒叶、枸杞各少许

调料

盐、胡椒粉各 2 克，鸡粉 3 克，生抽、老抽各 3 毫升，水淀粉、蚝油、食用油各适量

做法

1. 洗好的茄子切成段，日本豆腐切成块。
2. 热锅注油烧热，倒入茄子，炸至微黄色，捞出。
3. 用油起锅，倒入蒜片，爆香，加适量清水、盐、生抽、老抽、蚝油、鸡粉、胡椒粉，拌匀。
4. 倒入茄子、日本豆腐，拌匀，煮约 10 分钟至入味。
5. 加入水淀粉，炒匀，关火后将食材盛入砂锅中。
6. 将砂锅置于火上，焖 10 分钟，取下砂锅，撒上罗勒叶、枸杞即可。

小叮咛 烹制此菜时，炸好的茄子捞出后，最好轻轻挤压一会儿，使茄子里的油流出来，这样就不会过于油腻，口感也更好。

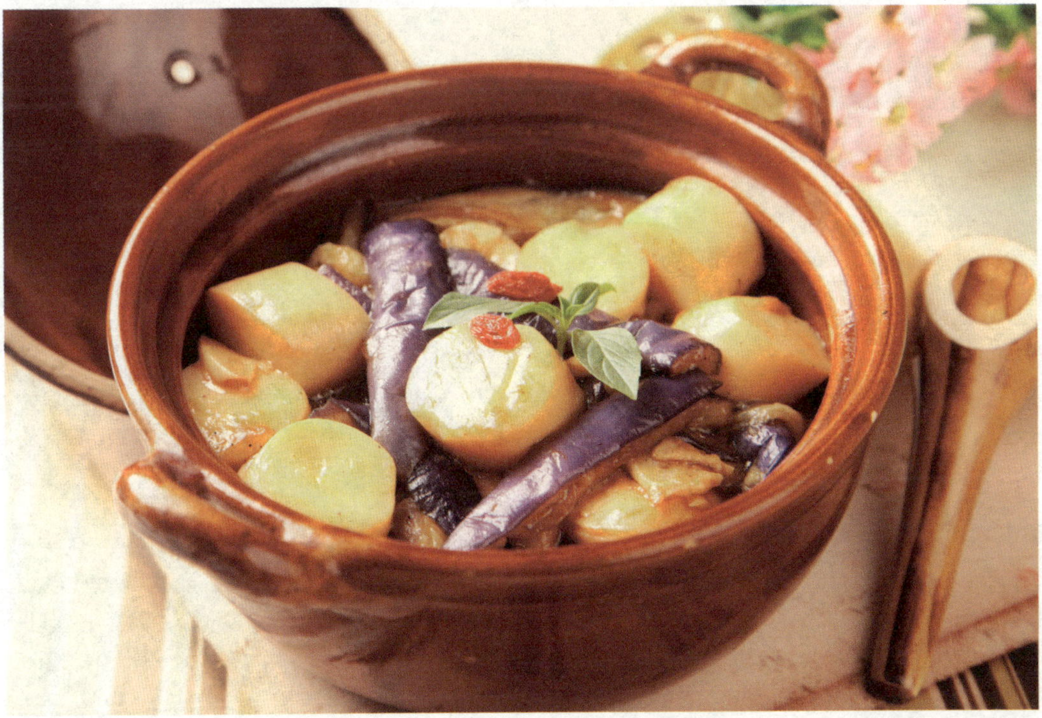

烹饪时间 9 分钟，口味清淡

蒜香蒸南瓜

原料 ○ 3人份

南瓜400克，蒜末25克，香菜、葱花各少许

调料

盐、鸡粉各2克，生抽4毫升，芝麻油2毫升，食用油适量

做法

1. 洗净去皮的南瓜切厚片，摆入盘中。
2. 取一碗，加入蒜末、盐、鸡粉、生抽、食用油、芝麻油，调成味汁。
3. 把调好的味汁浇在南瓜片上。
4. 蒸锅中注入适量清水烧开，放入食材，蒸至南瓜熟透。
5. 取出蒸好的南瓜，撒上葱花、香菜，浇上少许热油即可。

小叮咛 南瓜具有润肺益气、消炎化痰、降低血糖、驱虫解毒、美容润肤等功效，对高血压、糖尿病、营养不良、肥胖、便秘等病症有较好的食疗作用。

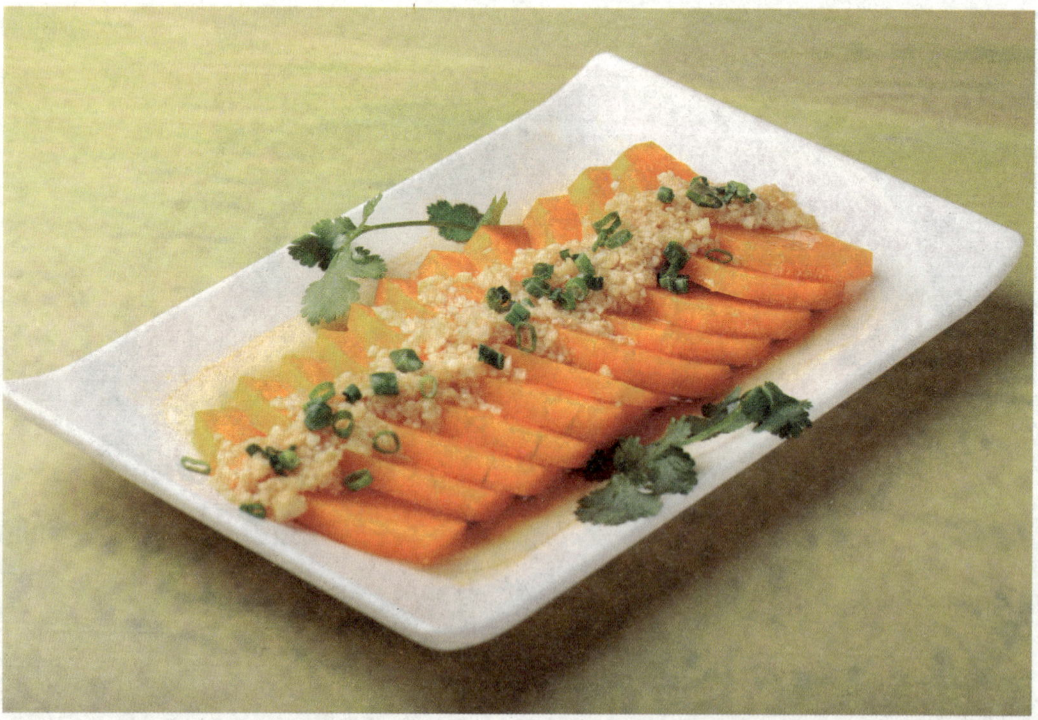

烹饪时间 6 分钟，口味甜

蓝莓南瓜

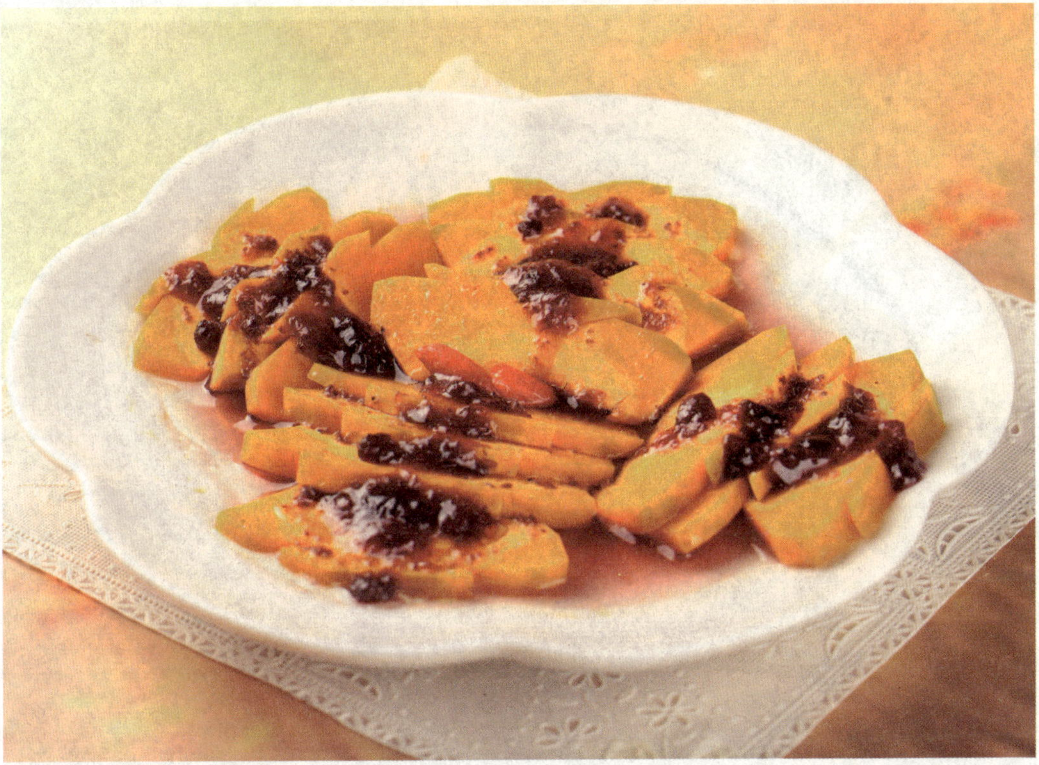

原料 ∘ 3 人份

南瓜 400 克

调料

蓝莓酱 40 克

做法

1. 洗净的南瓜去皮，切上花刀，再切成厚片。
2. 把切好的南瓜放入盘中，摆放整齐。
3. 在南瓜上抹上蓝莓酱。
4. 蒸锅中注入适量清水烧开。
5. 放入备好的食材。
6. 盖上盖，用大火蒸 5 分钟，至食材熟透。
7. 揭开盖，把蒸好的蓝莓南瓜取出即可。

烹饪时间 2 分钟，口味清淡

清甜三丁

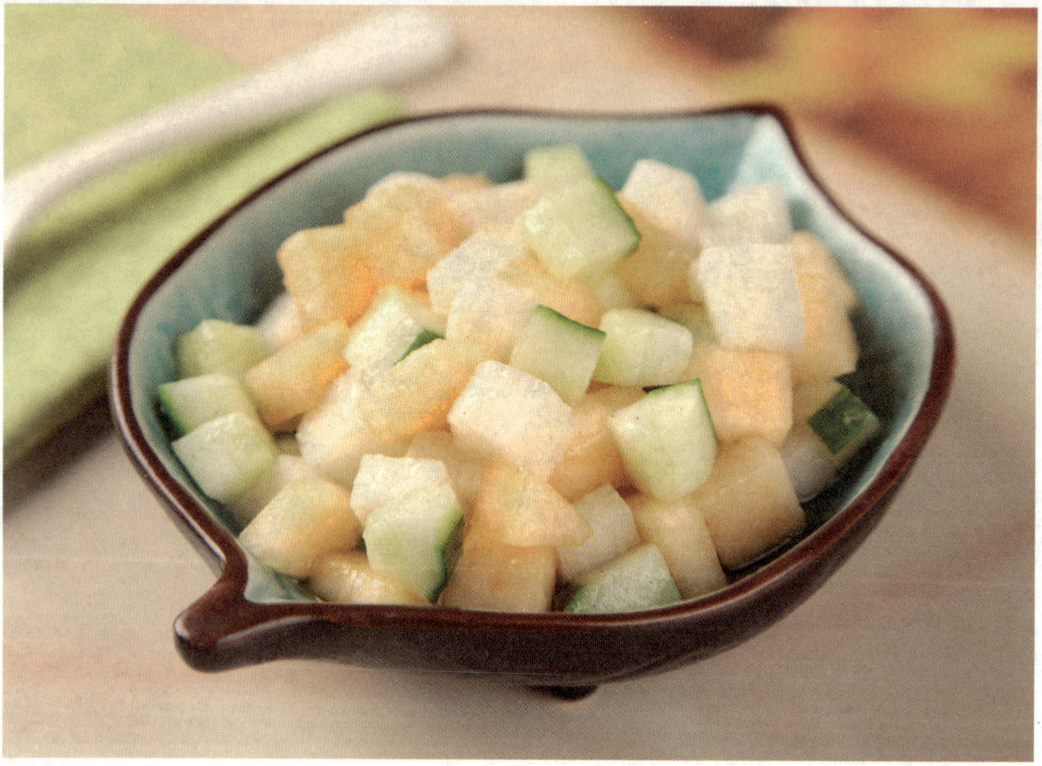

原料 ○ 2 人份

山药 120 克，黄瓜 100 克，芒果 135 克

调料

盐 2 克，鸡粉少许，食用油适量

做法

1. 将山药去皮切丁；黄瓜去皮去瓤，改切成丁。
2. 去皮洗净的芒果切成小丁块。
3. 锅中注入适量清水烧开，倒入切好的山药丁，煮约半分钟。
4. 放入黄瓜，续煮片刻，倒入芒果丁，略煮一会儿，捞出煮好的食材，装盘待用。
5. 用油起锅，倒入焯煮好的食材。
6. 加入盐、鸡粉，炒匀调味，关火后盛出即可。

小叮咛 山药富含多种营养成分，是素食者补充维生素 C、钙、铁等营养成分的良好来源，具有健脾益胃、补肾益肺、延年益寿等功效，对脾胃虚弱、肺虚咳嗽、肥胖等有食疗作用。

紫苏煎黄瓜

烹饪时间2分钟，口味清淡

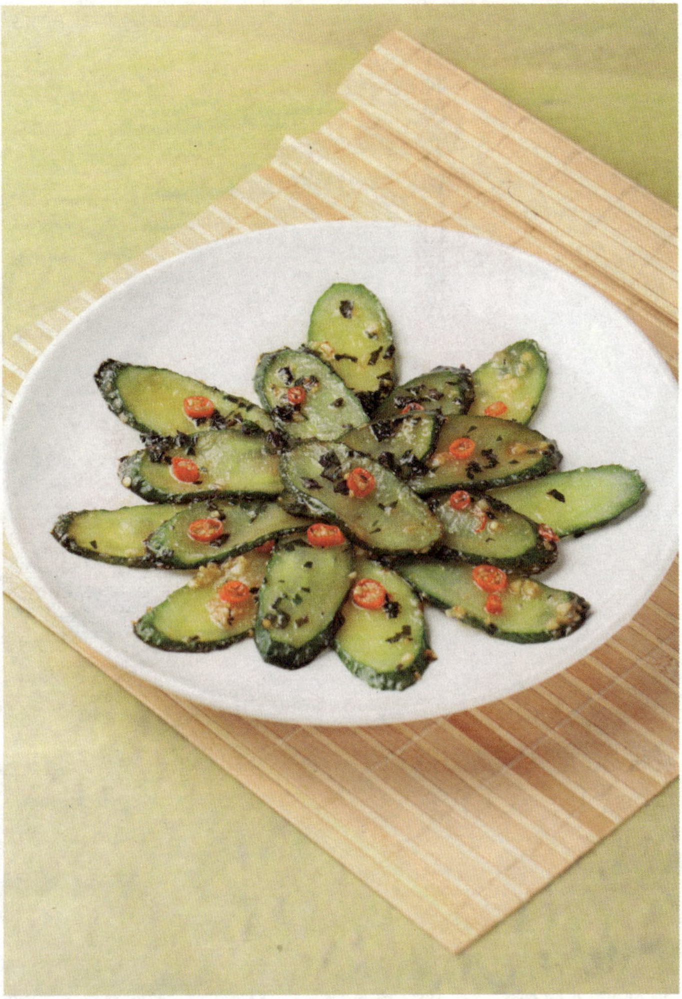

原料 ○ 2人份

黄瓜200克，紫苏15克，朝天椒25克，蒜末少许

调料

盐、鸡粉各3克，生抽、水淀粉、食用油各适量

做法

1. 洗好的朝天椒切圈，紫苏切碎，黄瓜切成片。
2. 用油起锅，放入黄瓜片，煎出香味，盛出煎好的黄瓜片，沥干油，待用。
3. 锅留底油，放入蒜末，爆香，倒入朝天椒，炒匀。
4. 放入黄瓜片、紫苏，翻炒均匀。
5. 加入生抽、盐、鸡粉、水淀粉，炒匀调味，关火后盛出即可。

小叮咛 黄瓜具有除湿利尿、降脂降压、促进消化等功效，对患有肥胖、高血压、高血脂的素食者非常有益，可常食。

彩椒炒黄瓜

烹饪时间2分钟，口味清淡

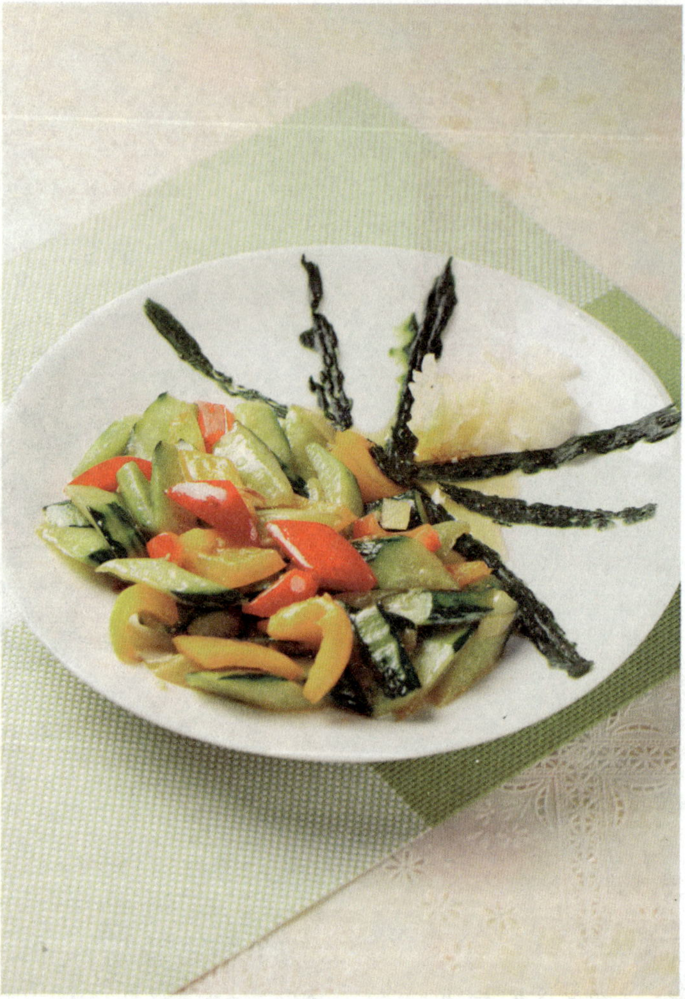

原料 ○ 2人份

彩椒80克，黄瓜150克，姜片、蒜末、葱段各少许

调料

盐、鸡粉各2克，料酒、生抽、水淀粉、食用油各适量

做法

❶ 将洗净的彩椒切成块。
❷ 洗好的黄瓜去皮，切小块，备用。
❸ 用油起锅，放入姜片、蒜末、葱段，爆香。
❹ 倒入切好的黄瓜、彩椒，淋入料酒，炒香。
❺ 加入少许清水、盐、鸡粉、生抽，炒匀调味。
❻ 倒入适量水淀粉勾芡。关火后将炒好的食材装入盘中即可。

小叮咛 黄瓜尾部含有较多的苦味素，而苦味素有较好的抗癌作用，所以，烹饪时不宜把黄瓜的尾部全部丢弃。

烹饪时间 3 分钟，口味苦

白果炒苦瓜

原料 ○ 2 人份

苦瓜 130 克，白果 50 克，彩椒 40 克，蒜末、葱段各少许

调料

盐 3 克，水淀粉、食用油各适量

做法

1. 将洗净的彩椒切小块。
2. 洗好的苦瓜切开，去除瓜瓤，改切成小块。
3. 开水锅中放入切好的苦瓜、1 克盐，煮约 1 分钟。
4. 放入洗净的白果，续煮至食材断生，捞出待用。
5. 用油起锅，放入蒜末、葱段，爆香，倒入彩椒，炒匀。
6. 放入焯好的食材，快速翻炒片刻。
7. 加入 2 克盐、水淀粉，炒匀调味，关火后盛出即可。

小叮咛 白果虽然有较好的抗菌杀菌、益肺止咳、排毒养颜功效，但有微毒。将其剥壳后用清水泡一个小时左右再加热食用。

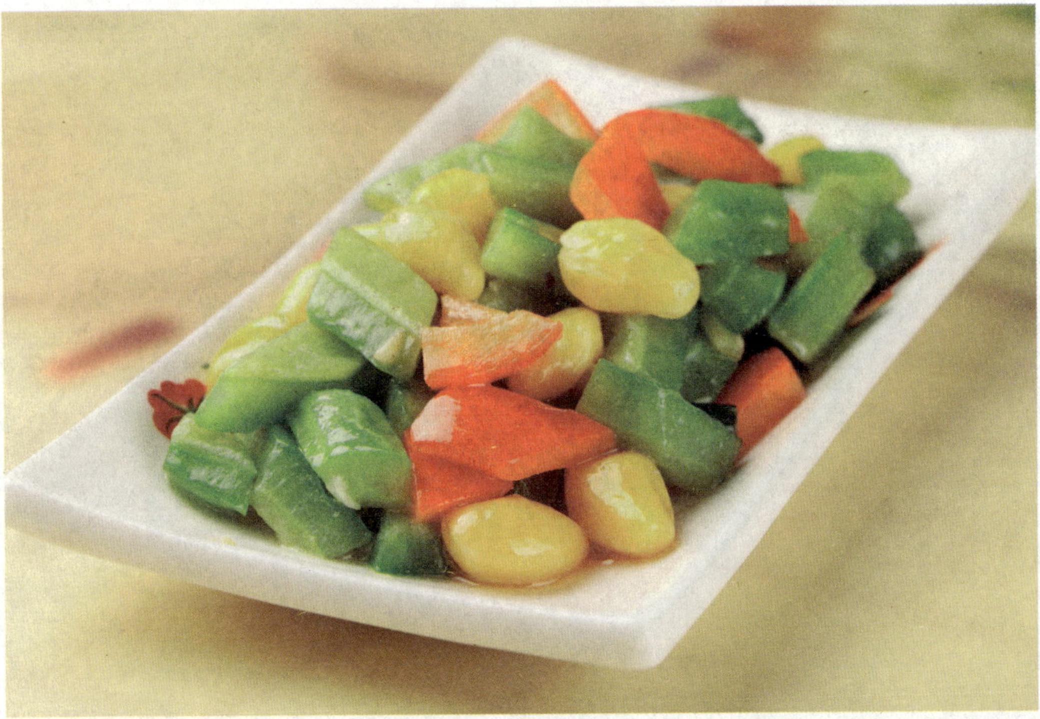

烹饪时间 2 分钟，口味苦

豆豉炒苦瓜

原料 ○ 1 人份

苦瓜 150 克，豆豉、蒜末、葱段各少许

调料

盐 3 克，水淀粉、食用油各适量

做法

1. 将洗净的苦瓜切开去瓤，用斜刀切成片。
2. 锅中注入适量清水烧开，放入 1 克盐，倒入切好的苦瓜，煮约 1 分钟，捞出。
3. 用油起锅，放入豆豉、蒜末、葱段，爆香。
4. 倒入焯煮过的苦瓜，翻炒匀。
5. 加入 2 克盐、水淀粉，快速翻炒均匀。
6. 关火后将炒好的苦瓜装入盘中即可。

小叮咛 苦瓜性凉，多食易伤脾胃，所以脾胃虚弱的人要少吃苦瓜。另外，苦瓜含奎宁，会刺激子宫收缩，引起流产，因此孕妇也要慎食苦瓜。

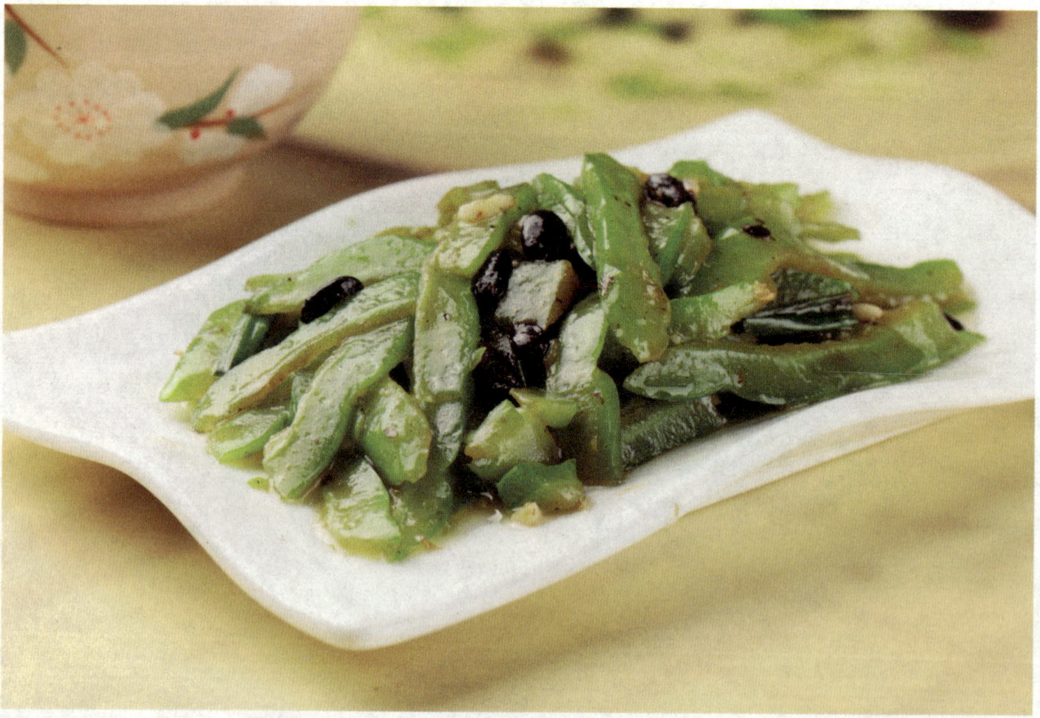

杏仁苦瓜

烹饪时间3分钟，口味苦

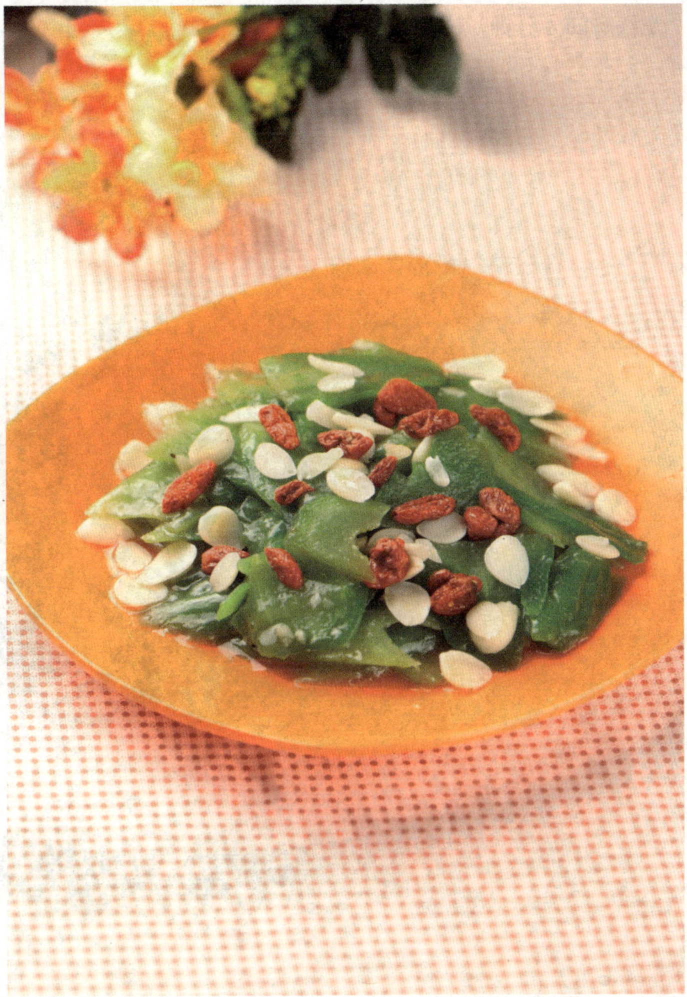

原料 ○ 2人份

苦瓜 180 克，杏仁 20 克，枸杞 10 克，蒜末少许

调料

盐 2 克，鸡粉、食粉、水淀粉、食用油各适量

做法

1. 将洗净的苦瓜切开去瓤，再切成片。
2. 锅中注入适量清水烧开，放入杏仁，略煮片刻，捞出。
3. 将枸杞放入沸水锅中，焯煮片刻，捞出待用。
4. 锅中再加入食粉、苦瓜，煮至苦瓜八成熟，捞出。
5. 另用油起锅，倒入蒜末，爆香，放入苦瓜，炒匀。
6. 加入鸡粉、盐、水淀粉，翻炒均匀，盛出装盘，撒上杏仁、枸杞即可。

小叮咛 挑选苦瓜时，要观察苦瓜上的果瘤，果瘤颗粒越大越饱满，表示瓜肉越厚。苦瓜如果颜色发黄，就表示熟了，营养价值降低，不宜选购。

烹饪时间 4 分钟，口味清淡

核桃香煸苦瓜

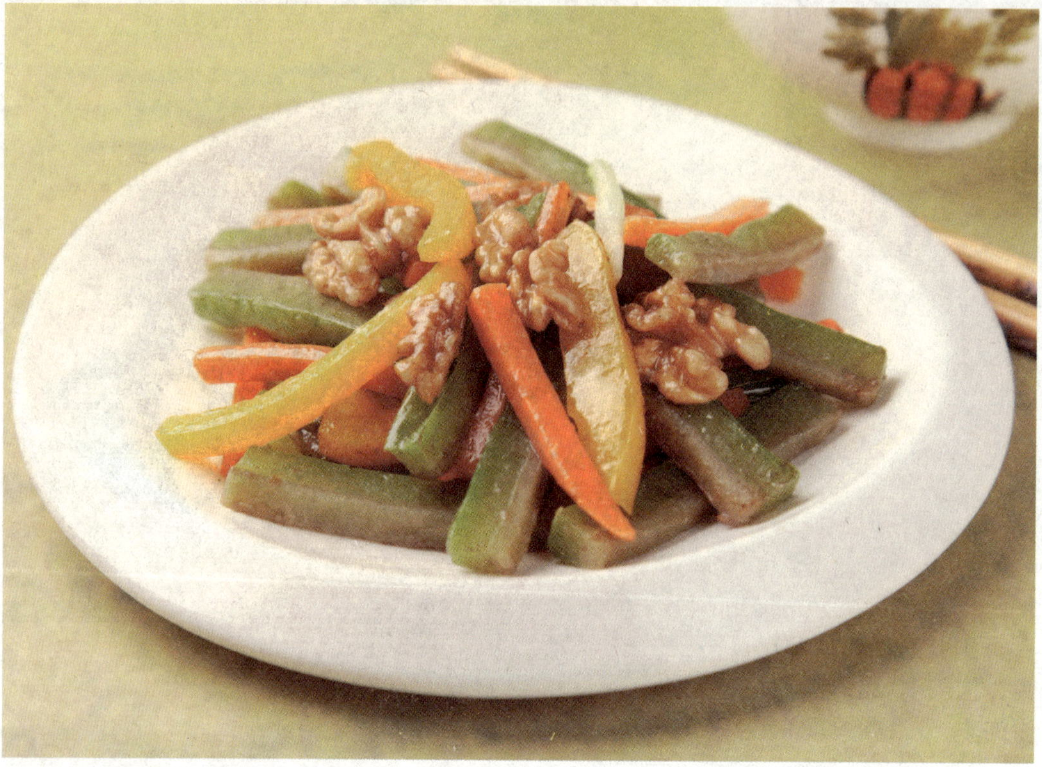

原料 ○ 3人份

苦瓜 350 克，胡萝卜 60 克，彩椒 15 克，核桃仁 30 克，葱条 20 克

调料

盐、鸡粉各 2 克，白糖 3 克，水淀粉 10 毫升，食用油适量

做法

❶ 彩椒切条，胡萝卜切细条，苦瓜去瓤切细条，葱条切段。
❷ 开水锅中加少许盐、食用油、核桃仁，略煮后捞出。
❸ 锅中放入胡萝卜、苦瓜、彩椒，焯煮片刻，捞出。
❹ 热锅注油烧热，倒入核桃仁，炸出香味，捞出。
❺ 用油起锅，倒入葱段，爆香，放入焯好的彩椒、胡萝卜、苦瓜，翻炒均匀。
❻ 加入少许盐、清水、白糖、鸡粉、水淀粉，炒至入味。
❼ 放入炸过的核桃仁，炒匀，关火后盛出即可。

小叮咛 核桃仁含有丰富的不饱和脂肪酸，能减少肠道对胆固醇的吸收，适合高脂血症、高血压、冠心病患者食用。核桃仁还能榨油，是素食者摄入油脂的良好来源。

烹饪时间 2 分钟，口味清淡

蚝油丝瓜

原料 ○ 2 人份

丝瓜 200 克，彩椒 50 克，姜片、蒜末、葱段各少许

调料

盐、鸡粉各 2 克，蚝油 6 克，水淀粉、食用油各适量

做法

1. 将洗净去皮的丝瓜切小块，彩椒去籽切小块。
2. 用油起锅，放入姜片、蒜末、葱段，爆香。
3. 倒入切好的彩椒、丝瓜，翻炒均匀。
4. 放入少许清水，翻炒至食材熟软。
5. 加入盐、鸡粉、蚝油，炒匀调味，用大火收汁。
6. 倒入水淀粉，快速翻炒均匀。
7. 关火后将炒好的食材装入盘中即可。

小叮咛 切好的丝瓜如不立即使用，容易变黑，为保持其青绿的色泽，可将丝瓜去皮切好后，放在碗中，然后撒上一些盐，拌匀，炒前用清水洗净。

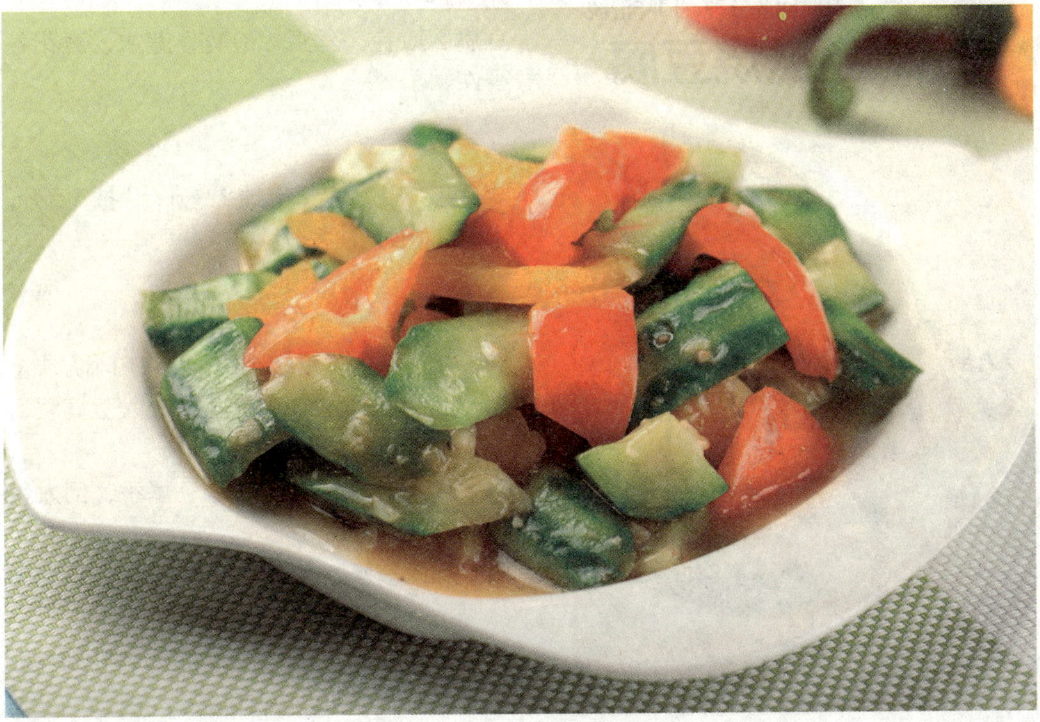

烹饪时间 3 分钟，口味清淡

丝瓜烧花菜

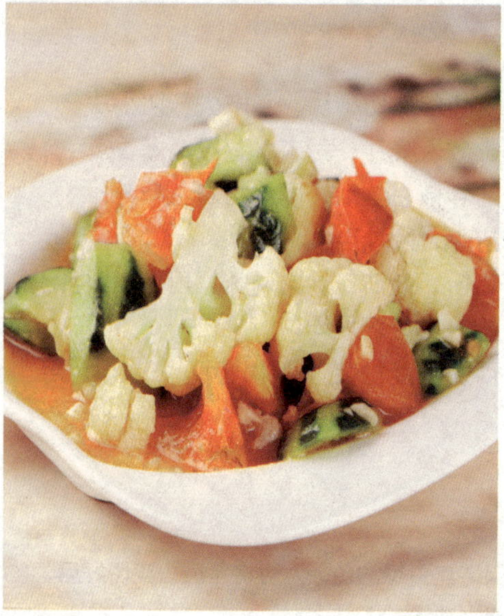

原料 ○ 3 人份

花菜 180 克，丝瓜 120 克，西红柿 100 克，蒜末、葱段各少许

调料

盐 3 克，鸡粉 2 克，料酒 4 毫升，水淀粉 6 毫升，食用油适量

做法

1. 将丝瓜、西红柿切小块，花菜切小朵。
2. 开水锅中放入食用油、1 克盐，倒入切好的花菜，煮至断生，捞出。
3. 用油起锅，放入蒜末、葱段，爆香。
4. 倒入丝瓜块、西红柿块，翻炒匀，放入花菜。
5. 放入料酒、清水，翻炒均匀。
6. 加 2 克盐、鸡粉、水淀粉，炒匀调味，盛出装盘即可。

烹饪时间 3 分钟，口味清淡

丝瓜烧豆腐

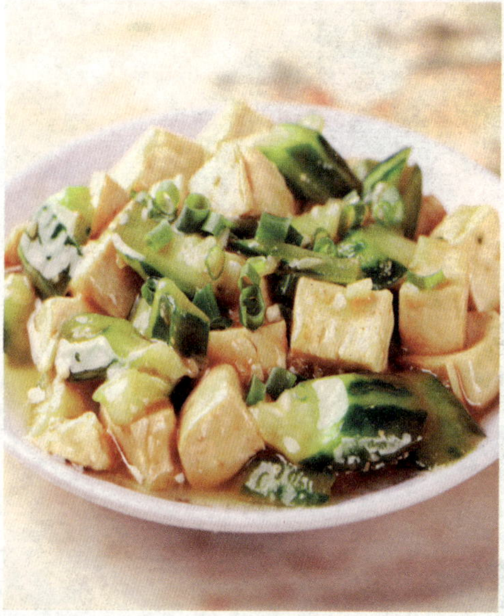

原料 ○ 2 人份

豆腐 200 克，丝瓜 130 克，蒜末、葱花各少许

调料

盐 3 克，鸡粉 2 克，老抽 2 毫升，生抽 5 毫升，水淀粉、食用油各适量

做法

1. 将洗净的丝瓜切小块，豆腐切小方块。
2. 开水锅中加入 1 克盐，放入豆腐块，焯煮片刻，捞出。
3. 用油起锅，放入蒜末，爆香，倒入丝瓜块，炒匀。
4. 加入清水、豆腐块、2 克盐、鸡粉、生抽，拌匀煮沸，淋入老抽，拌匀。
5. 倒入水淀粉，炒至汤汁收浓，盛出装盘，撒上葱花即可。

香菇炒竹笋

烹饪时间3分钟，口味清淡

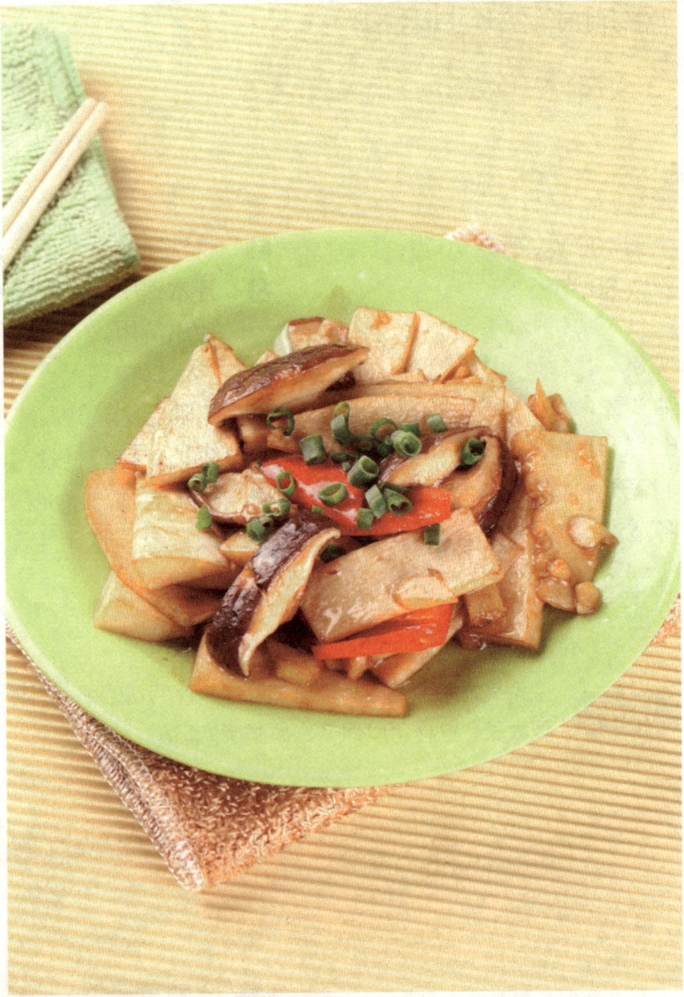

原料 ○ 1人份

鲜香菇60克，竹笋120克，红椒10克，姜片、蒜末、葱花各少许

调料

盐、鸡粉各3克，料酒4毫升，水淀粉、生抽、老抽、食用油各适量

做法

1. 将洗净的香菇、红椒切小块，洗好的竹笋切成片。
2. 锅中注入适量清水烧开，放入1克盐、1克鸡粉、食用油。
3. 倒入竹笋、香菇，煮1分钟，捞出待用。
4. 用油起锅，放入姜片、蒜末、红椒，爆香。
5. 倒入竹笋和香菇，淋入料酒、生抽、老抽，拌炒匀。
6. 加2克盐、2克鸡粉、水淀粉，炒匀调味，盛出装盘，撒上葱花即可。

小叮咛 新鲜香菇用透气膜包装后，置于冰箱冷藏，可保鲜一周左右；干香菇则应放在密封罐中保存，每个月取出放置在阳光下曝晒一次，可保存半年以上。

烹饪时间 3 分钟，口味清淡

香菇扒生菜

原料 ○ 3 人份

生菜 400 克，香菇 70 克，彩椒 50 克

调料

盐 3 克，鸡粉 2 克，蚝油 6 克，老抽 2 毫升，生抽 4 毫升，水淀粉、食用油各适量

做法

1. 将洗净的生菜切开，香菇切小块，彩椒切粗丝。
2. 开水锅中倒入食用油，放入生菜，煮至生菜熟软，捞出待用。
3. 沸水锅中倒入香菇，煮约半分钟，捞出。
4. 用油起锅，倒入清水，放入香菇、盐、鸡粉、蚝油、生抽，拌匀，煮至沸。
5. 加入老抽、水淀粉，炒至汤汁收浓，关火待用。
6. 取一盘，摆上生菜，盛入炒好的食材，撒上彩椒丝即可。

小叮咛 生菜最好用手撕成片，这样吃起来比刀切的脆。另外，生菜无论是炒还是煮，时间都不要太长，这样可以保持生菜脆嫩的口感。

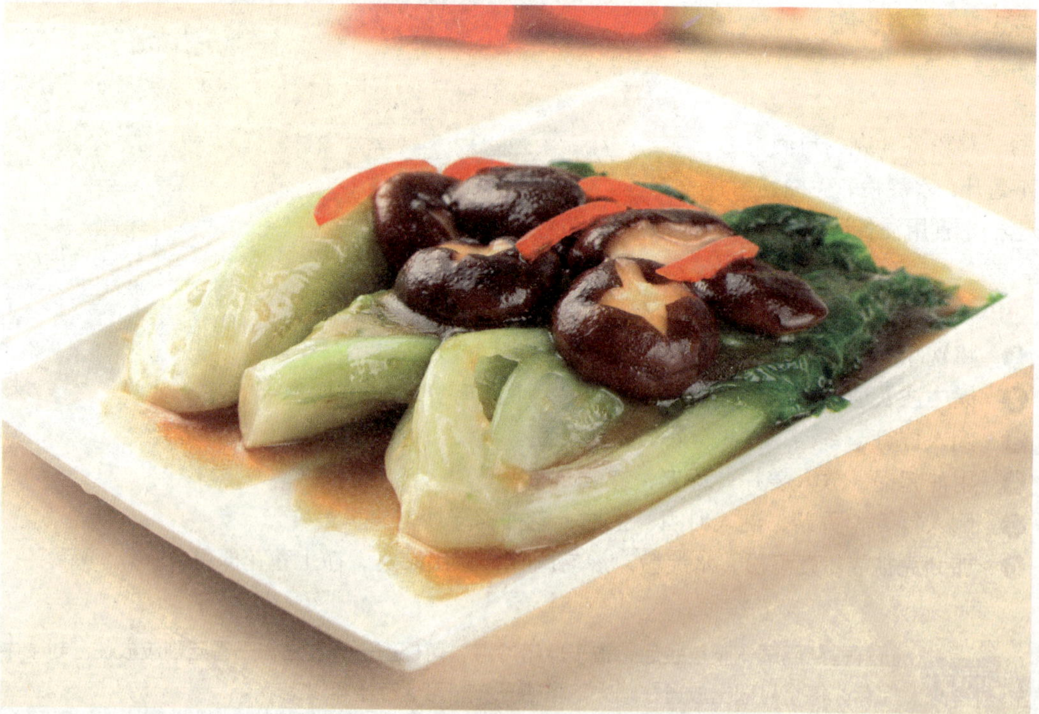

烹饪时间 3 分钟，口味清淡

白菜炒菌菇

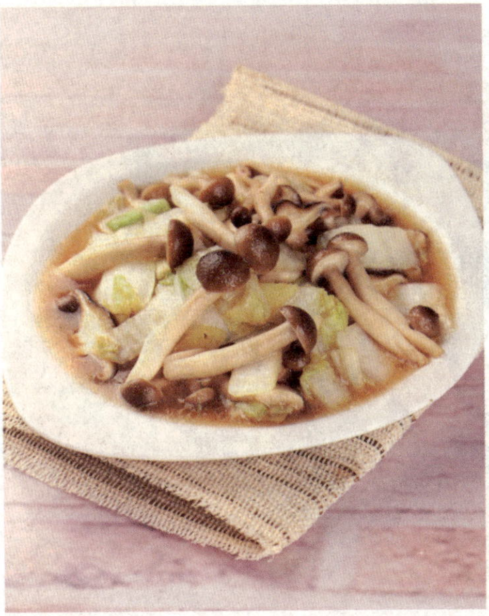

原料 ○ 2 人份

大白菜 200 克，蟹味菇 60 克，香菇 50 克，姜片、葱段各少许

调料

盐 3 克，鸡粉少许，蚝油 5 克，水淀粉、食用油各适量

做法

❶ 将洗净的蟹味菇切去老茎。

❷ 洗好的香菇切片，大白菜切成小块。

❸ 锅中注入适量清水烧开，加入 1 克盐、食用油，倒入切好的食材，拌匀，焯煮片刻，捞出待用。

❹ 用油起锅，放入姜片、葱段，爆香，倒入焯好的食材，炒匀。

❺ 加蚝油、鸡粉、2克盐、水淀粉，炒匀调味，关火后盛出即可。

烹饪时间 3 分钟，口味清淡

菠菜炒香菇

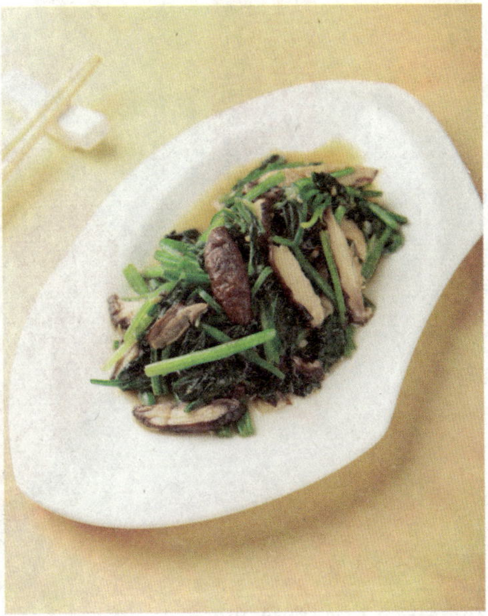

原料 ○ 1 人份

菠菜 150 克，鲜香菇 45 克，姜末、蒜末、葱花各少许

调料

盐、鸡粉各 2 克，料酒 4 毫升，橄榄油适量

做法

❶ 洗好的香菇去柄，切成粗丝，备用。

❷ 洗净的菠菜切去根部，再切成长段。

❸ 锅中注入少许橄榄油，烧热，倒入葱花、蒜末、姜末，爆香。

❹ 放入切好的香菇，炒匀炒香，淋入料酒，炒匀。

❺ 倒入菠菜，用大火炒至变软。

❻ 加盐、鸡粉，炒匀调味，关火后盛出即可。

草菇烩芦笋

烹饪时间3分钟，口味清淡

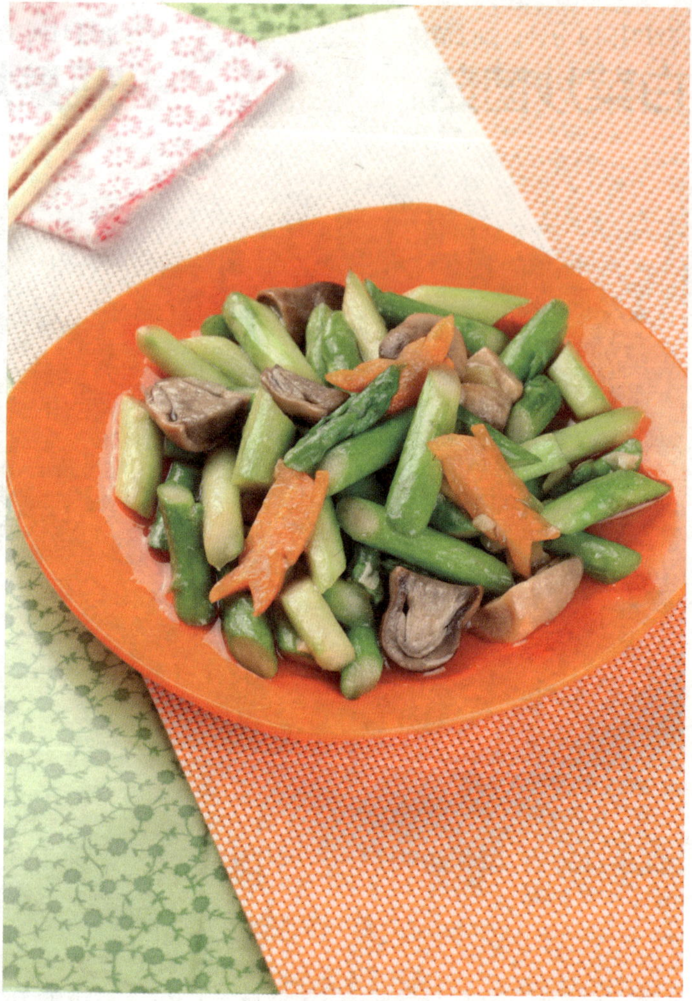

原料 ○ 2人份

芦笋170克，草菇85克，胡萝卜片、姜片、蒜末、葱白各少许

调料

盐、鸡粉各2克，蚝油4克，料酒3毫升，水淀粉、食用油各适量

做法

❶ 洗好的草菇切小块，洗净去皮的芦笋切成段。
❷ 开水锅中放入1克盐、食用油、草菇，煮约半分钟。
❸ 倒入芦笋段，拌匀，续煮片刻，捞出食材，待用。
❹ 用油起锅，放入胡萝卜片、姜片、蒜末、葱白，爆香。
❺ 倒入焯好的食材、料酒，炒匀提味。
❻ 放入蚝油、1克盐、鸡粉，翻炒至熟，倒入水淀粉勾芡，关火后盛出即可。

小叮咛 芦笋具有清热利尿、消除疲劳、降低血压、增进食欲、防癌抗癌等功效，对心脏病、高血压、疲劳症、水肿、膀胱炎、肝功能障碍和肥胖症有一定的食疗效果。

烹饪时间 9 分钟，口味清淡

草菇扒芥菜

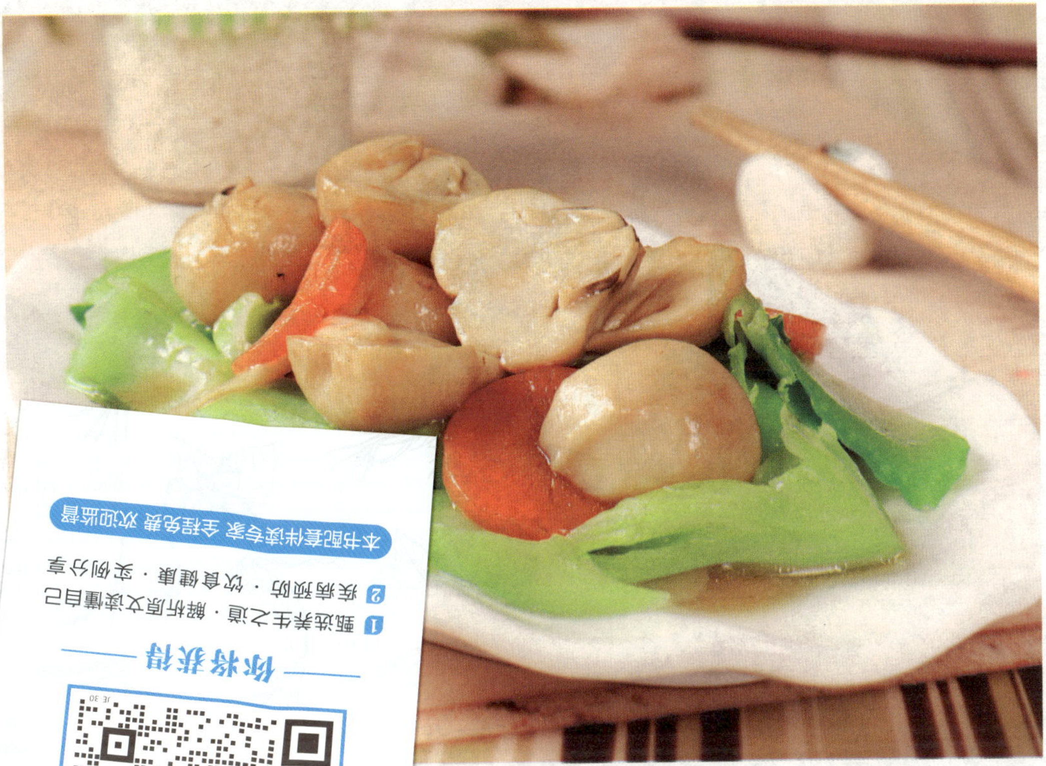

做法

❶ 草菇切十字花刀，第二刀切开；芥菜取菜梗，切块。
❷ 沸水锅中倒入切好的草菇，焯煮至断生，捞出。
❸ 锅中再放入芥菜梗，加入 1 克盐、食用油，煮至断生，捞出。
❹ 用油起锅，倒入蒜片，爆香，放入胡萝卜片，炒香。
❺ 加入生抽、清水、草菇、1 克盐、鸡粉，炒匀，中火焖 5 分钟。
❻ 放入水淀粉、芝麻油，炒至收汁，关火后盛出即可。

钠和维生素 C 等营养成分，具有解毒、抗癌、提高人体免疫力
菇，还有一定的消暑作用。

烹饪时间 2 分钟，口味清淡

木耳炒百合

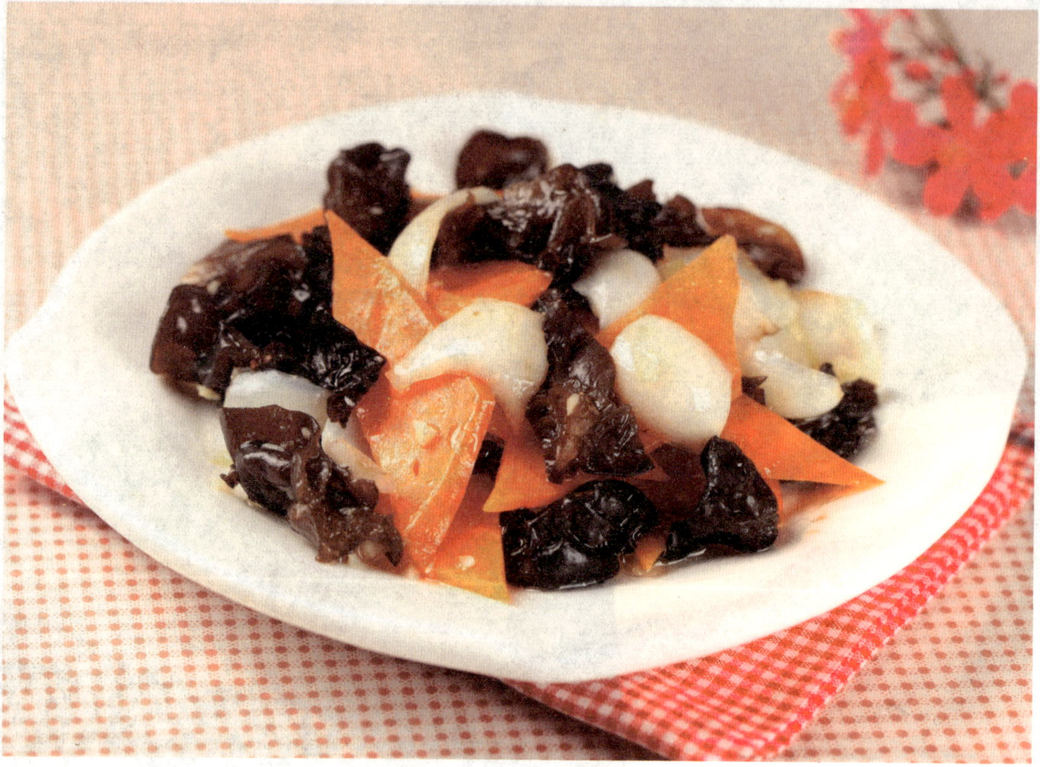

原料 ○ 1 人份

水发木耳 50 克，鲜百合 40 克，胡萝卜 70 克，姜片、蒜末、葱段各少许

调料

盐 3 克，鸡粉 2 克，料酒 3 毫升，生抽 4 毫升，水淀粉、食用油各适量

做法

1. 将洗净去皮的胡萝卜切成片，木耳切小块。
2. 开水锅中加入 1 克盐，放入胡萝卜片、木耳块，淋入适量食用油，拌匀，煮至食材断生，捞出。
3. 用油起锅，放入姜片、蒜末、葱段，爆香。
4. 倒入百合，炒匀，淋入料酒，炒香。
5. 放入焯好的食材，翻炒至食材熟透。
6. 加入 2 克盐、鸡粉、生抽、水淀粉，炒匀调味，盛出装盘即可。

小叮咛 选购新鲜的百合，应挑选个大、色白、瓣匀、肉质厚、底部凹处泥土少的；如果百合颜色发黄、凹处泥土湿润，则不宜选购。

烹饪时间 3 分钟，口味清淡

杏鲍菇炒芹菜

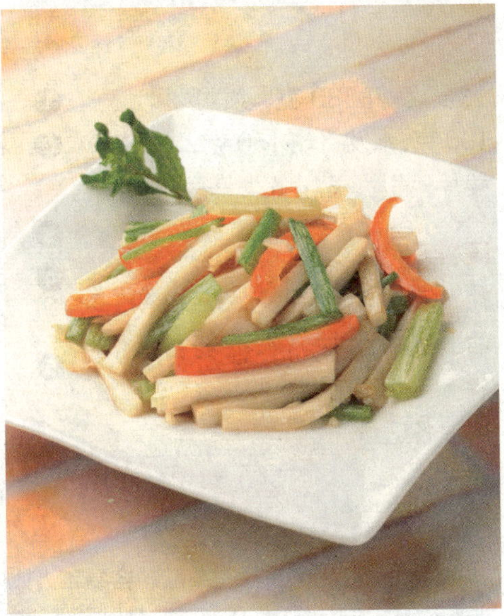

原料 ○ 2 人份

杏鲍菇 130 克，芹菜 70 克，彩椒 50 克，蒜末少许

调料

盐、鸡粉各 3 克，水淀粉 3 毫升，食用油适量

做法

1. 洗好的芹菜切段。
2. 洗净的杏鲍菇切成条，彩椒切成条。
3. 开水锅中放入 1 克盐、食用油，倒入切好的杏鲍菇，搅散，煮至沸。
4. 加入芹菜段、彩椒，煮至断生，捞出食材，待用。
5. 用油起锅，放入蒜末，爆香，倒入焯过水的食材，翻炒匀。
6. 加入 2 克盐、鸡粉、水淀粉，炒匀调味，关火后盛出即可。

烹饪时间 3 分钟，口味清淡

彩椒炒杏鲍菇

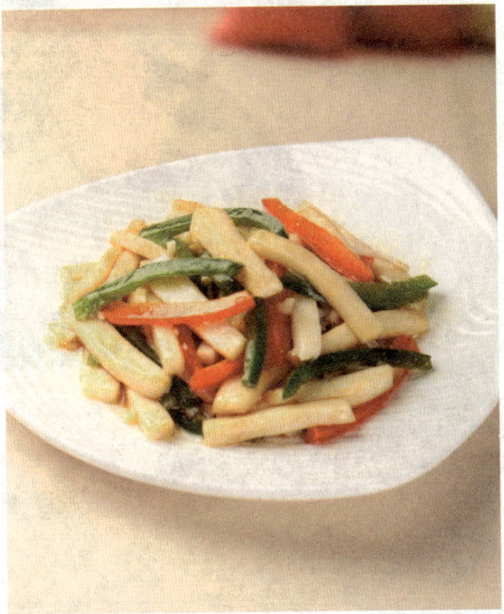

原料 ○ 1 人份

杏鲍菇 130 克，彩椒 50 克，蒜末、葱段各少许

调料

盐 3 克，鸡粉 2 克，蚝油 10 克，水淀粉 4 毫升，料酒 8 毫升，食用油适量

做法

1. 洗好的彩椒切条，杏鲍菇切成条。
2. 开水锅中放入 1 克盐、料酒、杏鲍菇、食用油，煮半分钟。
3. 放入彩椒，略煮片刻，捞出食材，待用。
4. 用油起锅，放入蒜末、葱段，爆香，倒入焯好的食材，翻炒匀。
5. 加入 2 克盐、鸡粉、蚝油、水淀粉，炒匀调味。
6. 关火后将食材装入盘中即可。

烹饪时间 4 分钟，口味清淡

笋菇菜心

原料 ○ 3 人份

去皮冬笋 180 克，菜心 100 克，水发香菇 150 克，姜片、蒜片、葱段各少许

调料

盐 2 克，鸡粉 1 克，蚝油 5 克，生抽、水淀粉各 5 毫升，芝麻油、食用油各适量

做法

❶ 洗好的冬笋切成段；香菇去柄，切成块。

❷ 沸水锅中加入 1 克盐、食用油、菜心，煮至断生，捞出。

❸ 开水锅中分别将香菇、冬笋焯至断生后捞出。

❹ 另用油起锅，倒入姜片、蒜片，爆香，倒入香菇、冬笋，翻炒至熟。

❺ 放入生抽、蚝油、清水、1 克盐、鸡粉、葱段，翻炒至入味。

❻ 用水淀粉勾芡，淋入芝麻油，炒匀，盛入装有菜心的盘中即可。

小叮咛 因为冬笋含有草酸，容易和人体内的钙结合形成草酸钙，影响钙的吸收和利用，所以烹制冬笋时一定要将其放入沸水中汆煮片刻，以去除大部分草酸和涩味。

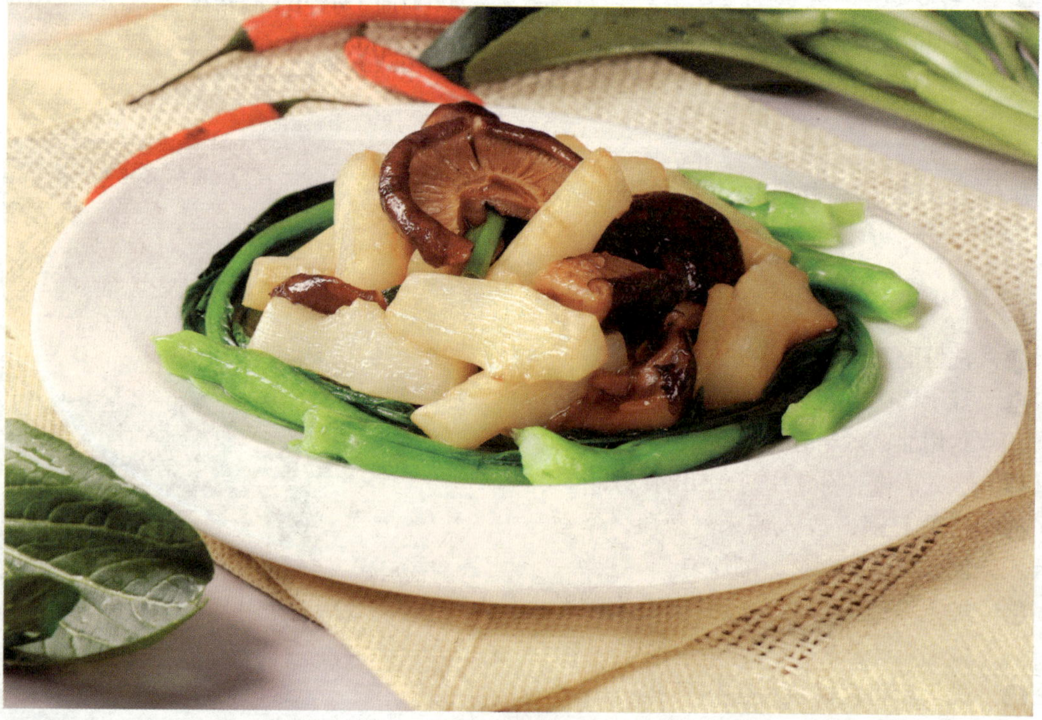

马蹄炒荷兰豆

烹饪时间3分钟，口味清淡

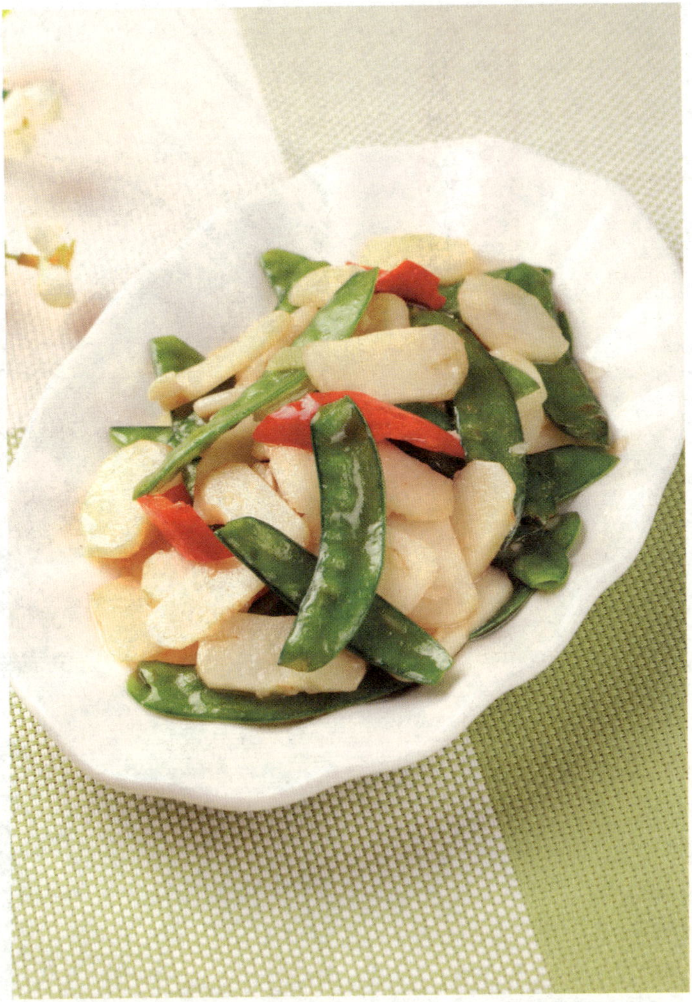

原料 ○ 1人份

马蹄肉90克，荷兰豆75克，红椒15克，姜片、蒜末、葱段各少许

调料

盐3克，鸡粉2克，料酒4毫升，水淀粉、食用油各适量

做法

1. 将马蹄肉切成片；红椒切开去籽，切成小块。
2. 开水锅中放入食用油、1克盐、荷兰豆，搅匀，煮半分钟。
3. 放入马蹄肉、红椒，再煮半分钟，捞出食材，待用。
4. 用油起锅，放入姜片、蒜末、葱段，爆香。
5. 倒入焯好的食材，翻炒匀，淋入料酒，炒香。
6. 加入2克盐、鸡粉、水淀粉，快速翻炒均匀，盛出装盘即可。

小叮咛 荷兰豆焯水的时间不宜过长，焯至刚变色即可，这样其外观、口感较好，营养也不会流失太多。

慈姑炒芹菜

烹饪时间2分钟，口味清淡

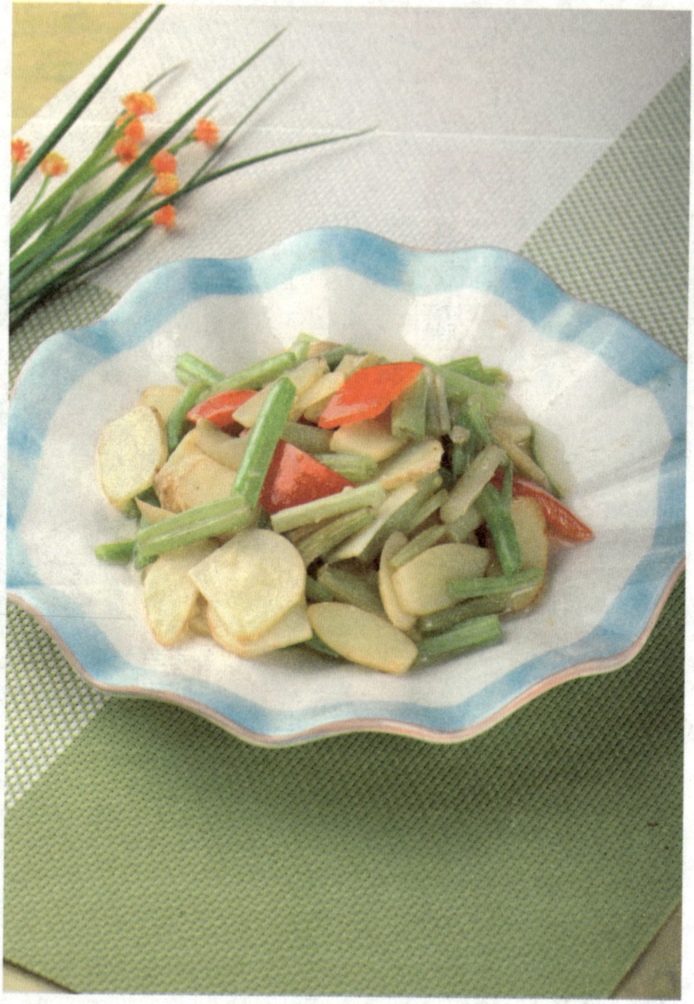

原料 ○2人份

慈姑、芹菜各100克，彩椒50克，蒜末、葱段各适量

调料

盐2克，鸡粉4克，水淀粉4毫升，食用油适量

做法

❶ 洗好的慈姑切成片，芹菜切成段，彩椒切小块。
❷ 锅中注水烧开，放入1克盐、2克鸡粉、彩椒块、慈姑片，拌匀。
❸ 煮1分钟，捞出食材，沥干待用。
❹ 用油起锅，倒入蒜末、葱段，爆香。
❺ 放入芹菜段、焯好的食材，翻炒匀。
❻ 加入1克盐、2克鸡粉、水淀粉，炒匀调味，关火后盛出即可。

小叮咛 芹菜最好竖着存放，竖着放的蔬菜所保存的叶绿素含量比横着放的蔬菜要多，且存放的时间越长，差异越大。

烹饪时间 3 分钟，口味鲜

酱爆素三丁

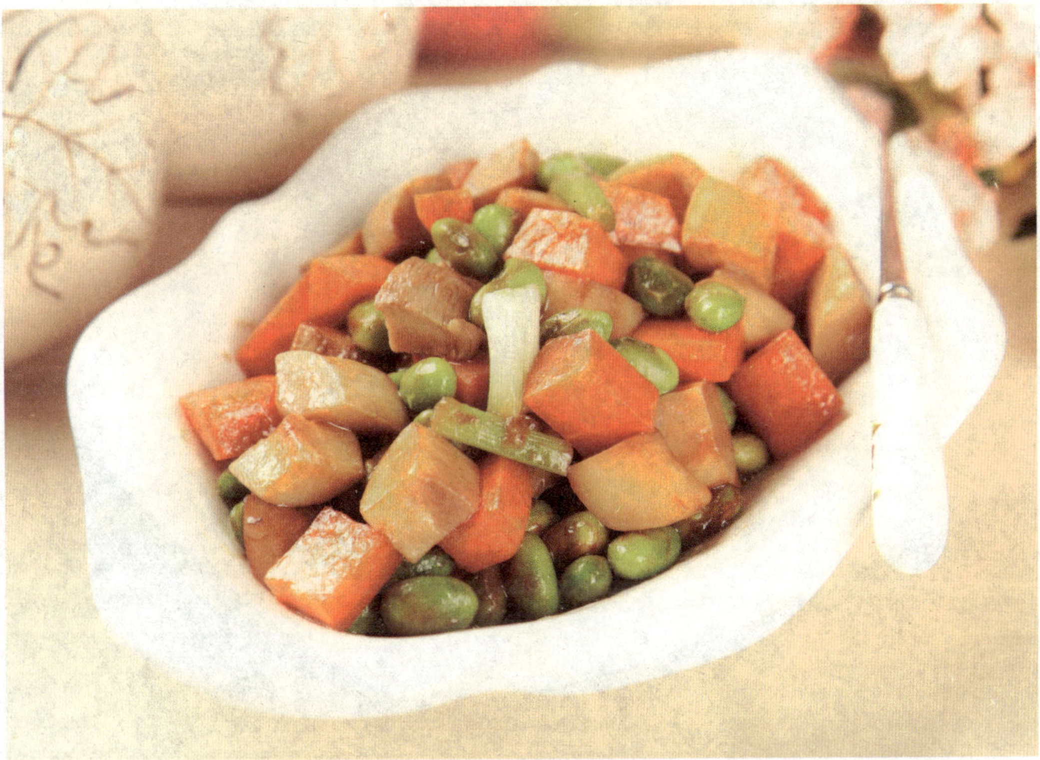

原料 ○ 2 人份

青豆 180 克，杏鲍菇 90 克，胡萝卜 100 克，葱段、姜片各少许

调料

甜面酱15克，盐、白糖、鸡粉各2克，水淀粉、食用油各适量

做法

1. 将洗净去皮的胡萝卜切成丁，杏鲍菇切丁。
2. 锅中注水烧开，倒入杏鲍菇、胡萝卜，煮约半分钟。
3. 放入青豆，煮至断生，捞出食材，沥干待用。
4. 用油起锅，放入姜片、葱段，爆香。
5. 倒入焯好的食材，炒匀。
6. 放入甜面酱、盐、白糖、鸡粉，炒匀调味。
7. 倒入少许清水、水淀粉，炒匀调味，关火后盛出即可。

小叮咛 本品食材丰富，虽然是素菜，可吃起来却一点儿也不“素”，具有增进食欲、促进消化、防癌抗癌等作用，既营养又美味。

烹饪时间 3 分钟，口味清淡

豆腐皮枸杞炒包菜

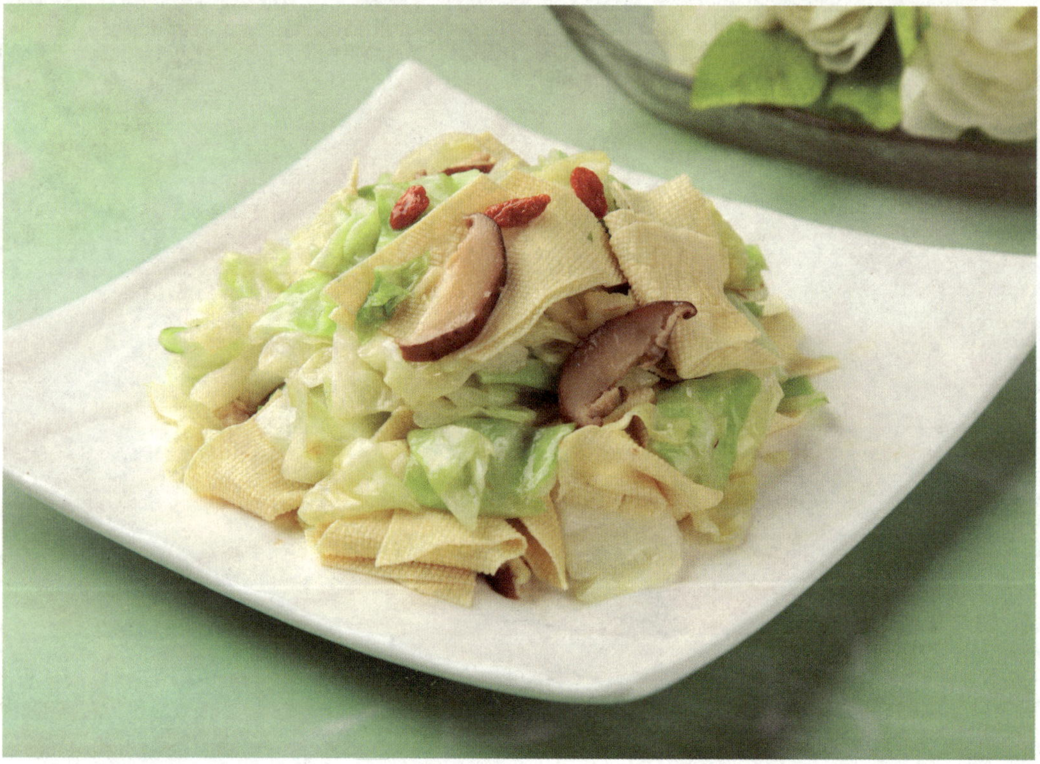

原料 ○ 2 人份

包菜 200 克，豆腐皮 120 克，水发香菇 30 克，枸杞少许

调料

盐、鸡粉各 2 克，白糖 3 克，食用油适量

做法

❶ 洗净的香菇切粗丝，豆腐皮切成片。

❷ 洗好的包菜去除硬芯，再切成小块。

❸ 锅中注入适量清水烧开，倒入豆腐皮，汆煮片刻，捞出待用。

❹ 用油起锅，倒入香菇，炒香，放入包菜，炒至软。

❺ 倒入豆腐皮，撒上枸杞，炒匀炒透。

❻ 加入盐、白糖、鸡粉，炒匀调味。

❼ 关火后盛出炒好的菜肴即可。

小叮咛 豆腐皮中含有丰富的优质蛋白质、多种矿物质，且低脂肪，不含胆固醇，是素食者补充蛋白质、钙质的较好来源。

烹饪时间 16 分钟，口味鲜

蒸冬瓜酿油豆腐

原料 ○ 3 人份

冬瓜 350 克，油豆腐 150 克，胡萝卜 60 克，韭菜花 40 克

调料

芝麻油 5 毫升，水淀粉 3 毫升，盐、鸡粉、食用油各适量

做法

1. 洗净的油豆腐对半切开，用手指将里面压实。
2. 将胡萝卜切成粒；韭菜花切小段，去掉花部分。
3. 取冬瓜，用挖球器挖取冬瓜球，放在油豆腐上。
4. 蒸锅中注水烧开，放入油豆腐和冬瓜球，蒸至熟后取出。
5. 热锅注油烧热，倒入胡萝卜、韭菜花，翻炒匀，注入清水。
6. 加盐、鸡粉、水淀粉、芝麻油，调成酱汁，浇在油豆腐和冬瓜球上即可。

小叮咛 本品颜色素雅，入口清爽，味道鲜美，同时具有较高的营养价值，有利尿消肿、排毒瘦身、增强免疫力的功效，高血压、高脂血症及肥胖人群均可食用。

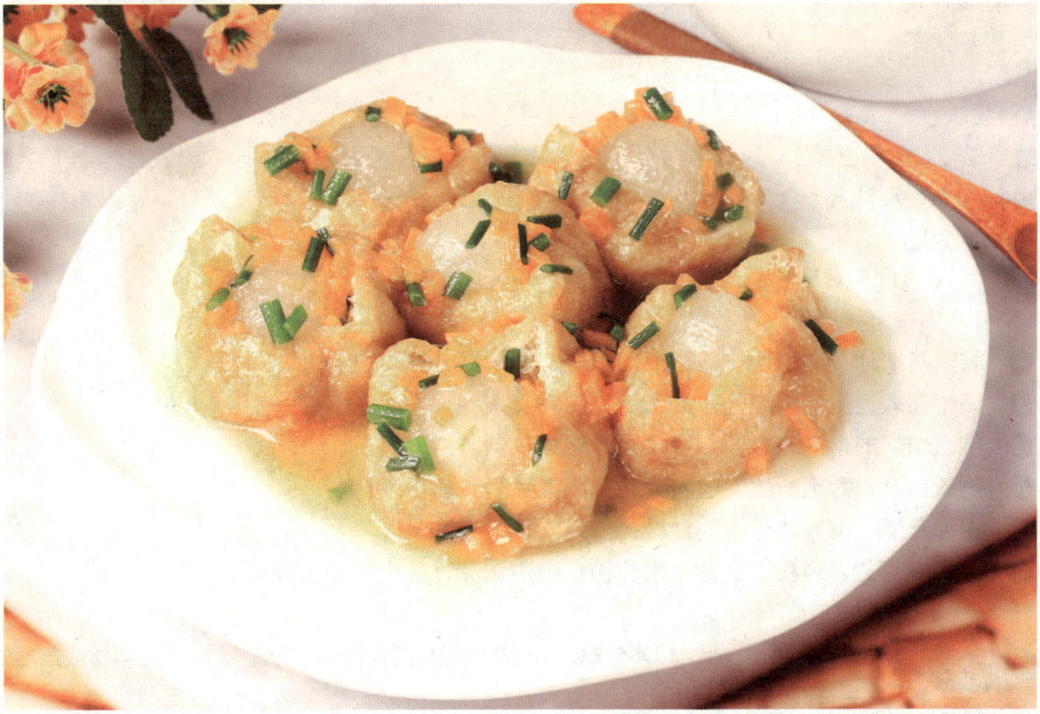

灵芝素鸡炒白菜

烹饪时间3分钟，口味清淡

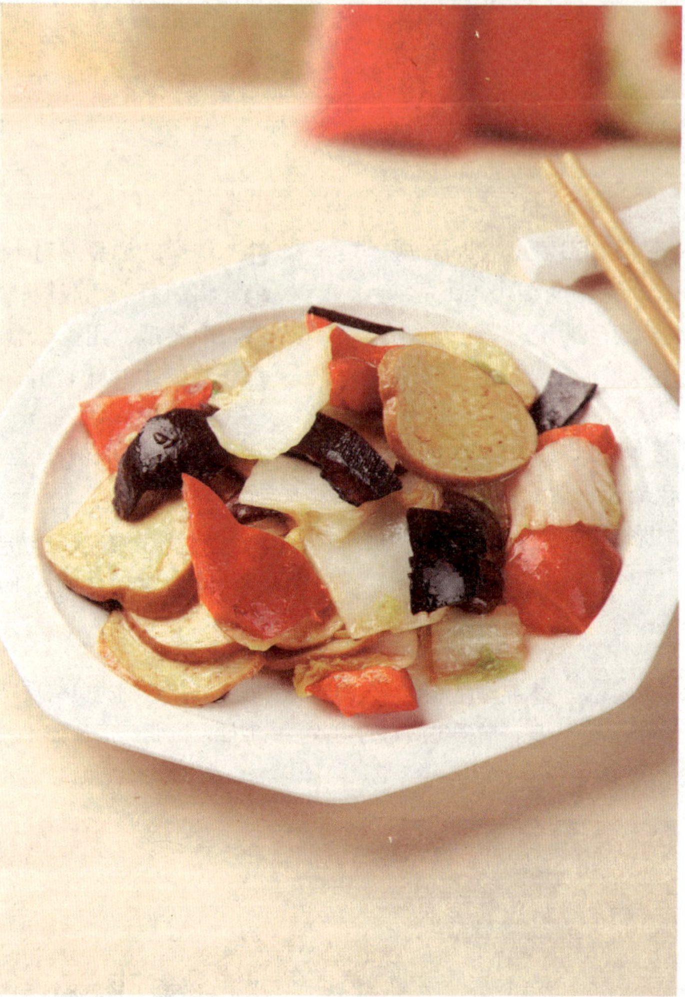

原料 ○ 2人份

白菜70克，彩椒20克，素鸡120克，罗汉果、灵芝各少许

调料

盐3克，鸡粉2克，白糖少许，水淀粉、食用油各适量

做法

❶ 将素鸡切片，白菜切块，彩椒切小块，罗汉果分成小块。
❷ 锅中注入适量清水烧开，放入1克盐、食用油。
❸ 倒入切好的素鸡、彩椒、罗汉果，略煮片刻。
❹ 倒入白菜，煮至断生，放入灵芝，续煮片刻，捞出食材。
❺ 用油起锅，倒入焯过水的食材，炒匀。
❻ 加入2克盐、鸡粉、白糖、水淀粉，炒匀调味，关火后盛出即可。

小叮咛 素鸡是一种豆制食品，以素仿荤，口感和味道与肉食相似，风味独特，还可以做成鱼形、虾形等各种形状。

烹饪时间 9 分钟，口味清淡

酱烧魔芋豆腐

原料 ○ 3人份

魔芋豆腐 450 克，葱段、蒜片、姜片各少许

调料

甜面酱 25 克，盐 2 克，生抽 4 毫升，鸡粉、水淀粉、食用油各适量

做法

1. 将洗净的魔芋豆腐切小方块。
2. 锅中注入适量清水烧开，放入 1 克盐，倒入切好的魔芋豆腐，焯煮片刻，捞出待用。
3. 用油起锅，倒入焯好的食材，炒匀。
4. 放入姜片、蒜片、生抽、甜面酱，炒匀炒透。
5. 加入适量清水、1 克盐，拌匀，煮至食材熟透。
6. 加入鸡粉、葱段。
7. 倒入适量水淀粉勾芡，关火后盛出即可。

小叮咛 魔芋豆腐中所含的甘露聚糖是一种优质的天然膳食纤维，能阻碍人体对糖类、脂类和胆固醇的过量吸收，具有排毒润肠、消脂减肥、防癌抗癌等功效。

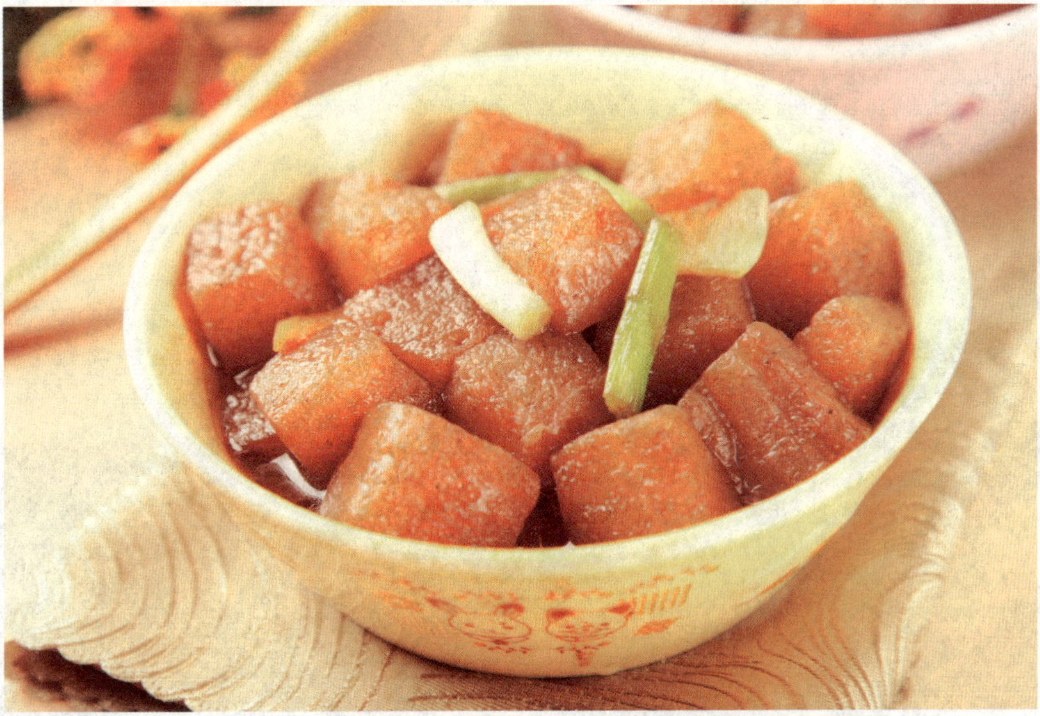

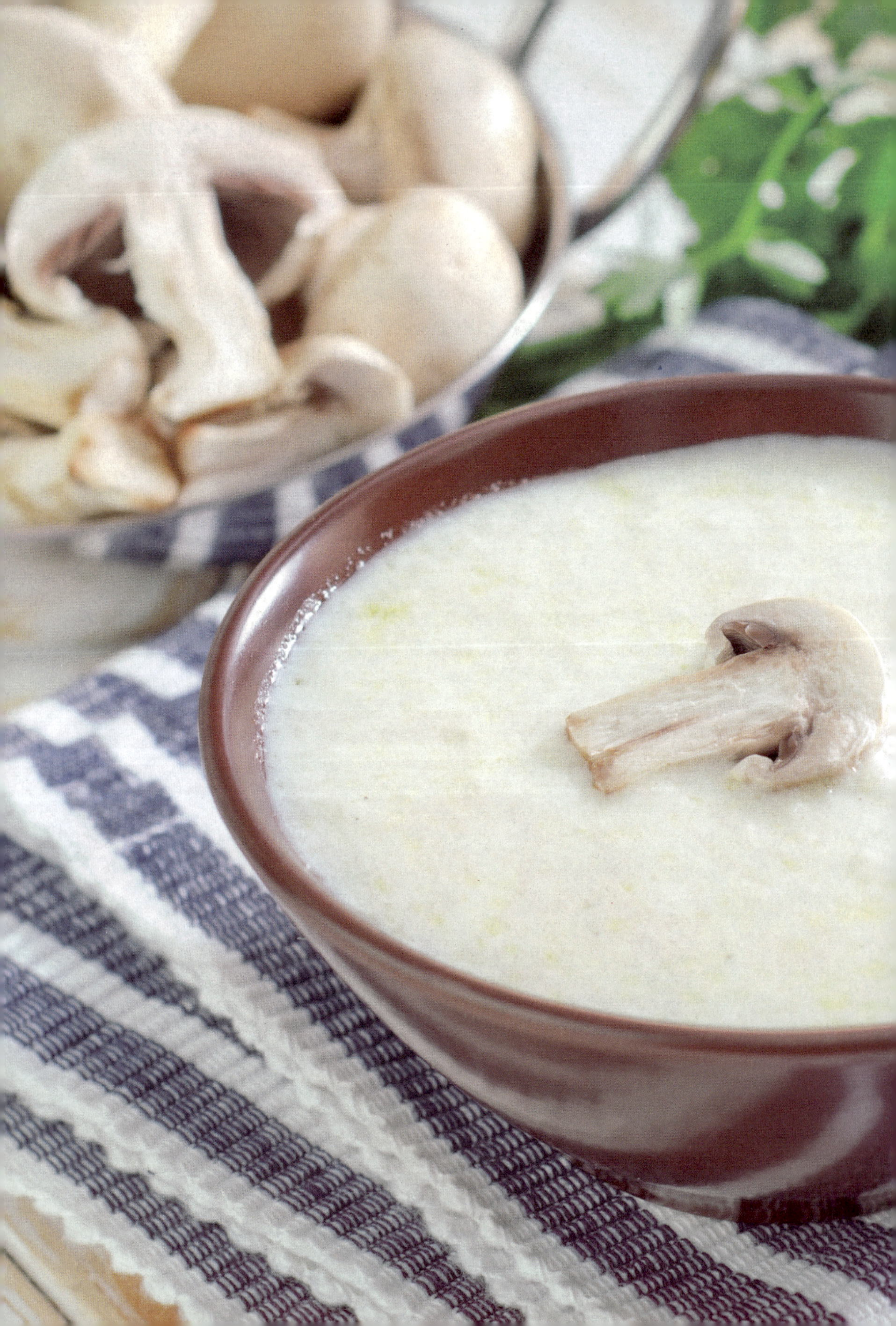

Part 4

营养汤羹，“素”食不打折

汤品是现代人养生的餐桌首选，而一碗清淡的素汤，更是朴实动人。它以富含大自然气息的蔬菜、瓜类、水果、果仁等为主材，采用炖、蒸、煲等方法制成，有胜于肉汤的鲜香，能让你的味蕾有不一样的体验。

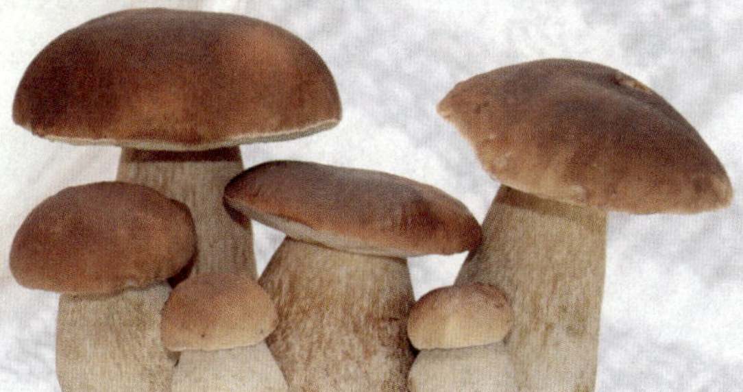

素汤的制作技巧

巧选煲汤食材

煲制素汤以菌菇类、根茎类食材为佳。适宜煲制素汤的常见食材有莲藕、白萝卜、土豆、海带、冬瓜、山药、竹荪等。蔬菜与豆制品搭配煮汤，不仅口味鲜美，营养价值也会提高。

食材预处理

瓜、果、叶菜类食材要新鲜，去头尾、皮、瓤和杂质，清洗干净即可；菌菇类、豆类食材则需用水提前浸泡。如果使用绿叶蔬菜入汤，在汤品将好的时候将蔬菜放入锅中，能最大限度地保存原料的维生素。

掌握火候与时间

煲制素汤一般不需要太长时间。蘑菇、香菇、海带等耐煮食材需要煲2～3小时，胡萝卜、土豆、莴笋等根茎类蔬菜及豆腐、冻豆腐等豆制品一般煮15～20分钟即可，莲子、花生、核桃、大枣等材料煮20～30分钟，而叶菜类蔬菜稍加汆烫即可。

推荐食谱

烹饪时间 40 分钟，口味鲜

薏米白菜汤

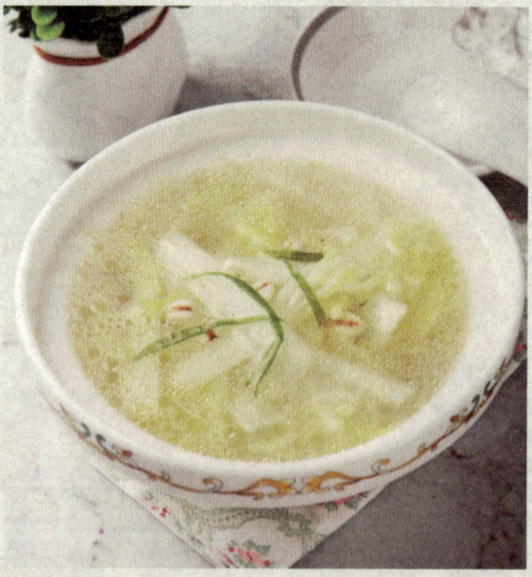

原料 ○ 2 人份

白菜 140 克，薏米 150 克，姜丝、葱丝各少许

调料

盐、鸡粉各 2 克，食用油适量

做法

1. 洗好的白菜切去根部，再切段，改切成粗丝，备用。
2. 砂锅注油烧热，放入姜丝、葱丝，炒匀，注入适量清水，倒入薏米，拌匀。
3. 盖上盖，烧开后用小火煮约 30 分钟；揭开盖，放入白菜，拌匀。
4. 用小火煮约 6 分钟至熟，加入盐、鸡粉，拌匀调味，关火后盛出汤料即可。

大白菜冬瓜汤

烹饪时间8分钟，口味清淡

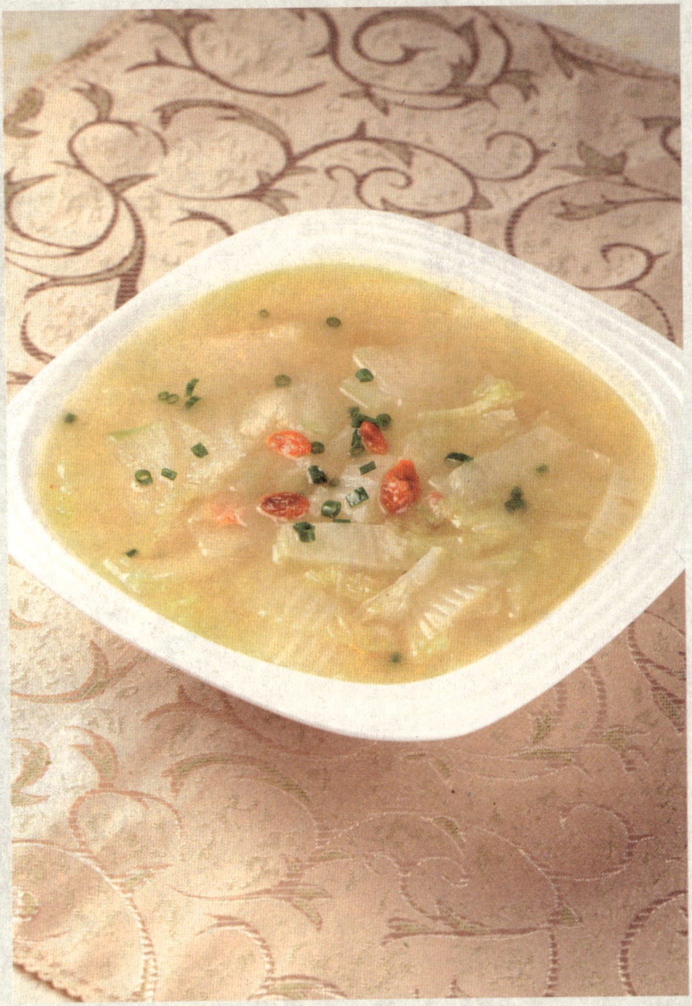

原料 ○ 1人份

大白菜180克，冬瓜200克，枸杞8克，姜片、葱花各少许

调料

盐、鸡粉各2克，食用油适量

做法

❶ 将洗净去皮的冬瓜切成片。
❷ 洗好的大白菜切成小块。
❸ 用油起锅，放入少许姜片，爆香。
❹ 倒入冬瓜片，翻炒匀，放入切好的大白菜，炒匀。
❺ 倒入适量清水，放入洗净的枸杞，盖上盖，烧开后用小火煮5分钟，至食材熟透。
❻ 揭盖，加入盐、鸡粉，用锅勺搅匀调味。
❼ 将煮好的汤料装入碗中，撒上葱花即成。

小叮咛 大白菜中所含的纤维素可增强肠道蠕动，促进消化和排泄，预防便秘。

西红柿豆芽汤

烹饪时间5分钟，口味清淡

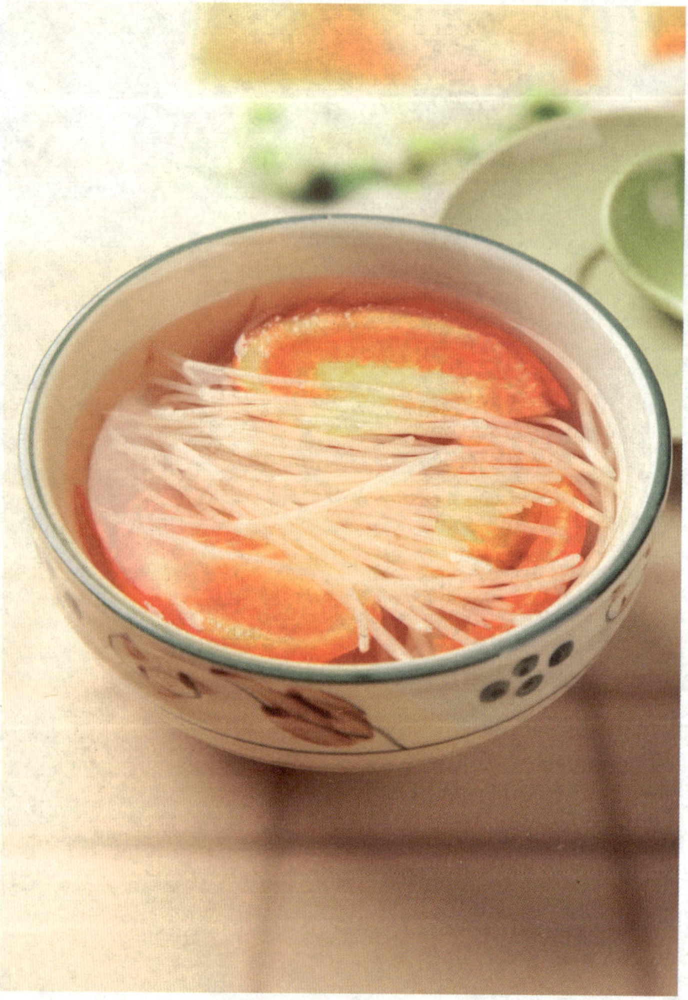

原料 ○ 1人份

西红柿 50 克，绿豆芽 15 克

调料

盐 2 克

做法

❶ 洗净的西红柿切开，切成瓣，待用。
❷ 砂锅置于火上，注入适量清水，用大火烧热。
❸ 倒入切好的西红柿、洗净的绿豆芽，搅拌匀。
❹ 加入盐，略煮至食材入味。
❺ 关火后将煮好的汤料装入碗中即可。

小叮咛 西红柿不宜空腹食用。空腹时胃酸分泌量较多，西红柿所含的一些化学物质与胃酸结合易形成不溶于水的块状物，容易引起腹痛。

烹饪时间 8 分钟，口味清淡

节瓜西红柿汤

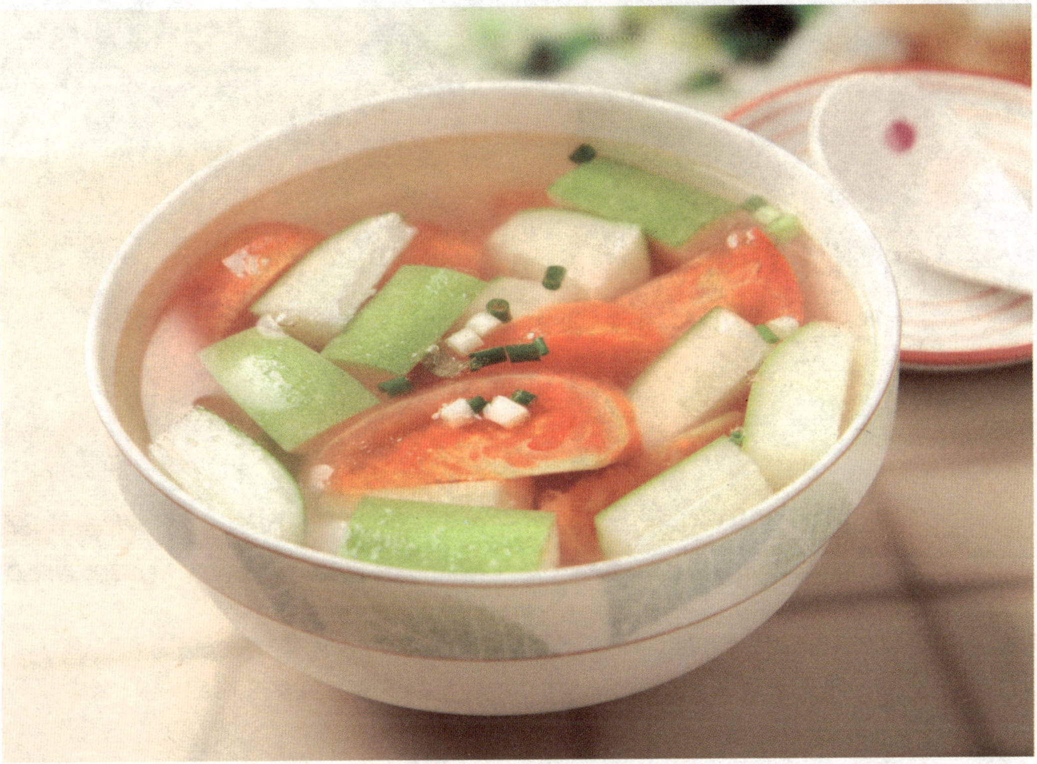

原料 ○ 2 人份

节瓜 200 克，西红柿 140 克，葱花少许

调料

盐 2 克，鸡粉少许，芝麻油适量

做法

1. 将洗好的节瓜切开，去除瓜瓤，再改切段。
2. 洗净的西红柿切开，再切小瓣。
3. 锅中注入适量清水烧开，倒入切好的节瓜、西红柿，搅拌匀。
4. 用大火煮约 4 分钟，至食材熟软。
5. 加入盐、鸡粉，注入适量芝麻油，拌匀，略煮。
6. 关火后将煮好的西红柿汤装入碗中，撒上葱花即可。

小叮咛 新鲜的节瓜瓜身多毛、有光泽。一般人群均可食用节瓜，肾脏病、浮肿病、糖尿病患者可多食。节瓜肉质柔滑，煮的时间不宜太长，以免口感偏软。

烹饪时间 5 分钟，口味清淡

西红柿洋葱汤

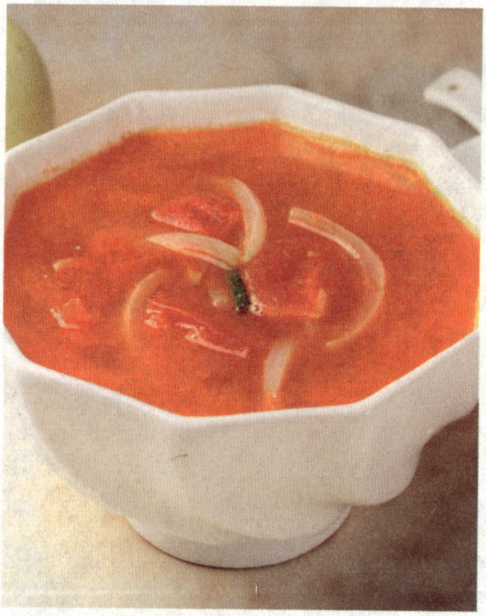

原料 ○ 2 人份

西红柿 150 克，洋葱 100 克

调料

盐 2 克，番茄酱 15 克，鸡粉、食用油各适量

做法

❶ 去皮洗净的洋葱切成丝；洗好的西红柿对半切开，再切成小块。

❷ 锅中注油烧热，放入洋葱丝，快速翻炒匀，倒入切好的西红柿。

❸ 注入适量清水，盖上锅盖，烧开后煮 2 分钟至食材熟透。

❹ 揭开锅盖，加入适量鸡粉、盐、番茄酱，用勺搅匀调味。

❺ 关火，盛出煮好的汤料即可。

烹饪时间 13 分钟，口味清淡

芹菜红枣汤

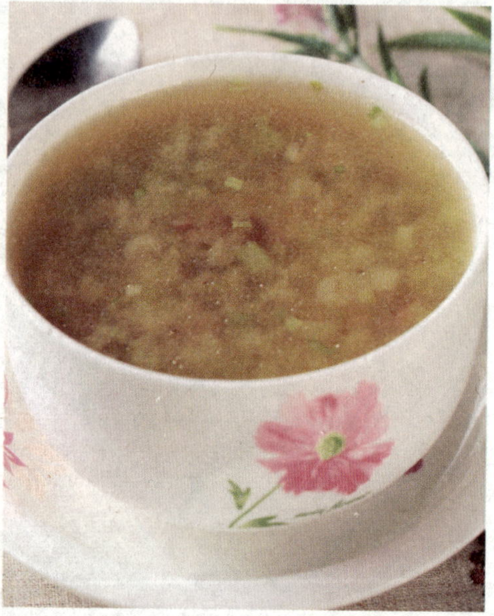

原料 ○ 1 人份

芹菜 65 克，红枣 20 克

调料

盐少许，芝麻油适量

做法

❶ 洗好的芹菜切成碎末；洗净的红枣切开，去核，再切成粒。

❷ 砂锅中注入适量清水烧开，倒入红枣粒。

❸ 盖上锅盖，用中火煮约 10 分钟至其软烂。

❹ 揭开锅盖，放入芹菜末，搅拌匀。

❺ 加入盐、芝麻油，搅匀，煮至食材入味。

❻ 关火，盛出煮好的汤料即可。

烹饪时间 18 分钟，口味清淡

香菇芹菜叶粉丝汤

原料 ○ 1 人份

水发粉丝 120 克，鲜香菇 55 克，芹菜叶 15 克，姜丝、葱丝各少许

调料

盐 2 克，鸡粉少许

做法

1. 将洗净的鲜香菇切开，切成片，备用。
2. 砂锅中注入适量清水烧热，倒入香菇片，放入洗净的芹菜叶，撒上姜丝、葱丝，拌匀。
3. 盖上盖，烧开后用小火煮约 15 分钟。
4. 揭盖，放入备好的粉丝，拌匀，加入盐、鸡粉调味，用中火略煮一会儿至汤汁入味。
5. 关火后将煮好的食材装入碗中即成。

小叮咛 香菇含蛋白质、B 族维生素、香菇多糖、钙、磷、铁等营养成分，具有健脾和胃、增强免疫力、促进消化、降血压等功效。

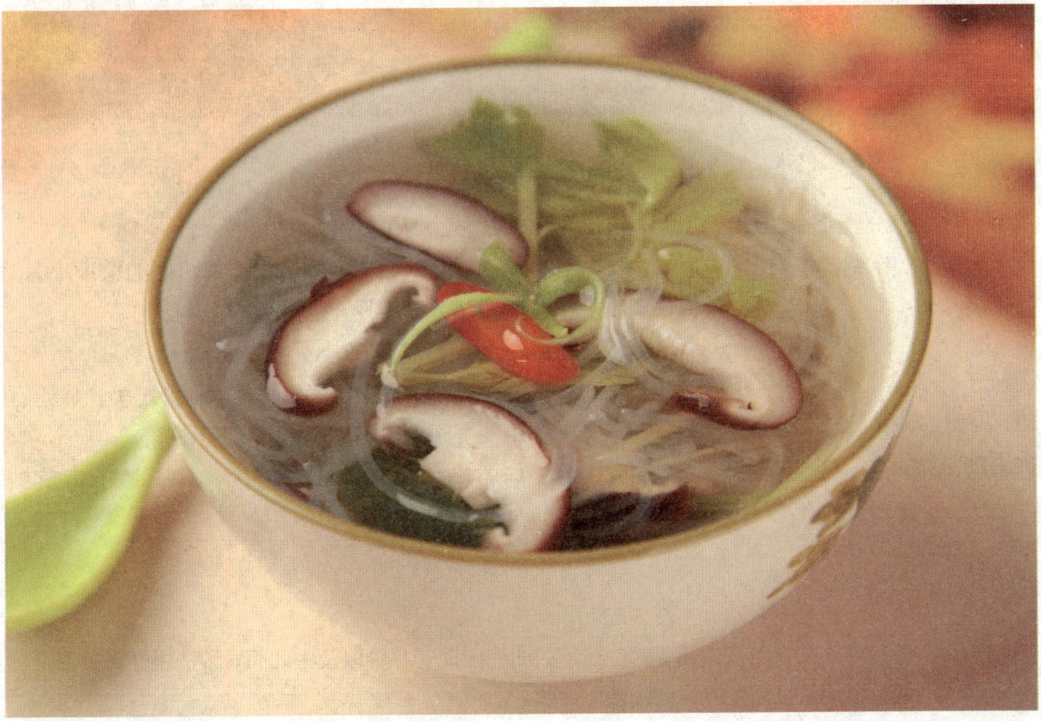

烹饪时间 8 分钟，口味清淡

蚕豆粉丝汤

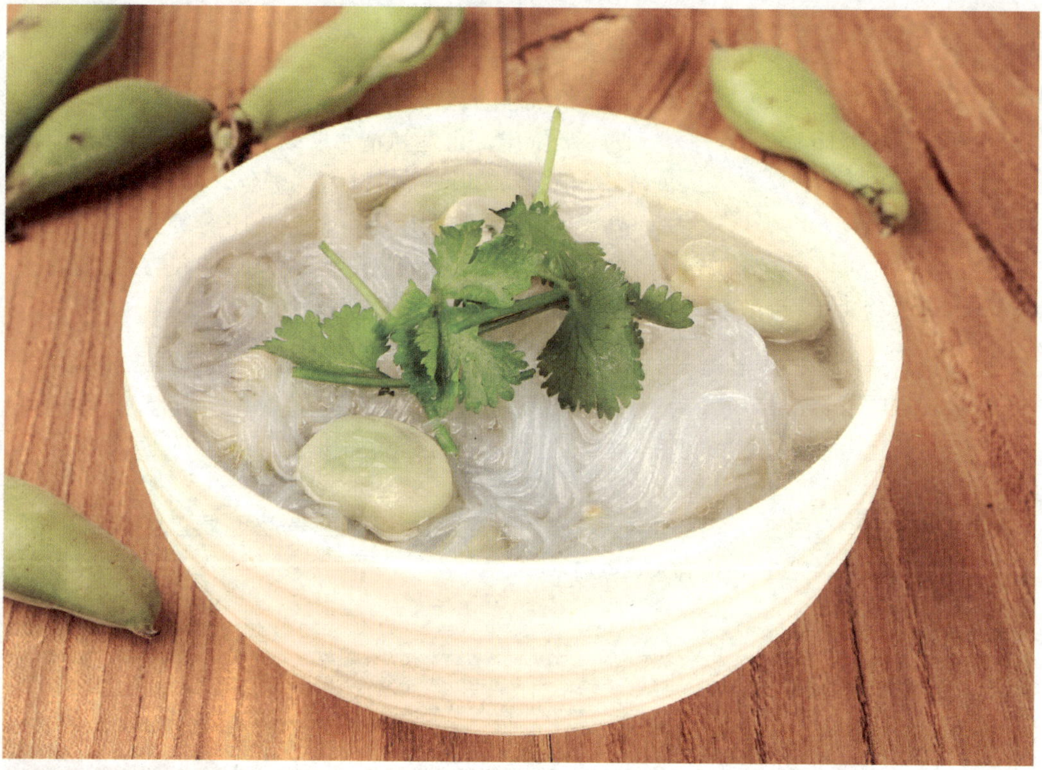

原料 ○ 2 人份

蚕豆、水发粉丝各 100 克，酸萝卜 50 克，姜末、香菜各少许

调料

盐、鸡粉、胡椒粉各 2 克，食用油适量

做法

❶ 洗净的酸萝卜切成片，待用。

❷ 用油起锅，倒入姜末，爆香，放入切好的酸萝卜片，注入适量清水，倒入洗净的蚕豆，拌匀。

❸ 加盖，大火煮开后转小火煮 5 分钟。

❹ 揭盖，倒入泡发好的粉丝，拌匀，加入盐、鸡粉、胡椒粉，充分拌匀至入味，稍煮片刻。

❺ 关火后将煮好的汤盛入备好的碗中，放上香菜装饰即可。

小叮咛 蚕豆中含有大量蛋白质，对缺乏蛋白质而出现的水肿以及由此而导致的慢性肾炎患者有益。食用蚕豆还能减缓动脉硬化症状。

南瓜圣女果排毒汤

烹饪时间35分钟，口味甜

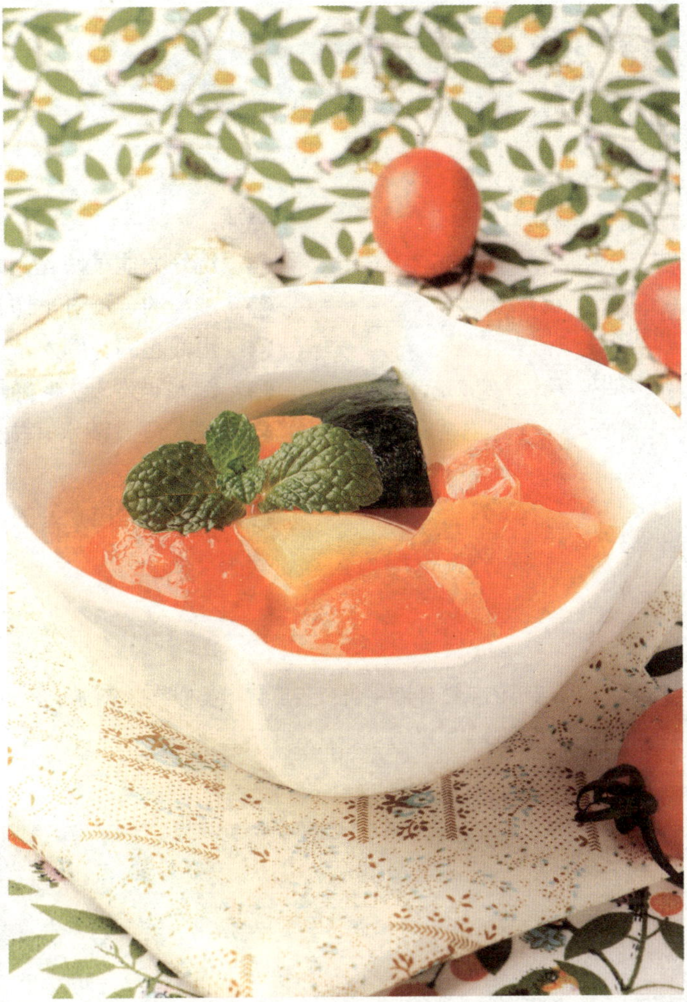

原料 ○ 3人份

小南瓜230克，圣女果70克，去皮胡萝卜45克，苹果110克

调料

蜂蜜30克

做法

1. 洗净的胡萝卜切滚刀块，洗好的苹果切块，洗净的小南瓜切大块，待用。
2. 砂锅中注入适量清水烧开，倒入切好的胡萝卜、苹果、小南瓜和备好的圣女果，拌匀。
3. 加盖，大火煮开后转小火煮30分钟至食材熟透。
4. 揭盖，加入蜂蜜，搅拌至入味。
5. 关火后将煮好的汤盛入碗中即可。

小叮咛 苹果营养丰富，具有瘦身排毒、调理肠胃、润肺止咳等功效，但溃疡性结肠炎、白细胞减少症、前列腺肥大等患者及有胃寒症状者不宜食用，否则会加重不适感。

烹饪时间 6 分钟，口味清淡

韭菜苦瓜汤

原料 ○ 2 人份

苦瓜 150 克，韭菜 65 克

调料

食用油适量

做法

1. 洗好的韭菜切碎，待用。
2. 洗净的苦瓜对半切开，去瓤，再切成片，备用。
3. 用油起锅，倒入苦瓜，翻炒至变色。
4. 倒入韭菜，快速翻炒出香味。
5. 注入适量清水，搅匀，用大火略煮一会儿，至食材变软。
6. 关火后盛出煮好的汤料即可。

小叮咛 苦瓜的新鲜汁液中含有苦瓜苷和类似胰岛素的物质，具有良好的降血糖作用，是糖尿病患者的理想食品。

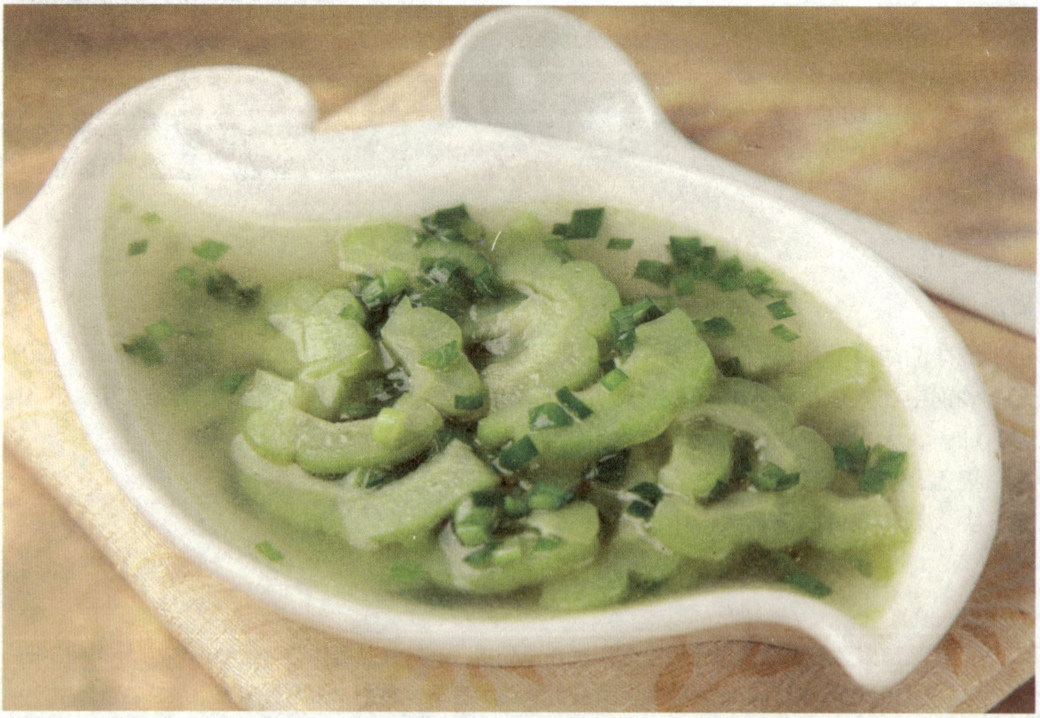

烹饪时间 24 分钟，口味苦

莲子心冬瓜汤

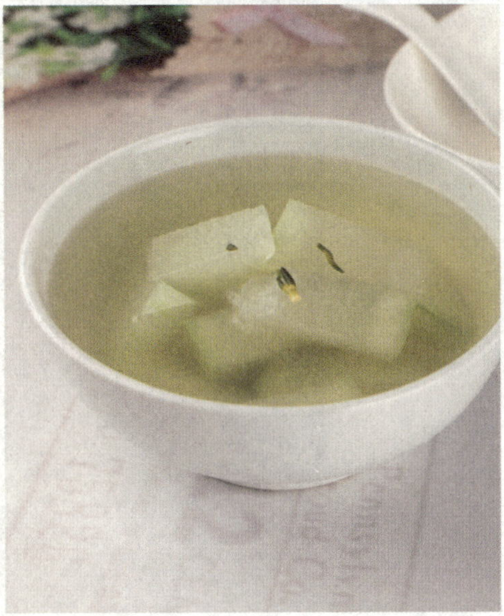

原料 ○ 2 人份

冬瓜 300 克，莲子心 6 克

调料

盐 2 克，食用油少许

做法

❶ 洗净的冬瓜去皮，切成小块，备用。

❷ 砂锅中注入适量清水烧开，倒入冬瓜，放入莲子心。

❸ 盖上盖子，烧开后用小火煮 20 分钟，至食材熟透。

❹ 揭盖，放入盐，拌匀调味，加入少许食用油，拌匀。

❺ 将煮好的汤料盛入碗中即可。

烹饪时间 40 分钟，口味清淡

冬瓜薏米车前汤

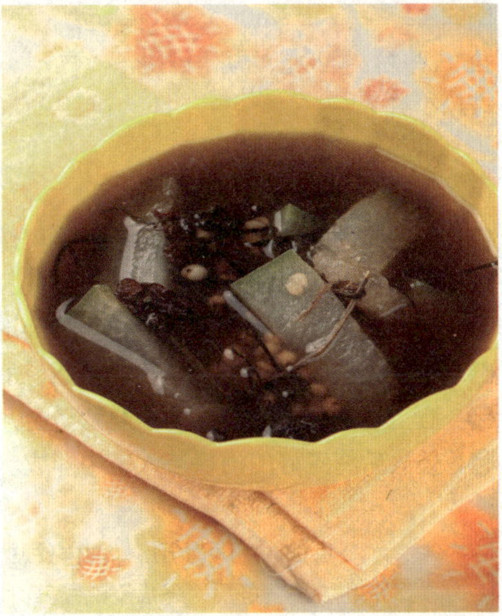

原料 ○ 1 人份

冬瓜 90 克，水发薏米 55 克，车前草 7 克

调料

盐 2 克

做法

❶ 将洗净的冬瓜切成小块，装入盘中，待用。

❷ 砂锅中注入适量清水，放入薏米，倒入洗好的车前草，搅匀。

❸ 盖上盖，烧开后用小火煮 20 分钟，至薏米熟软；揭盖，放入切好的冬瓜。

❹ 盖上盖，用小火煮 15 分钟，至全部食材熟透；揭盖，放入盐，用勺搅匀，煮至沸。

❺ 关火后将汤料盛入碗中即可。

海带豆腐冬瓜汤

烹饪时间8分钟，口味清淡

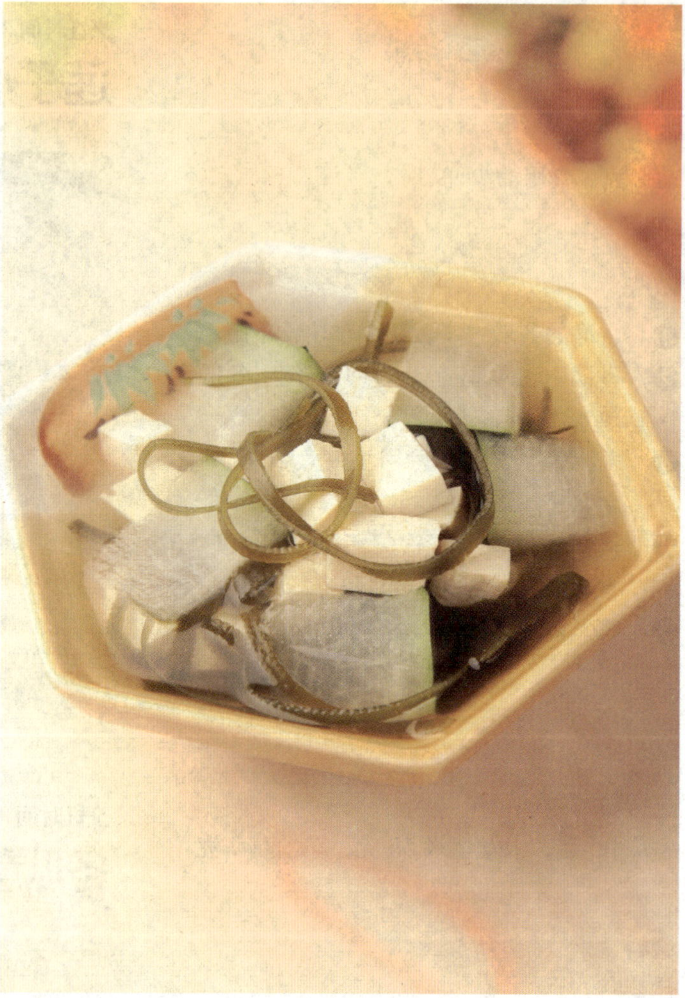

原料 ○ 3人份

豆腐170克，冬瓜200克，水发海带丝120克，姜丝、葱丝各少许

调料

盐、鸡粉各2克，胡椒粉少许

做法

1. 将洗净的豆腐切开，改切条形，再切小方块；洗净的冬瓜切小块，备用。
2. 锅中注入适量清水烧开，撒上姜丝、葱丝。
3. 放入冬瓜块，倒入豆腐块，再放入洗净的海带丝，拌匀。
4. 用大火煮约4分钟，至食材熟透，加入盐、鸡粉。
5. 撒上适量胡椒粉，拌匀，略煮一会儿至汤汁入味。
6. 关火后将煮好的汤料装入碗中即成。

小叮咛 冬瓜性寒，脾胃气虚、泄泻便溏、胃寒疼痛者应忌食，女性月经来潮期间和寒性痛经者也要忌食冬瓜。冬瓜皮的营养价值较高，做汤时可不用去皮。

烹饪时间 33 分钟，口味清淡

绿豆知母冬瓜汤

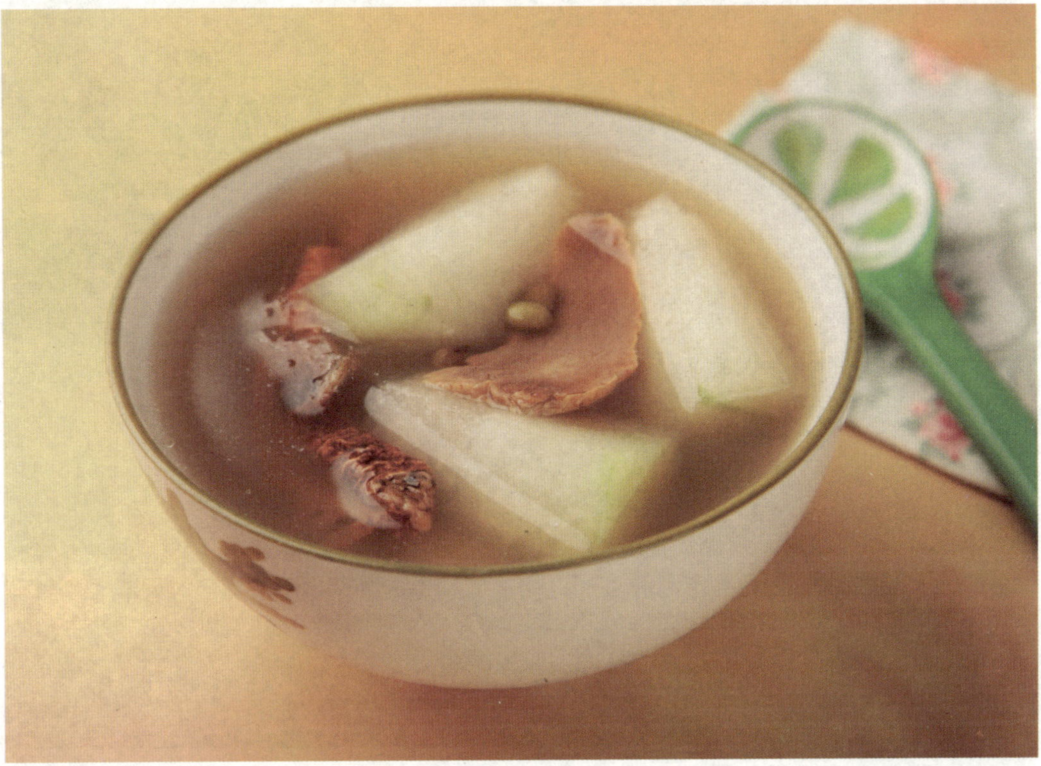

原料 ○ 2 人份

冬瓜 240 克，水发绿豆 60 克，知母少许

调料

盐、鸡粉各 2 克

做法

1. 洗净的冬瓜切块，备用。
2. 砂锅中注入适量清水烧热，倒入备好的绿豆、知母、冬瓜，拌匀。
3. 盖上盖，大火烧开后转用小火煮约 30 分钟至食材熟透。
4. 揭开盖，放入盐、鸡粉，拌匀，煮至食材入味。
5. 关火后盛出煮好的汤料即可。

小叮咛 冬瓜含维生素 C 较多，钾含量较高，钠含量较低。需要补充营养的高血压肾病、水肿病等患者适量食之，可消肿而不伤正气。

烹饪时间 33 分钟，口味清淡

泽泻冬瓜汤

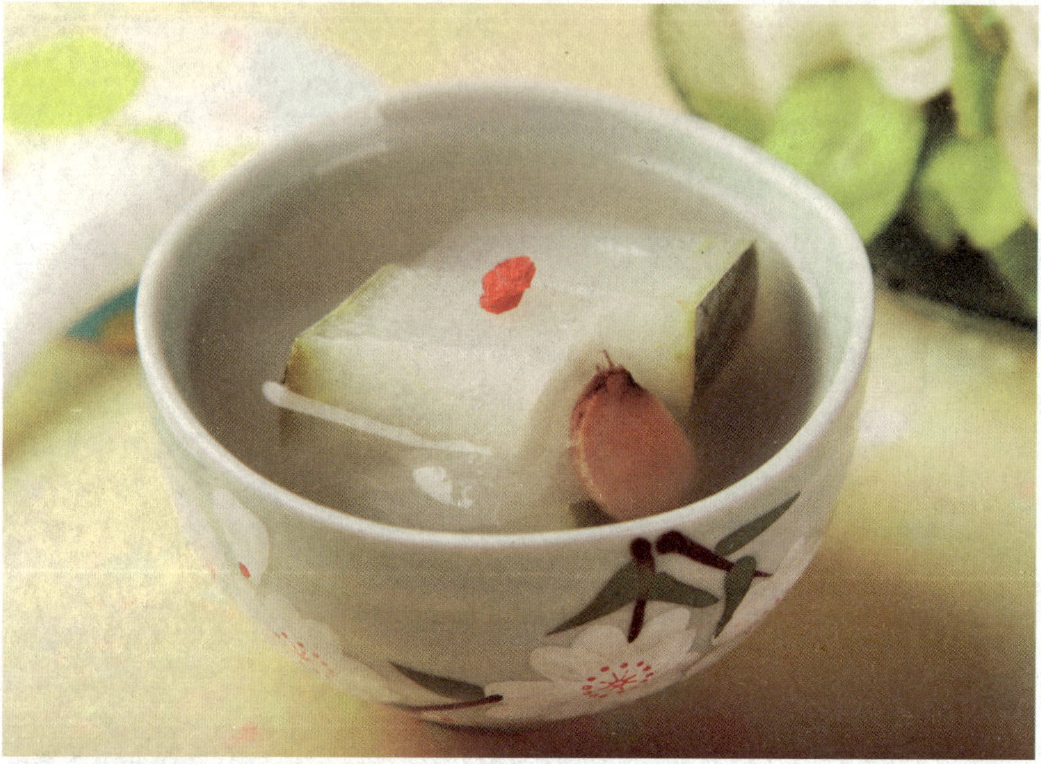

原料 ○ 2 人份

冬瓜 270 克，泽泻少许

调料

盐 2 克

做法

1. 洗净的冬瓜切开，去瓤，再切成小块，备用。
2. 砂锅中注入适量清水烧热，倒入备好的泽泻和切好的冬瓜。
3. 盖上盖，大火烧开后转用小火煮约 30 分钟至食材熟透。
4. 揭开盖，加入盐，拌匀调味。
5. 关火后盛出煮好的汤料即可。

小叮咛 冬瓜具有清热解毒、利尿消肿、降糖降脂、除烦止渴等功效，搭配具有显著利尿作用的泽泻熬制成汤，有很好的祛湿利水的作用。

烹饪时间 20 分钟，口味清淡

芦笋玉米西红柿汤

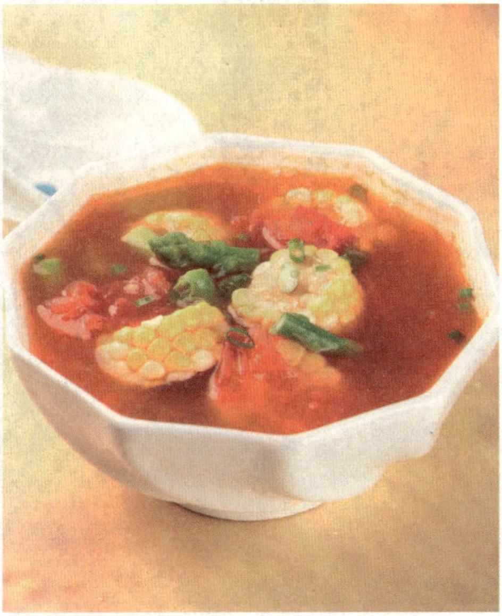

原料 ○ 2人份

玉米棒 200 克，芦笋、西红柿各 100 克，葱花少许

调料

番茄酱 15 克，盐、鸡粉各 2 克，食用油少许

做法

1. 将洗净的芦笋切成段，洗好的玉米棒切成小块，洗净的西红柿切成小块。
2. 砂锅中注入适量清水烧开，倒入切好的玉米棒，放入西红柿块。
3. 盖上盖，煮沸后用小火煮约 15 分钟，至食材熟软。
4. 揭盖，淋上食用油，倒入芦笋，拌匀，加入盐、鸡粉、番茄酱，拌匀调味，续煮一会儿，至食材熟透。
5. 关火后盛出煮好的汤料，撒上葱花即成。

烹饪时间 20 分钟，口味清淡

牛蒡丝瓜汤

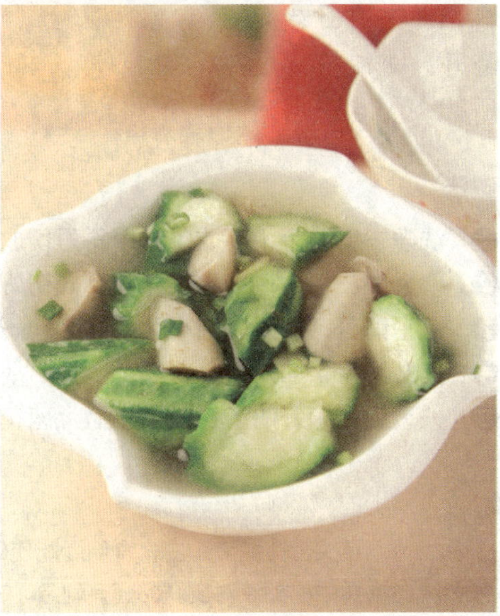

原料 ○ 2人份

牛蒡 120 克，丝瓜 100 克，姜片、葱花各少许

调料

盐 2 克，鸡粉少许

做法

1. 洗净去皮的牛蒡切滚刀块，洗好去皮的丝瓜切滚刀块，待用。
2. 锅中注入适量清水烧热，倒入牛蒡、姜片，搅匀。
3. 盖上锅盖，烧开后用小火煮约 15 分钟至其熟软。
4. 揭开锅盖，倒入丝瓜，用大火煮至熟透，加入盐、鸡粉，搅匀调味。
5. 关火后盛出煮好的汤料，撒上葱花即成。

芋头汤

烹饪时间35分钟，口味清淡

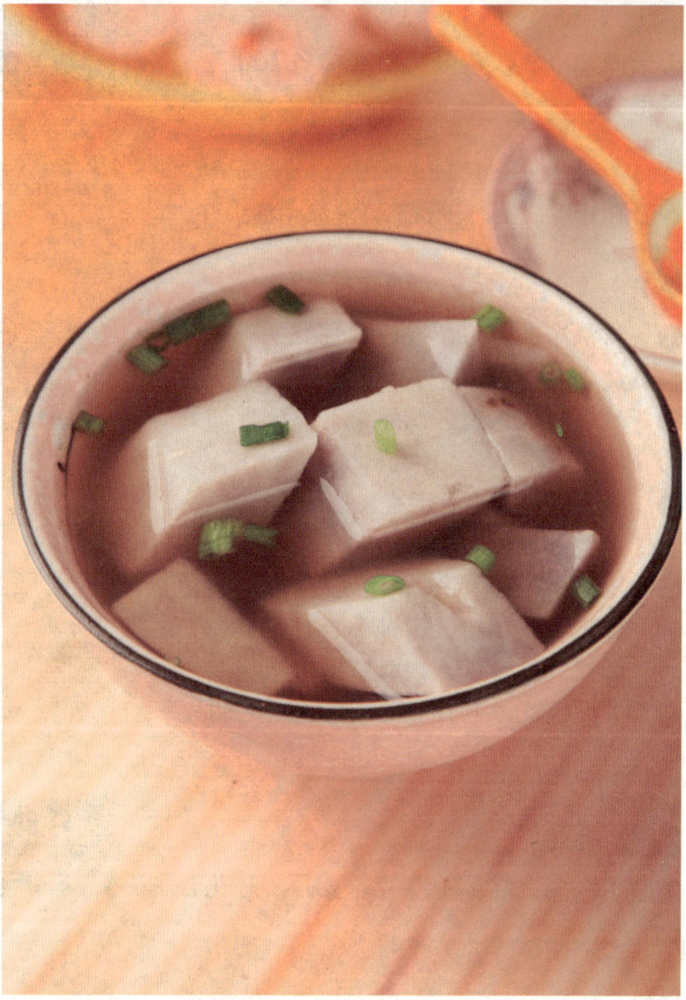

原料 ○ 2人份

芋头260克，葱花少许

调料

料酒4毫升，生抽3毫升，胡椒粉、盐各适量

做法

❶ 洗净去皮的芋头切成条，用斜刀切成菱形块，备用。
❷ 砂锅中注入适量清水烧开，倒入切好的芋头。
❸ 盖上锅盖，烧开后用小火煮约30分钟至其变软。
❹ 揭开锅盖，加入盐、料酒、生抽、胡椒粉，搅拌均匀，至食材入味。
❺ 关火后将煮好的汤料盛出，撒上葱花即可。

小叮咛 芋头含有黏液蛋白，食用后能使体内产生免疫球蛋白，有利于素食者增强免疫力。但芋头中的黏液对皮肤黏膜有刺激，在剥洗芋头时，最好戴上手套。

烹饪时间 25 分钟，口味清淡

杏仁百合白萝卜汤

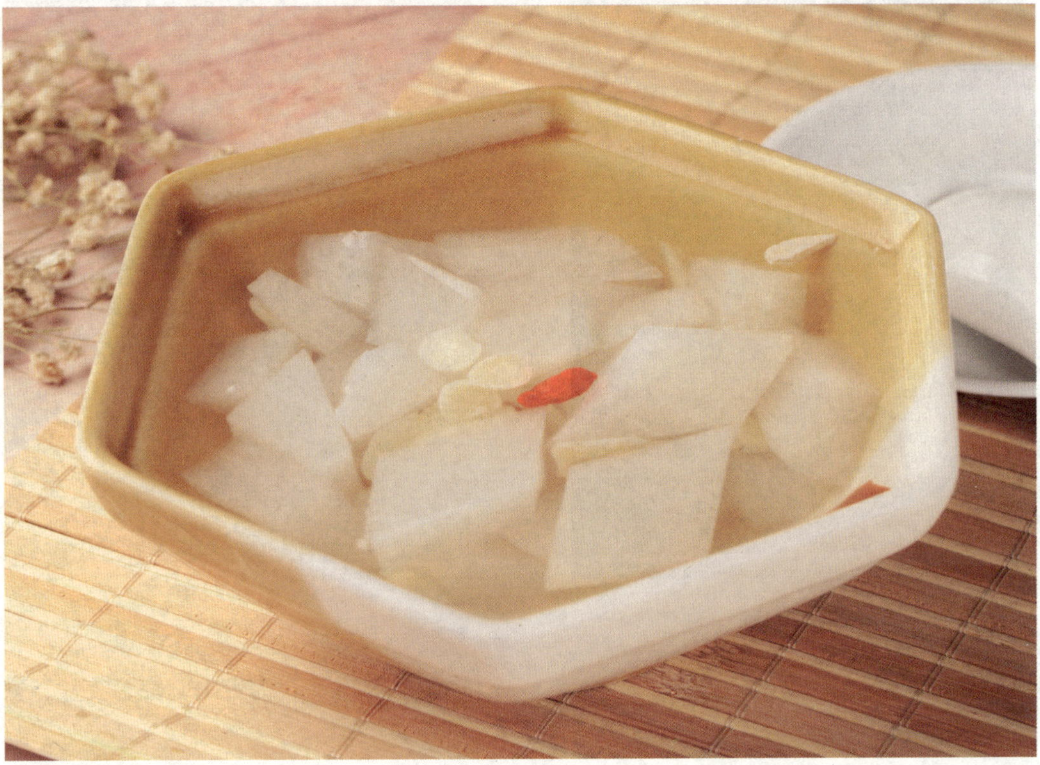

原料 ○ 2 人份

杏仁 15 克，干百合 20 克，白萝卜 200 克

调料

盐 3 克，鸡粉 2 克

做法

1. 洗净的白萝卜切块，再切条，改切成丁。
2. 砂锅中注入适量清水烧开，放入洗好的百合、杏仁。
3. 加入切好的白萝卜丁，拌匀。
4. 盖上盖，用小火煮 20 分钟至食材熟软。
5. 揭开盖，放入盐、鸡粉，拌匀调味。
6. 关火后盛出煮好的汤料即可。

小叮咛 百合含有蛋白质、B 族维生素、维生素 C、钙、磷、铁、镁、锌、硒等营养成分，有润肺止咳、宁心安神、美容养颜等功效。素食者食之可为身体补充多种营养素。

烹饪时间 15 分钟，口味甜

白萝卜汤

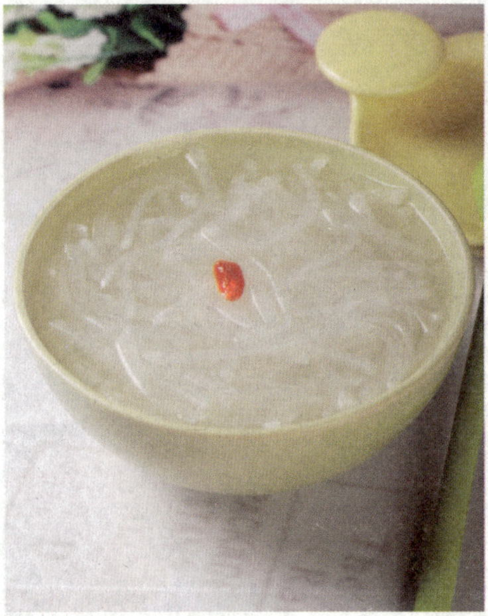

原料 ○ 2 人份

白萝卜 300 克

调料

冰糖 20 克

做法

❶ 将洗净去皮的白萝卜切片，改切成丝，备用。

❷ 砂锅中注入适量清水烧开，倒入萝卜丝，搅散。

❸ 盖上盖，煮 10 分钟至食材熟透。

❹ 揭开盖，放入适量冰糖，搅拌均匀，煮至冰糖溶化。

❺ 关火后盛出煮好的白萝卜汤即可。

烹饪时间 8 分钟，口味清淡

白萝卜海带汤

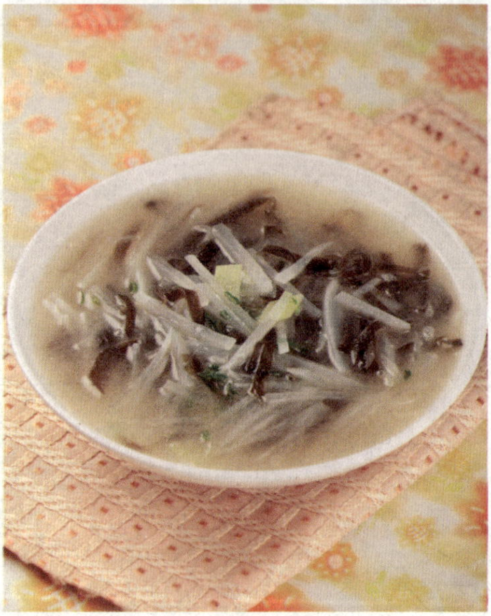

原料 ○ 2 人份

白萝卜 200 克，海带 180 克，姜片、葱花各少许

调料

盐、鸡粉各 2 克，食用油适量

做法

❶ 将洗净去皮的白萝卜切成片，改切成丝；洗好的海带切块，再切成丝。

❷ 用油起锅，放入姜片，爆香，倒入白萝卜丝，炒匀，注入适量清水。

❸ 盖上盖，烧开后煮 3 分钟至熟。

❹ 揭盖，稍加搅拌，倒入海带丝，拌匀，煮至沸，放入盐、鸡粉，用勺搅匀，煮至沸。

❺ 把煮好的汤料盛入碗中，撒上葱花即可。

烹饪时间 23 分钟，口味清淡

佛手胡萝卜马蹄汤

原料 ○ 1 人份

胡萝卜 50 克，马蹄肉 100 克，佛手 10 克，葱段少许

调料

盐 2 克，胡椒粉 4 克

做法

❶ 洗好去皮的胡萝卜切圆片，洗净的佛手切成段。

❷ 砂锅中注入适量清水，倒入洗好的马蹄肉，放入切好的胡萝卜、佛手，拌匀。

❸ 盖上盖，煮开后用小火煮 20 分钟至食材七八成熟。

❹ 揭盖，倒入少许葱段，加入盐、胡椒粉，拌匀。

❺ 关火后盛出煮好的汤料，待稍微放凉后即可食用。

小叮咛 马蹄味甘、性寒，具有清热生津、化痰消积的功效。

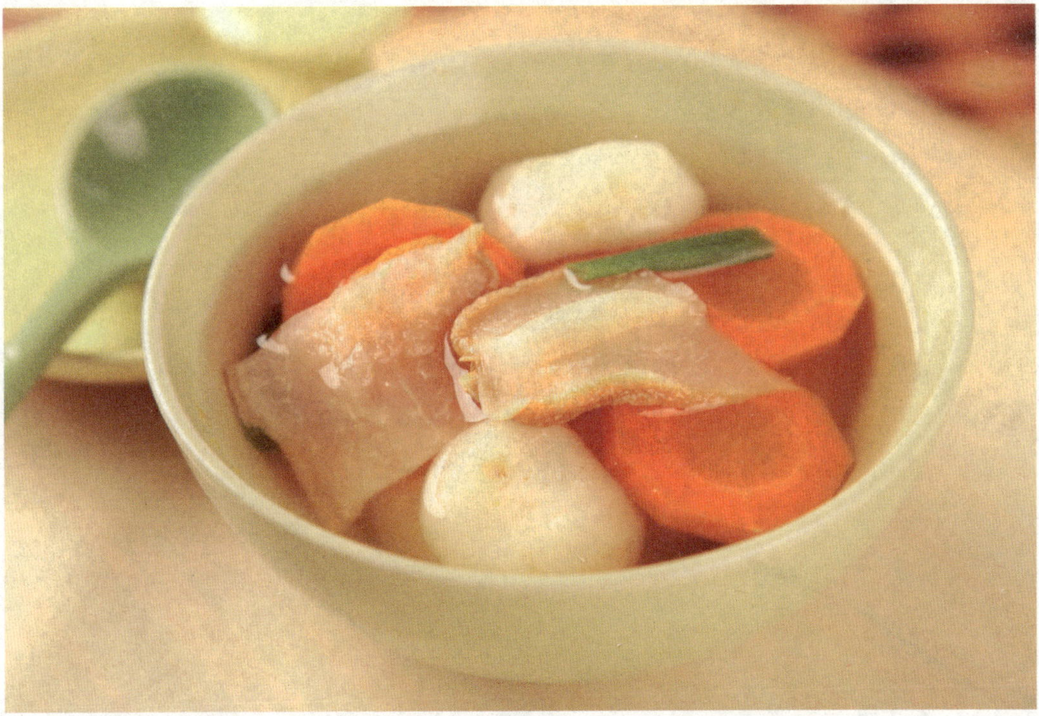

烹饪时间 16 分钟，口味清淡

怡红绿玉汤

原料 ○ 2 人份

豌豆 130 克，鲜百合 100 克，胡萝卜 120 克，姜片少许

调料

盐 2 克，鸡粉、白胡椒粉各少许，食用油适量

做法

❶ 将洗净去皮的胡萝卜切开，再切条形，改切小块。
❷ 深汤锅置于旺火上，注入食用油烧热，撒上姜片，爆香，倒入洗净的豌豆，炒匀。
❸ 放入切好的胡萝卜，炒透，注入适量清水。
❹ 盖上盖，大火煮约 6 分钟，至食材熟软。
❺ 揭盖，倒入洗净的百合，用大火续煮约 5 分钟，加入盐、鸡粉。
❻ 撒上白胡椒粉，搅匀，略煮一会儿，至汤汁入味，关火后将汤料装入碗中即可。

小叮咛 豌豆具有益中气、止泻痢、利小便、消肿解毒等功效，含有大量的植物蛋白，是素食者补充蛋白质的良好来源，但食用过多豌豆易引起消化不良，故一次不宜食用过多。

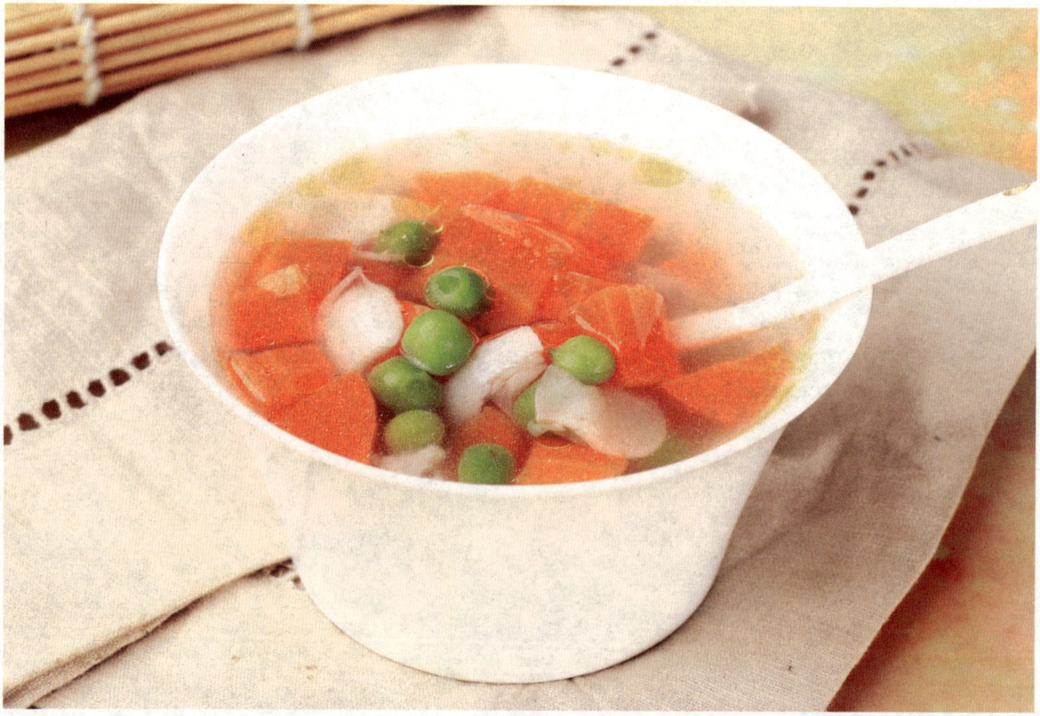

慈姑蔬菜汤

烹饪时间 6 分钟，口味清淡

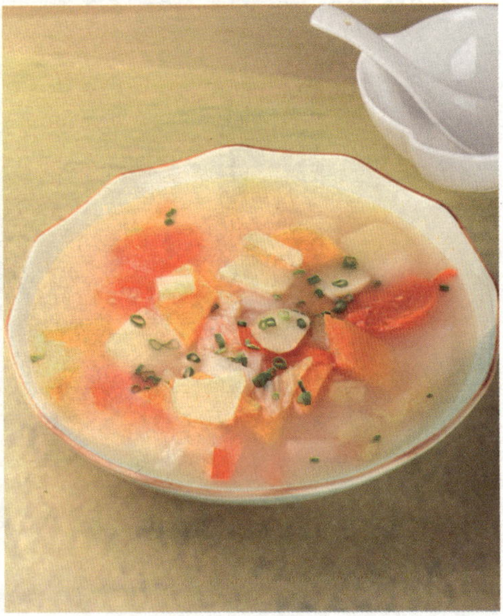

原料 ○ 3 人份

慈姑 150 克，南瓜 180 克，西红柿、大白菜各 100 克，葱花少许

调料

盐、鸡粉各 2 克，鸡汁、食用油各适量

做法

1. 西红柿切成小块；大白菜切成小块；去皮的南瓜切成片；慈姑切去蒂，再切成片，备用。
2. 锅中注水烧开，放入少许食用油、盐。
3. 加入鸡粉，倒入切好的慈姑、南瓜、白菜、西红柿，搅拌匀。
4. 盖上盖，用中火煮 4 分钟，至食材熟透。
5. 揭开盖，倒入鸡汁，搅拌片刻，使汤汁入味；关火后将煮好的汤料盛入碗中，撒上葱花即可。

慈姑花菜汤

烹饪时间 8 分钟，口味鲜

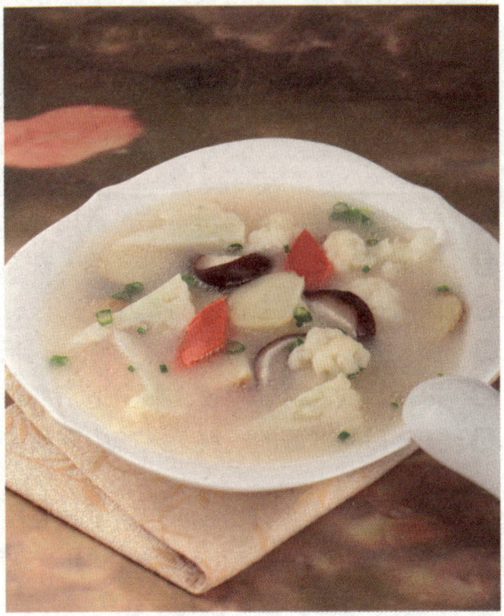

原料 ○ 3 人份

慈姑 120 克，鲜香菇、彩椒各 50 克，花菜 200 克，葱花少许

调料

盐、鸡粉各 2 克，食用油适量

做法

1. 洗净的慈姑去蒂，切片；洗好的花菜切成小块；洗净的香菇切成片；洗好的彩椒切开，去籽，切成小块。
2. 锅中注入适量清水烧开，淋入适量食用油，加入盐、鸡粉，倒入切好的食材，搅拌匀。
3. 盖上盖，用中火煮 5 分钟，至食材熟透。
4. 揭盖，搅拌片刻；关火后盛出煮好的汤料，撒上葱花即可。

莲藕海带汤

烹饪时间30分钟，口味清淡

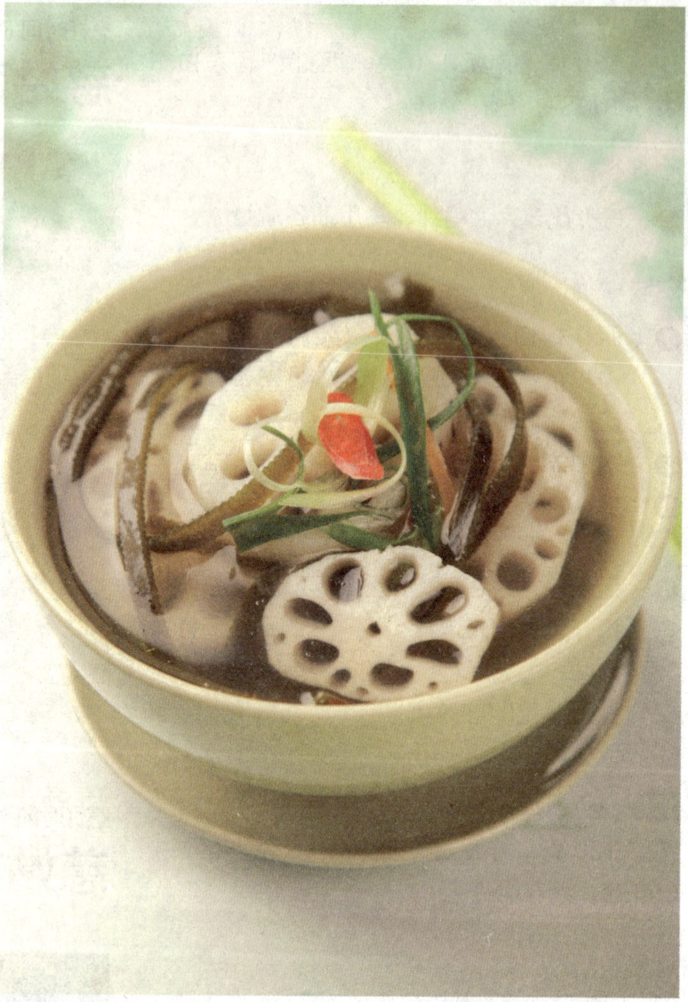

原料 ○ 2人份

莲藕160克，水发海带丝90克，姜片、葱段各少许

调料

盐、鸡粉各2克，胡椒粉适量

做法

❶ 将去皮洗净的莲藕切厚片，备用。
❷ 砂锅中注入适量清水烧热，倒入洗净的海带丝。
❸ 放入藕片，撒上备好的姜片、葱段，搅散。
❹ 盖上盖，烧开后用小火煮约25分钟，至食材熟透。
❺ 揭盖，加入盐、鸡粉，撒上适量胡椒粉，拌匀调味。
❻ 关火后将煮好的汤料装入碗中即成。

小叮咛 莲藕中含有的黏液蛋白和膳食纤维，能与人体内的胆酸盐、食物中的胆固醇及三酰甘油结合，使其从人体中排出，从而减少人体对脂类的吸收，有利于排毒、减肥、降糖、降脂。

烹饪时间 14 分钟，口味清淡

海带紫菜瓜片汤

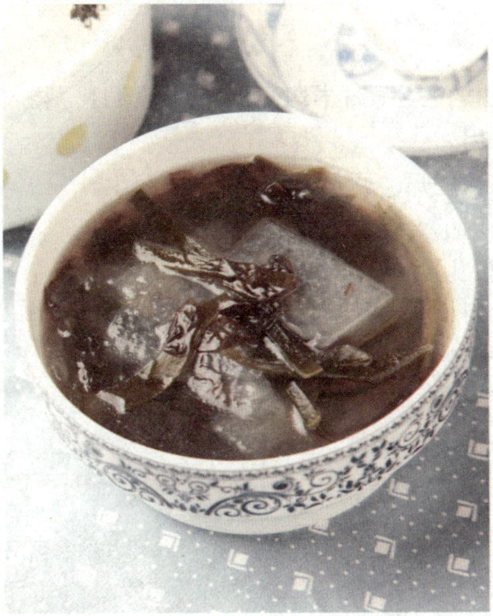

原料 ○ 3 人份

水发海带 200 克，冬瓜肉 170 克，水发紫菜 90 克

调料

盐、鸡粉各 2 克，芝麻油适量

做法

1. 将洗净的冬瓜肉去皮，再切片；洗好的海带切成细丝，待用。
2. 砂锅中注入适量清水烧开，放入冬瓜片，倒入海带丝，搅散，大火煮沸。
3. 转中小火煮约 10 分钟，至食材熟透，倒入洗净的紫菜，搅散。
4. 加入盐、鸡粉，搅匀，放入芝麻油，续煮一会儿，至汤汁入味。
5. 关火后将煮好的汤盛入碗中即可。

烹饪时间 23 分钟，口味鲜

决明子海带汤

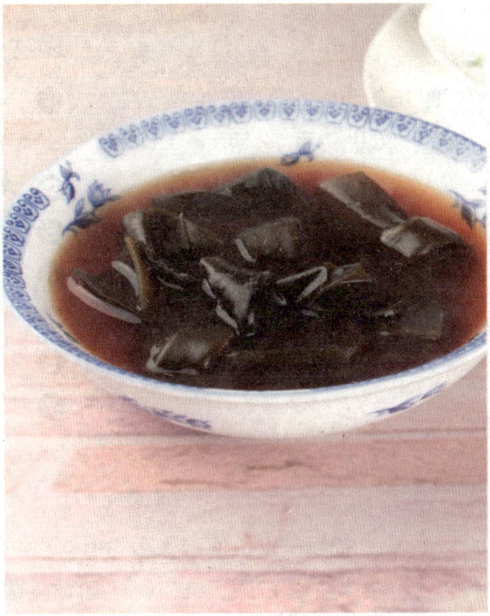

原料 ○ 1 人份

决明子 16 克，海带 150 克

调料

盐、鸡粉各 2 克

做法

1. 将洗净的海带切块，卷成长条状，再打成海带结，备用。
2. 砂锅中注入适量清水烧开，倒入洗净的决明子，放入海带结。
3. 盖上盖子，烧开后用小火煮 20 分钟，至食材熟透。
4. 揭盖，放入盐、鸡粉，搅匀调味。
5. 关火后将煮好的汤料盛入碗中即可。

烹饪时间 47 分钟，口味甜

花生莲藕绿豆汤

原料 ○ 2 人份

莲藕 150 克，水发花生 60 克，水发绿豆 70 克

调料

冰糖 25 克

做法

1. 将洗净去皮的莲藕对半切开，再切成薄片，装入盘中，备用。
2. 砂锅中注水烧开，放入洗好的绿豆、花生。
3. 盖上盖，用小火煲煮约 30 分钟。
4. 揭盖，倒入切好的莲藕。
5. 盖上盖，用小火续煮 15 分钟至食材熟透。
6. 揭盖，放入冰糖，拌煮至溶化。
7. 盛出煮好的汤料即可。

小叮咛　莲是药用价值相当高的植物，它的根、叶、花、须、果实皆是宝，都可入药。藕含有淀粉、蛋白质、维生素 C 等营养成分，具有健脾开胃、益血补心、利尿等功效。

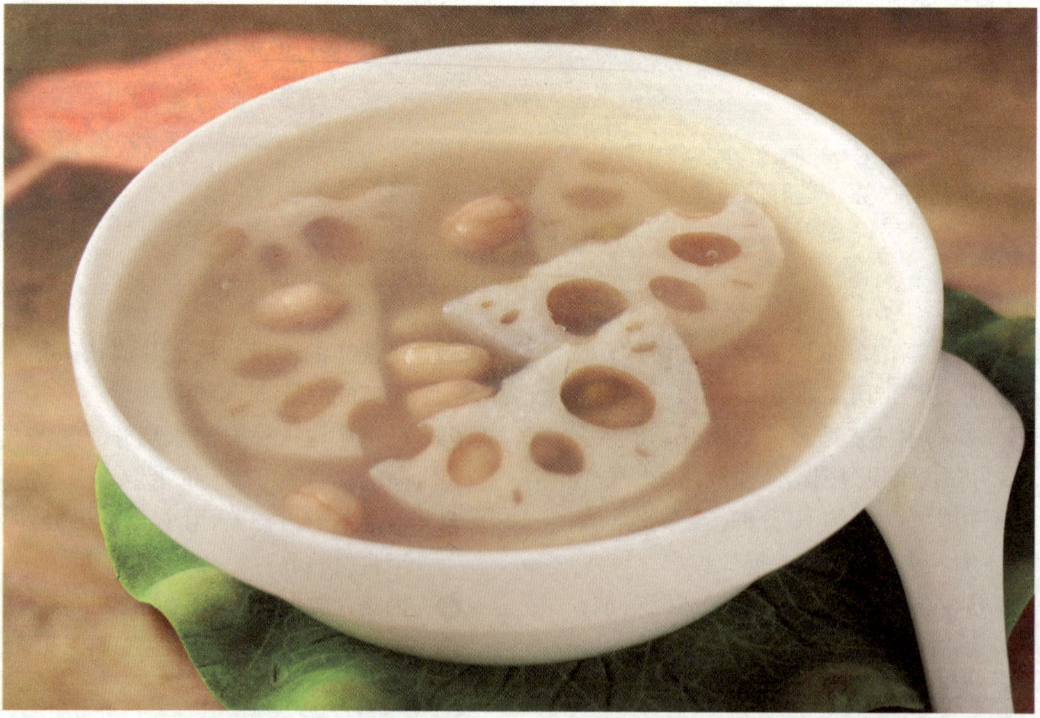

烹饪时间 23 分钟，口味甜

金针汤

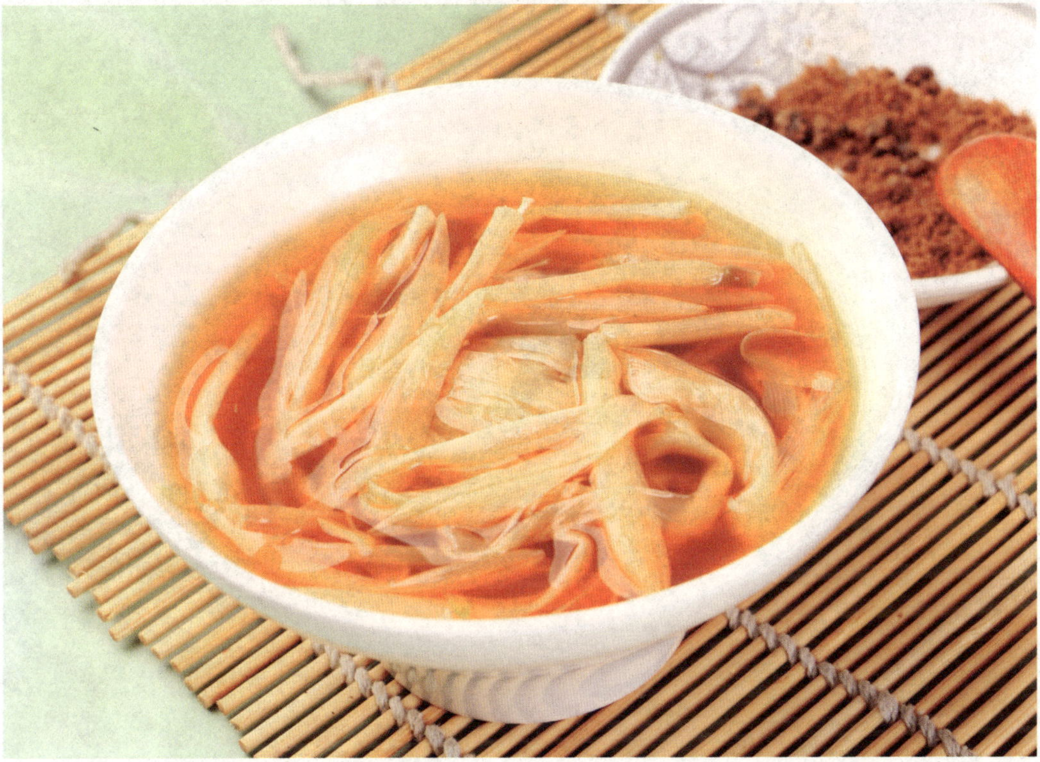

原料 ○ 1人份

水发黄花菜 150 克

调料

红糖 20 克

做法

1. 锅中注入适量清水烧热，放入洗净去蒂的黄花菜，搅散。
2. 盖上盖，大火烧开后转小火煮约 20 分钟，至食材熟透。
3. 揭开盖，搅拌几下，关火后盛出煮好的汤料。
4. 饮用前加入红糖，拌匀即可。

小叮咛 黄花菜含有较多的卵磷脂，能促进脑细胞的生长，对增强和改善大脑功能有重要作用。素食女性在妊娠期适量食用黄花菜有利于胎儿脑部的发育。

烹饪时间 126 分钟，口味清淡

沙参玉竹雪梨银耳汤

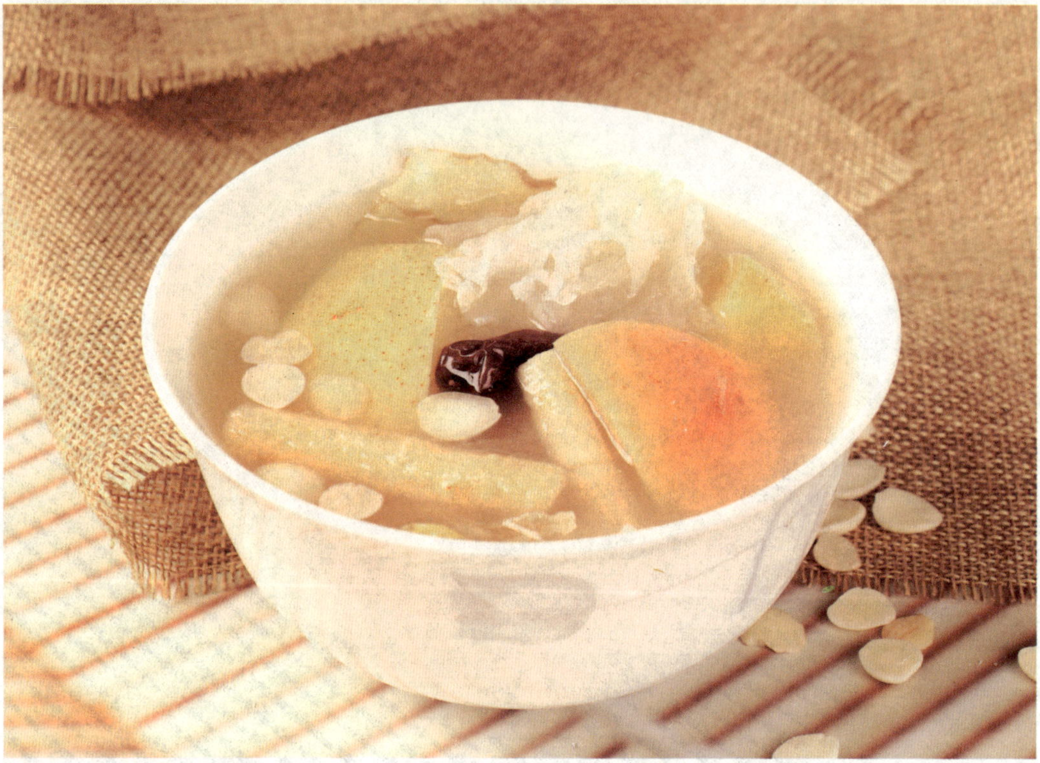

原料 ○ 2 人份

沙参、玉竹各 15 克，雪梨 150 克，水发银耳 80 克，苹果 100 克，杏仁 10 克，红枣 20 克

调料

冰糖 30 克

做法

1. 洗净的雪梨去内核，切块；洗好的苹果去内核，切块。
2. 砂锅中注入适量清水烧开，倒入沙参、玉竹、雪梨、银耳、苹果、杏仁、红枣，拌匀。
3. 加盖，大火煮开转小火煮 2 小时；揭盖，加入冰糖。
4. 加盖，煮至冰糖溶化；揭盖，搅拌至食材入味。
5. 关火后盛出煮好的汤料装入碗中即可。

小叮咛 雪梨有养心润肺、止咳化痰、降低血压、养阴清热的功效，高血压、肝炎、肝硬化患者可常食。雪梨切好后要放到冷水中浸泡，以防氧化变黑。

烹饪时间 45 分钟，口味甜

木瓜银耳汤

原料 ○ 2 人份

木瓜 200 克，水发莲子 65 克，水发银耳 95 克，枸杞 30 克

调料

冰糖 40 克

做法

1. 洗净的木瓜切块，待用。
2. 砂锅注水烧开，倒入切好的木瓜，放入洗净泡好的银耳、莲子，搅匀。
3. 加盖，用大火煮开后转小火续煮约 30 分钟至食材变软。
4. 揭盖，倒入枸杞、冰糖，搅拌均匀。
5. 加盖，续煮 10 分钟至食材熟软入味。
6. 关火后盛出煮好的汤料即可。

小叮咛 木瓜中的胡萝卜素和丰富的维生素 C 具有很强的抗氧化能力，能帮助机体修复组织、消除有毒物质、增强免疫力，常食还能美容瘦身。

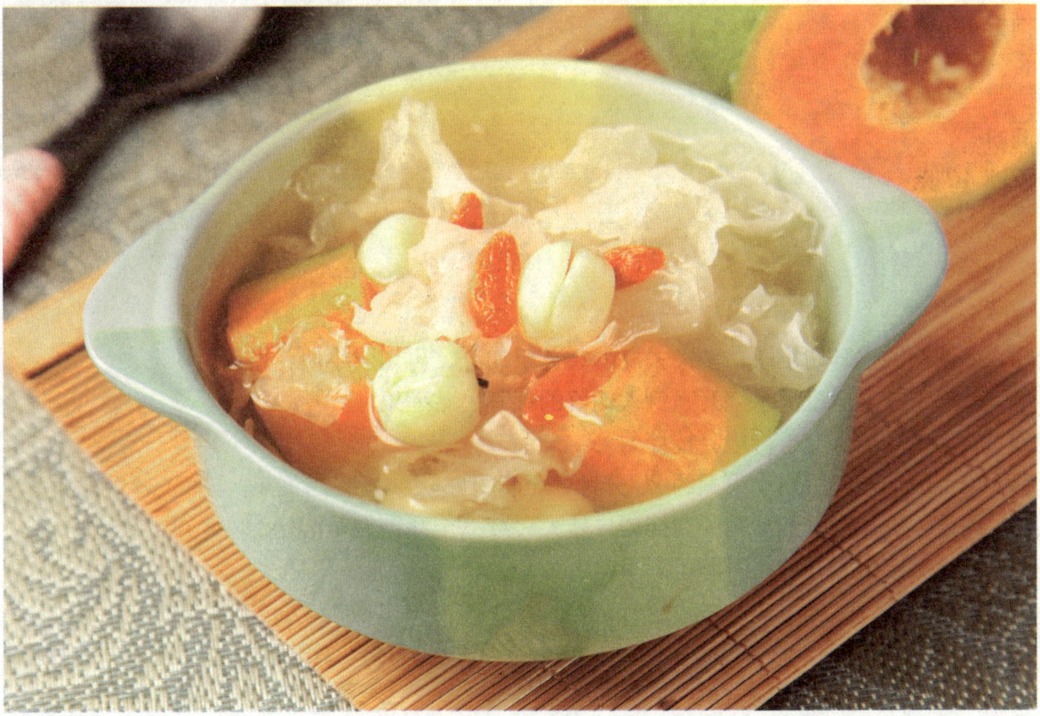

雪莲果百合银耳糖水

烹饪时间25分钟，口味甜

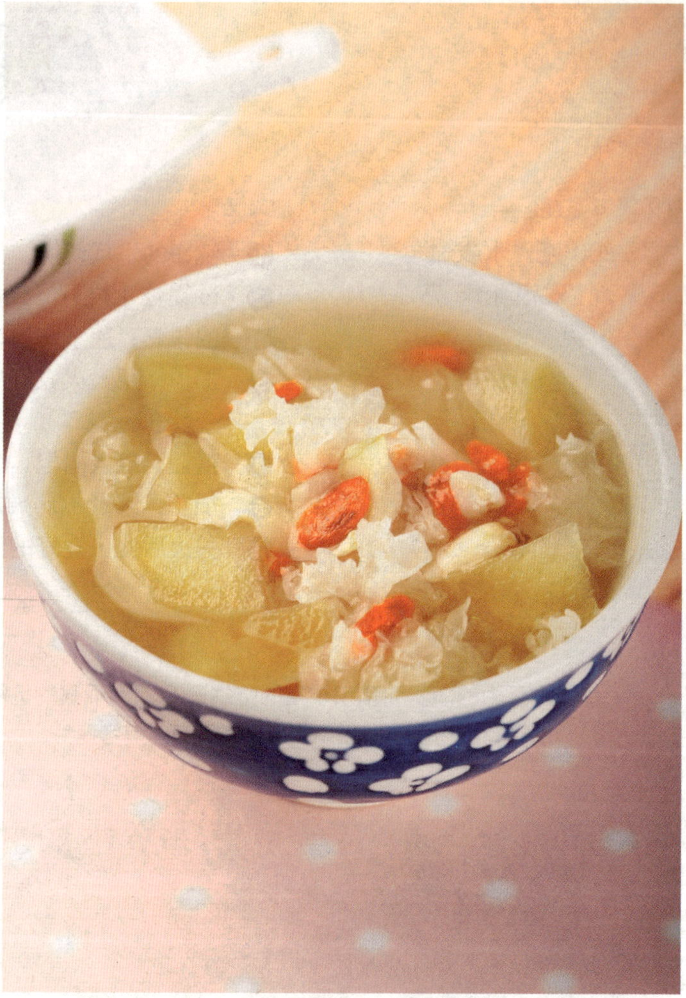

原料 ○ 2人份

水发银耳100克，雪莲果90克，百合20克，枸杞10克

调料

冰糖40克

做法

1. 将洗净的银耳切小块；洗净去皮的雪莲果切开，再切成小块，备用。
2. 砂锅中注入适量清水烧开，倒入切好的银耳、雪莲果。
3. 放入洗净的百合、枸杞，搅拌匀。
4. 盖上盖，煮沸后用小火煮约20分钟，至食材熟软。
5. 揭盖，倒入备好的冰糖，搅拌匀，转大火续煮至冰糖完全溶化。
6. 关火后盛出煮好的汤料即可。

小叮咛 银耳含有多种氨基酸、矿物质等成分，具有补脾开胃、益气清肠、养心安眠、滋阴润肤之功效。其口感滋润而不腻滞，常食能延缓衰老，是素食者的养生佳品。

烹饪时间 33 分钟，口味甜

枇杷银耳汤

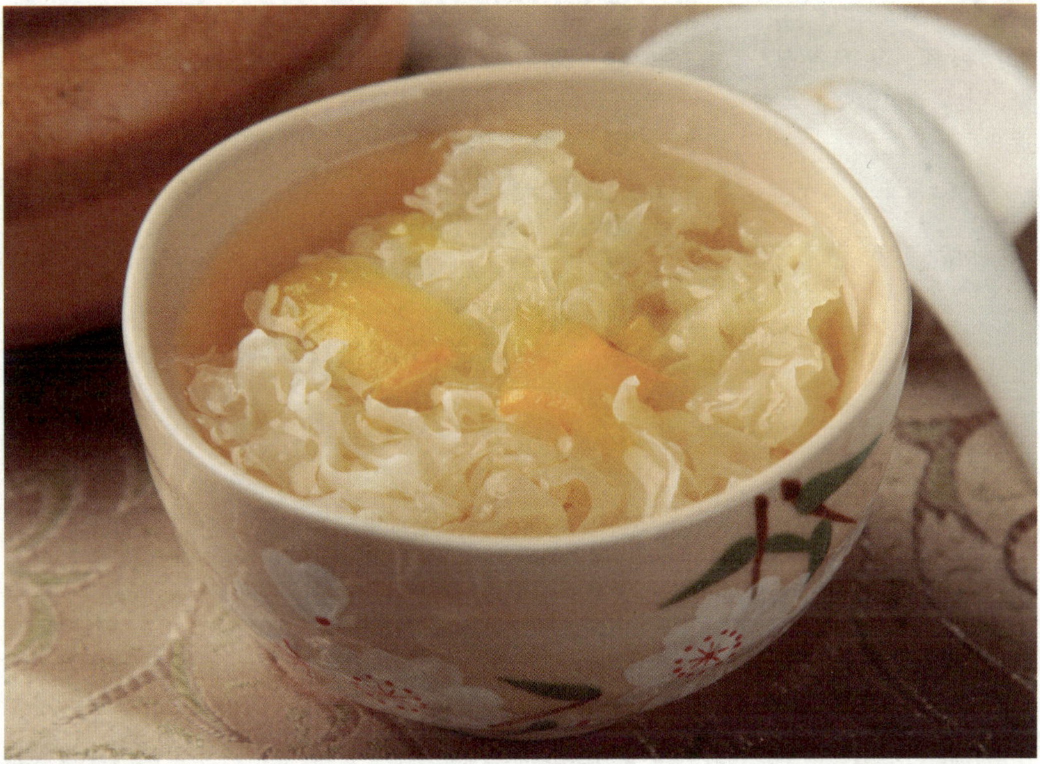

原料 ○ 2 人份

枇杷 100 克，水发银耳 260 克

做法

1. 洗净去皮的枇杷去除头尾，把果肉切开，去核，切成小块。
2. 洗好的银耳切去根部，再切成小块，备用。
3. 锅中注入适量清水烧开，倒入枇杷、银耳，搅拌均匀。
4. 盖上盖，烧开后用小火煮约 30 分钟至食材熟透。
5. 揭开盖，加入白糖，搅拌匀，用大火略煮至白糖溶化。
6. 关火后盛出煮好的银耳汤即可。

小叮咛 枇杷具有生津止渴、清肺止咳、和胃除逆的功效，对肺热咳嗽、久咳不愈、咽干口渴、胃气不足等症有食疗作用；与银耳搭配食用，功效更佳。

烹饪时间 25 分钟，口味甜

人参银耳汤

原料 ○2 人份

水发银耳、冬笋各 100 克，上海青 40 克，人参片 6 克

调料

冰糖 25 克

做法

1. 洗净的上海青对半切开，再切成瓣；洗好的银耳切小块；洗净去皮的冬笋切片，备用。
2. 砂锅中注入适量清水烧开，放入切好的银耳、冬笋，加入人参片，搅拌均匀。
3. 盖上盖，用小火煮 20 分钟至熟。
4. 揭开盖，加入冰糖，再倒入切好的上海青，搅拌匀，煮 1 分钟至冰糖溶化。
5. 关火后把煮好的汤料盛出，装入碗中即可。

小叮咛 银耳富含天然胶性物质，加上其滋阴的功效，长期服用不仅可以润肤，还有祛除脸部黄褐斑、雀斑的功效，是爱美女性的食疗佳品。

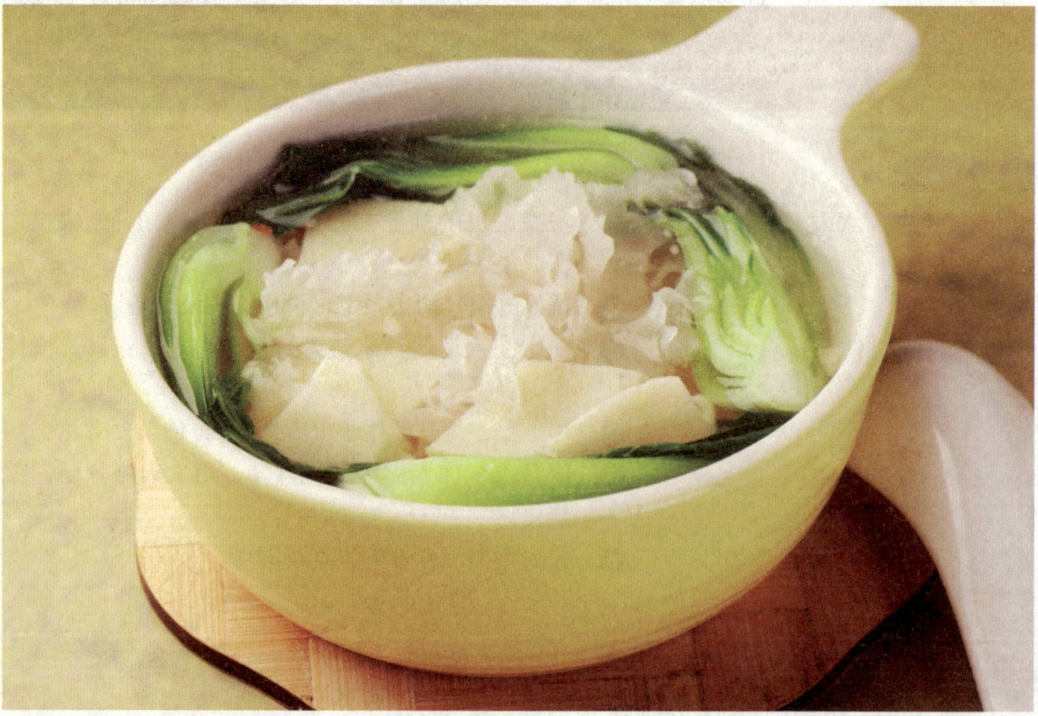

麦冬银耳炖雪梨

烹饪时间95分钟，口味甜

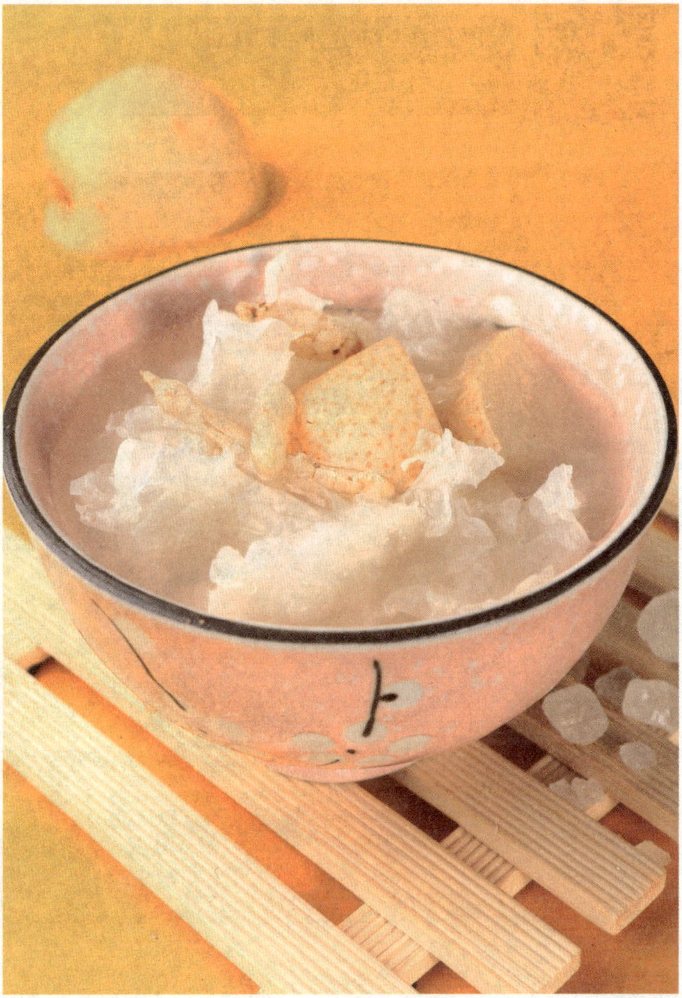

原料 ○ 2人份

雪梨200克，水发银耳120克，麦冬10克

调料

冰糖30克

做法

❶ 洗净的雪梨切开，去核，切块。
❷ 砂锅中注水，倒入泡好的银耳，放入切好的雪梨、麦冬、冰糖，搅拌均匀。
❸ 加盖，用大火煮开后转小火炖90分钟。
❹ 揭盖，搅拌一下，使食材混合均匀。
❺ 关火后盛出煮好的汤料即可。

小叮咛 麦冬具有养阴润肺的功效，银耳可滋补养颜、润肠通便、补气和血，雪梨能生津止渴，三者搭配滋补养颜、养心润肺的功效更佳，尤其适合内火较重者食用。

烹饪时间 23 分钟，口味甜

黑枣苹果汤

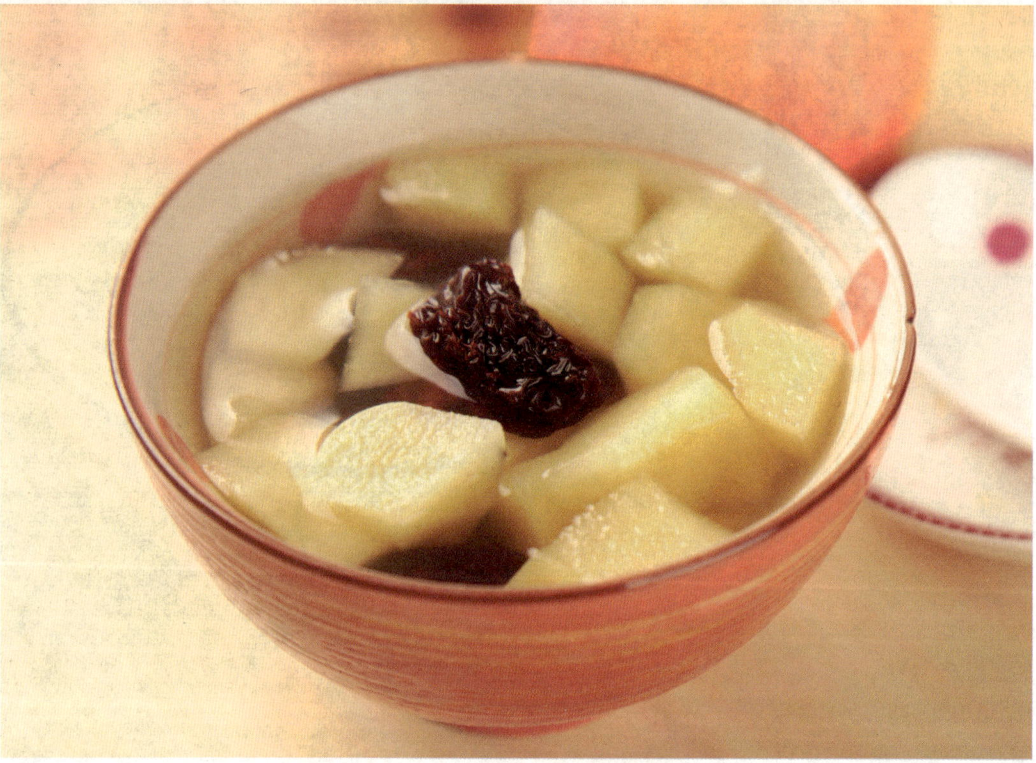

原料 ○ 1人份

黑枣 15 克，苹果 100 克

调料

白糖 5 克

做法

1. 洗好的苹果切开，去核，去皮，切成小块。
2. 砂锅中注入适量清水烧开，倒入洗好的黑枣、切好的苹果。
3. 盖上盖，用大火煮 20 分钟至食材熟透。
4. 揭开盖，加入白糖搅拌至溶化。
5. 关火后盛出煮好的汤料，待稍冷却后即可食用。

小叮咛 黑枣含膳食纤维、脂肪、果胶、蛋白质、维生素和矿物质等成分，能增强人体免疫力，益气养血，是素食者预防贫血的佳选。

菊花苹果甜汤

烹饪时间 25 分钟，口味甜

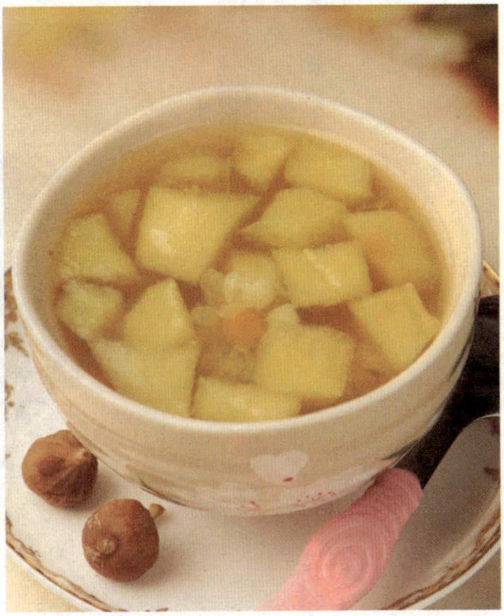

原料 ○2 人份

苹果 140 克，水发菊花 45 克，蜜枣 40 克，无花果少许

调料

冰糖 20 克

做法

1. 将去皮洗净的苹果切开，去核，再切小丁块。
2. 锅中注入适量清水烧热，倒入洗净的无花果，撒上备好的蜜枣，放入苹果丁，倒入备好的菊花。
3. 盖上盖，烧开后用小火煮约 20 分钟。
4. 揭盖，撒上适量的冰糖，拌匀，用中火煮至冰糖溶化。
5. 关火后盛出煮好的汤料即可。

山竹银耳枸杞甜汤

烹饪时间 23 分钟，口味甜

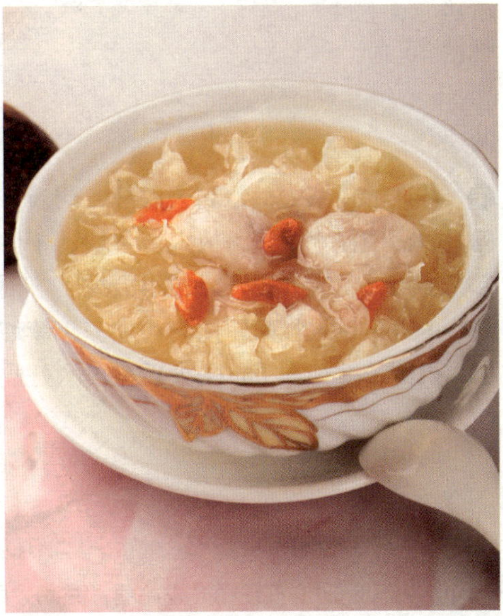

原料 ○ 1 人份

水发银耳 120 克，山竹 1 个，枸杞 15 克

调料

冰糖 40 克

做法

1. 将泡发洗好的银耳切去黄色蒂部，切成小块；洗净的山竹切开，取出果肉。
2. 砂锅中注入适量清水烧开，倒入切好的银耳，加入洗净的枸杞。
3. 盖上盖，烧开后用小火炖 20 分钟，至汤汁浓稠。
4. 揭开盖，倒入山竹肉，加入冰糖，用锅勺搅拌匀，煮至冰糖完全溶化。
5. 将煮好的甜汤盛入碗中即可。

小吊梨汤

烹饪时间65分钟，口味甜

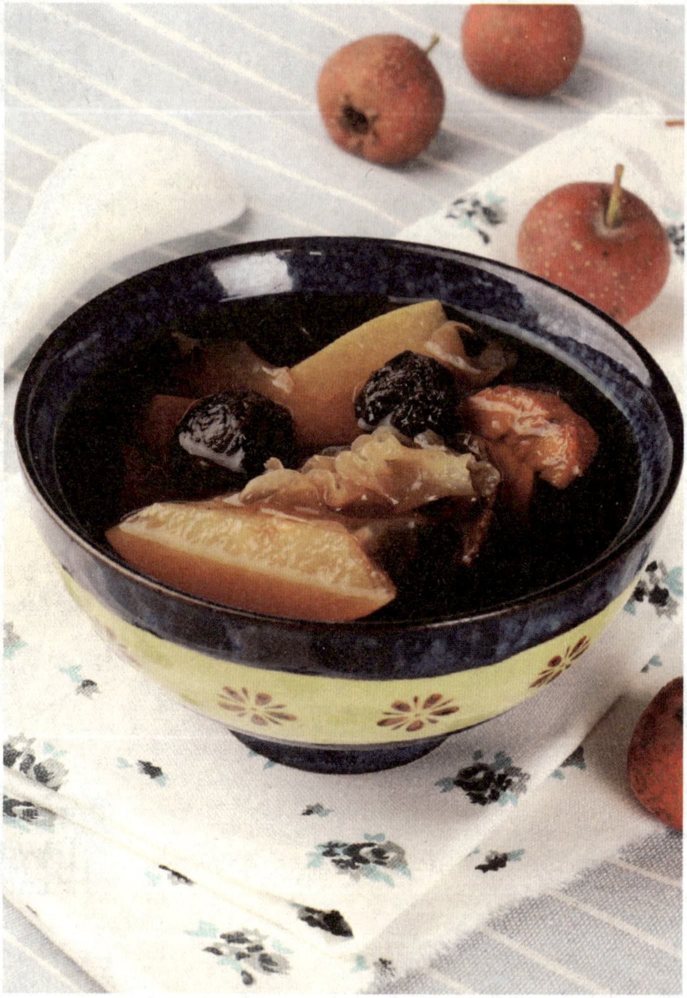

原料 ○ 2人份

雪梨200克，干山楂、陈皮各30克，乌梅4颗，水发银耳80克

调料

红糖35克

做法

❶ 洗净的雪梨去柄，切去底部，切瓣，去核，切成块，待用。
❷ 砂锅中注水烧热，放入雪梨块、干山楂、陈皮、乌梅、银耳，将食材搅匀。
❸ 加盖，用大火煮开后转小火炖1小时至食材熟软。
❹ 揭盖，倒入红糖，搅匀；加盖，续炖2分钟至入味。
❺ 揭盖，搅拌一下，关火后盛出煮好的汤料即可。

小叮咛 小吊梨汤是秋冬季常见的一道热饮，能润燥止渴、养心润肺，咽喉燥热的人可多吃。炖制时，将红糖换成冰糖，滋润效果更佳。

烹饪时间 20 分钟，口味酸

开胃水果汤

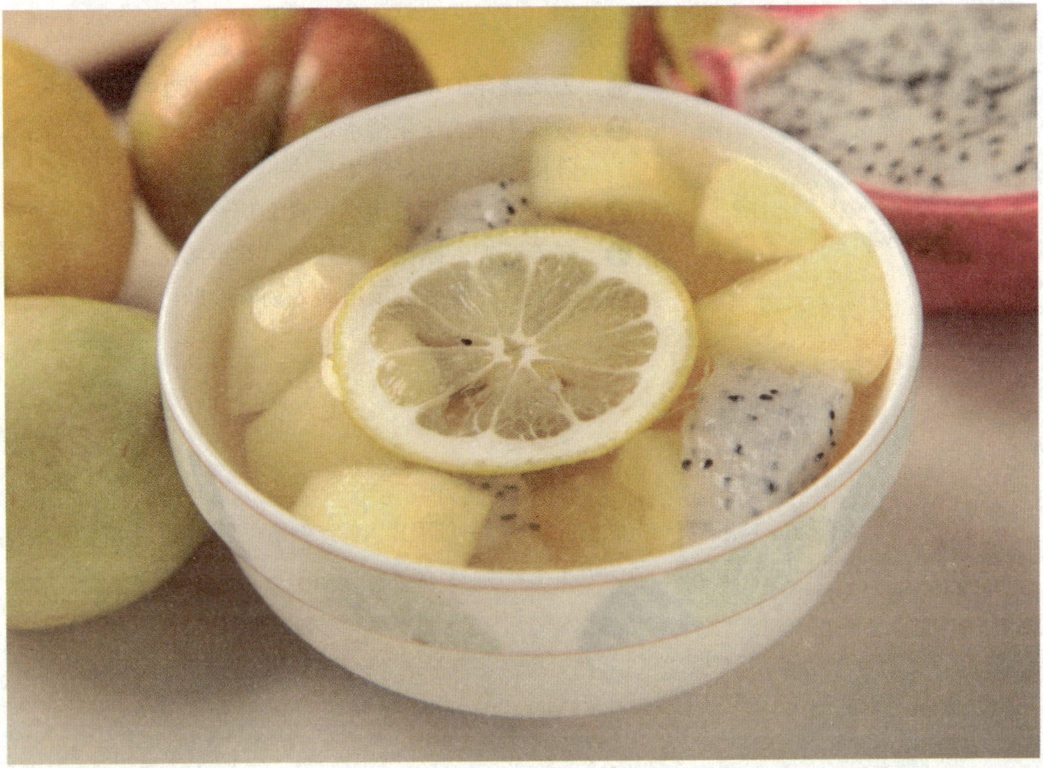

原料 ○ 2 人份

火龙果、李子各 100 克，油桃 50 克，柠檬、苹果各 30 克

调料

白糖 10 克

做法

1. 洗净的柠檬切下两片薄片；洗好去皮的苹果去核，切成小块。
2. 洗净的油桃切开，去核，改切成小块。
3. 洗好的李子切开，去核，切成小块。
4. 火龙果切开，切成瓣，去皮，再切成小块，备用。
5. 砂锅中注水烧热，倒入切好的苹果、油桃、火龙果，用小火煮约 15 分钟，加入白糖，拌匀，煮至溶化。
6. 关火后盛出煮好的水果汤，放上切好的柠檬片即可。

小叮咛 火龙果内层的粉红色果皮含有丰富的花青素，能够增强血管弹性、降低血压、美颜肌肤、改善视力，因此，吃火龙果的时候，尽量不要丢弃这层内皮。

烹饪时间 25 分钟，口味甜

百部杏仁炖木瓜

原料 ○ 2 人份

木瓜 300 克，杏仁 20 克，百部 5 克，陈皮 3 克

调料

冰糖 40 克

做法

1. 去皮洗净的木瓜切成小瓣，再切成小块，备用。
2. 砂锅中注入适量清水烧开，倒入洗好的杏仁、百部、陈皮，放入切好的木瓜块。
3. 盖上盖，烧开后用小火煮 20 分钟，至食材熟软。
4. 揭盖，加入冰糖，搅拌匀，煮至溶化。
5. 关火后将煮好的汤料装入汤碗中即可。

小叮咛 木瓜含有的番木瓜碱具有抗肿瘤的功效，并能阻止人体致癌物质亚硝胺的合成；其含有的酵素能帮助分解肉食，可预防人体消化系统癌变。

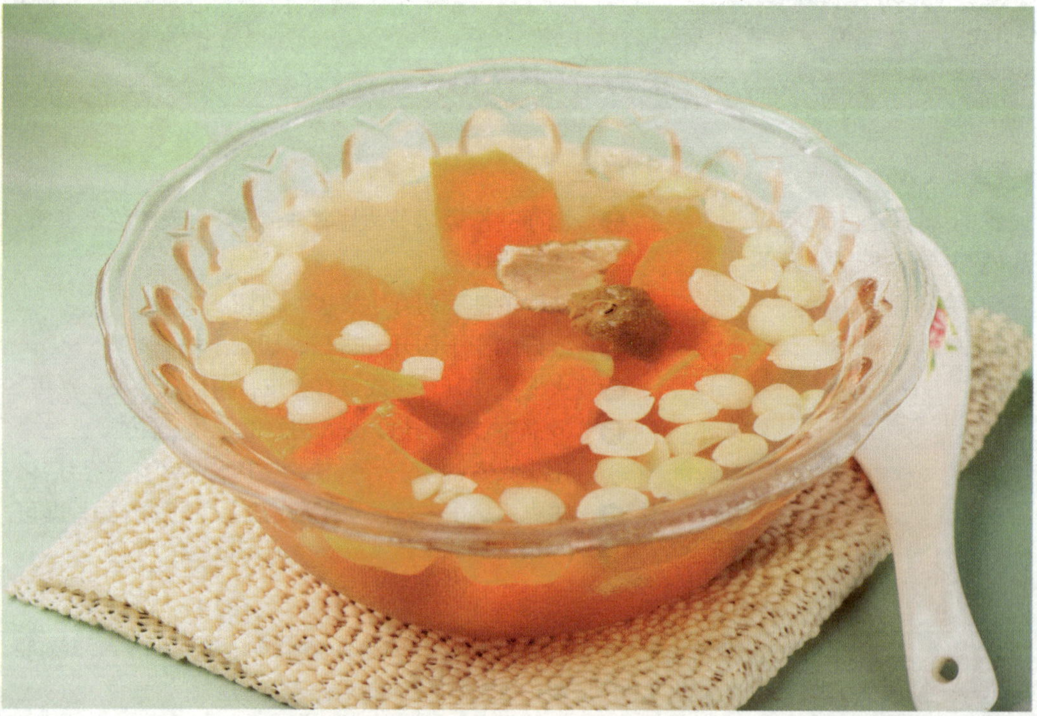

雪梨山楂百合汤

烹饪时间18分钟，口味甜

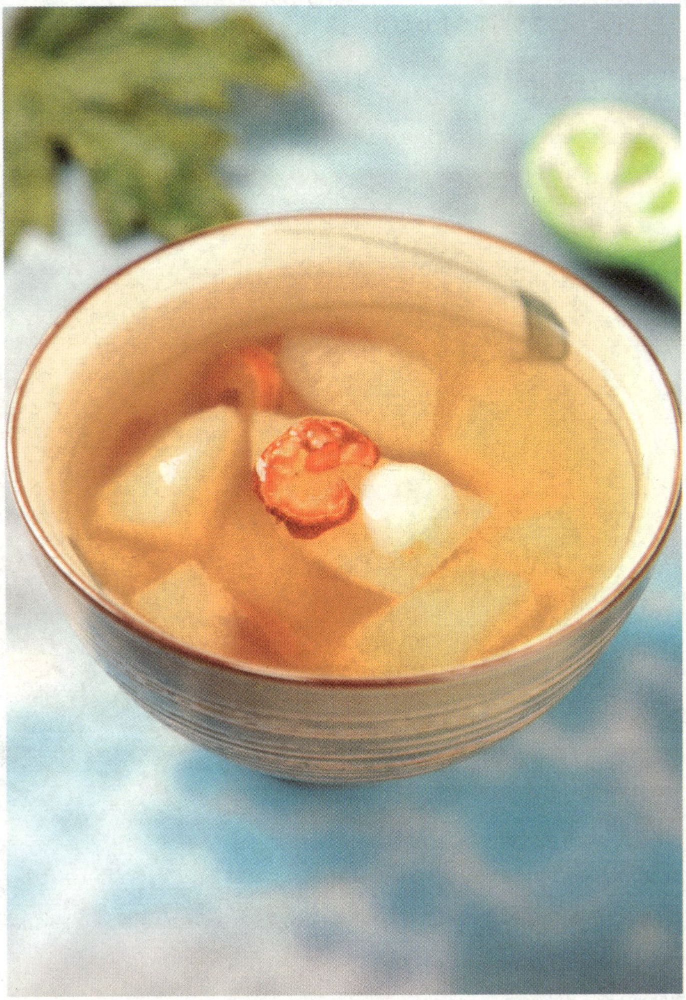

原料 ○ 1人份

雪梨120克，山楂干10克，水发百合15克

调料

白糖少许

做法

❶ 洗净的雪梨去皮，切开，去核，切成小块，备用。

❷ 砂锅中注入适量清水烧开，倒入备好的山楂干、百合、雪梨，拌匀。

❸ 盖上盖，用大火煮开后转小火续煮15分钟，至食材熟软。

❹ 揭盖，加入白糖，拌匀，煮至白糖溶化。

❺ 关火后将煮好的汤料装入碗中即可。

小叮咛 生山楂中所含的鞣酸与胃酸结合易形成结石，如果结石长时间消化不掉就会引起胃溃疡、胃出血甚至胃穿孔。因此，应尽量少吃生的山楂，尤其是胃肠功能较弱的人。

烹饪时间 23 分钟，口味酸

山楂四味汤

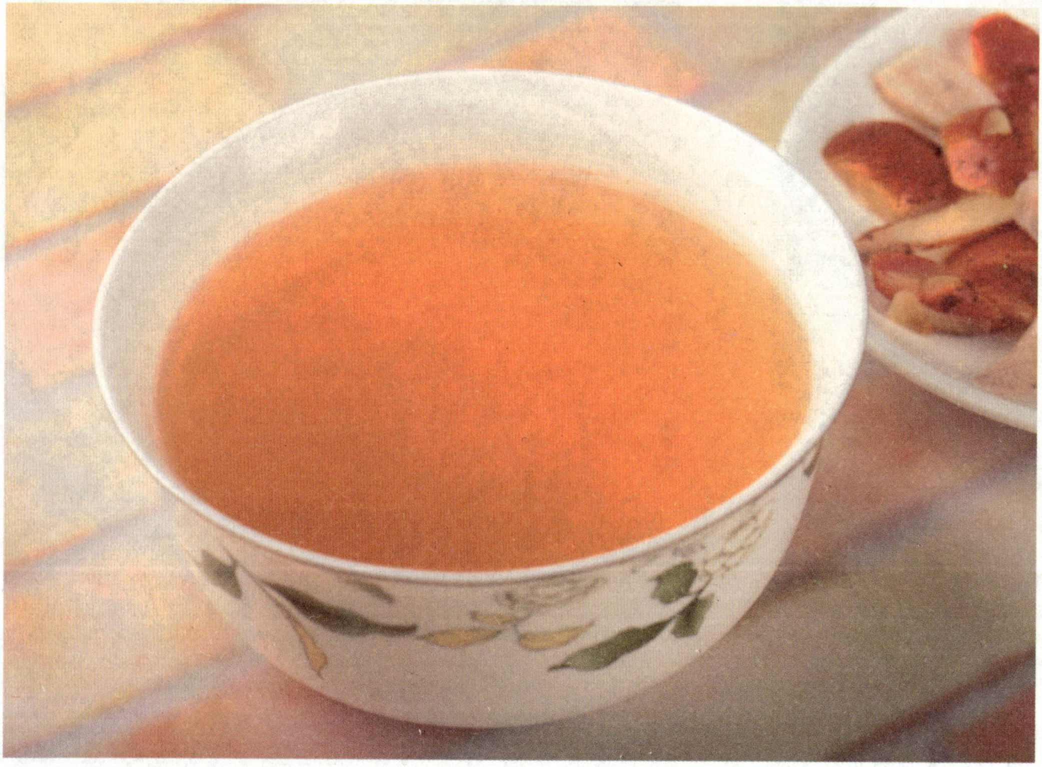

原料 ○ 1 人份

山楂 90 克，当归 12 克，白芍 10 克，甘草 5 克

做法

❶ 将洗净的山楂去除头尾，再切开，去除核，改切成小块，备用。

❷ 砂锅中注入适量清水烧开，放入洗净的当归、白芍、甘草，倒入切好的山楂。

❸ 盖上盖，烧开后用小火煲煮约 20 分钟。

❹ 揭盖，搅拌几下，用中火再煮片刻。

❺ 关火后盛出煮好的四味汤，滤去汤渣，装入碗中即成。

小叮咛 山楂是健脾开胃、消食化滞的良好食材，但其味酸，处在换牙期的儿童不宜多食，否则会损伤牙齿。

烹饪时间 15 分钟，口味甜

山楂酸梅汤

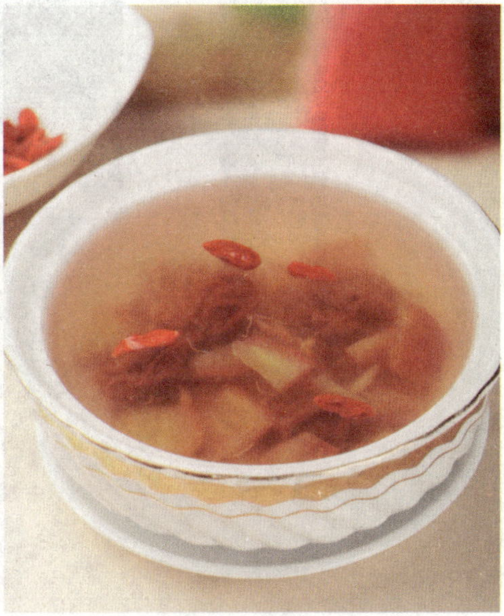

原料 ○ 1 人份

山楂 90 克，酸梅 45 克，谷芽、麦芽各 10 克，枸杞适量

调料

冰糖 30 克

做法

1. 洗好的山楂切开，去核，切成小块，备用。
2. 砂锅中注入适量清水烧开，倒入洗好的谷芽、麦芽、酸梅，放入山楂块。
3. 盖上盖，烧开后用小火煮 10 分钟，至汤汁变成褐色。
4. 揭开盖，放入适量冰糖，拌匀，煮至冰糖溶化。
5. 关火后盛出煮好的山楂酸梅汤，撒上枸杞即可。

烹饪时间 35 分钟，口味甜

麦枣桂圆汤

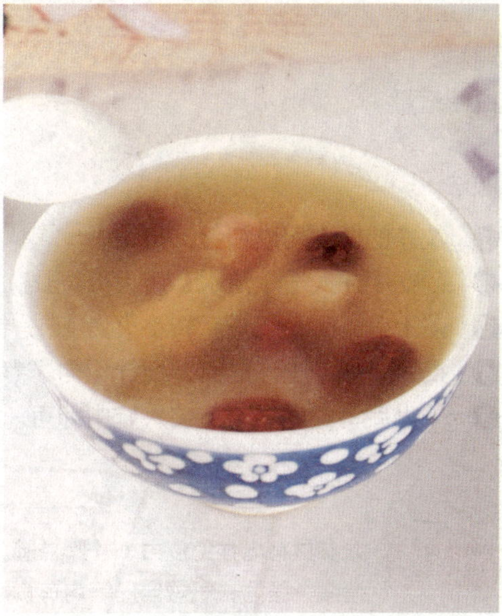

原料 ○ 1 人份

浮小麦、甘草、桂圆肉各 15 克，红枣 25 克

调料

冰糖 30 克

做法

1. 砂锅中注入适量清水烧开。
2. 倒入备好的浮小麦、红枣、甘草、桂圆肉，搅拌均匀。
3. 盖上盖，烧开后转小火煮 30 分钟。
4. 揭开盖，放入备好的冰糖，搅拌匀，煮至冰糖溶化。
5. 关火后盛出煮好的麦枣桂圆汤即可。

人参橘皮汤

烹饪时间18分钟，口味甜

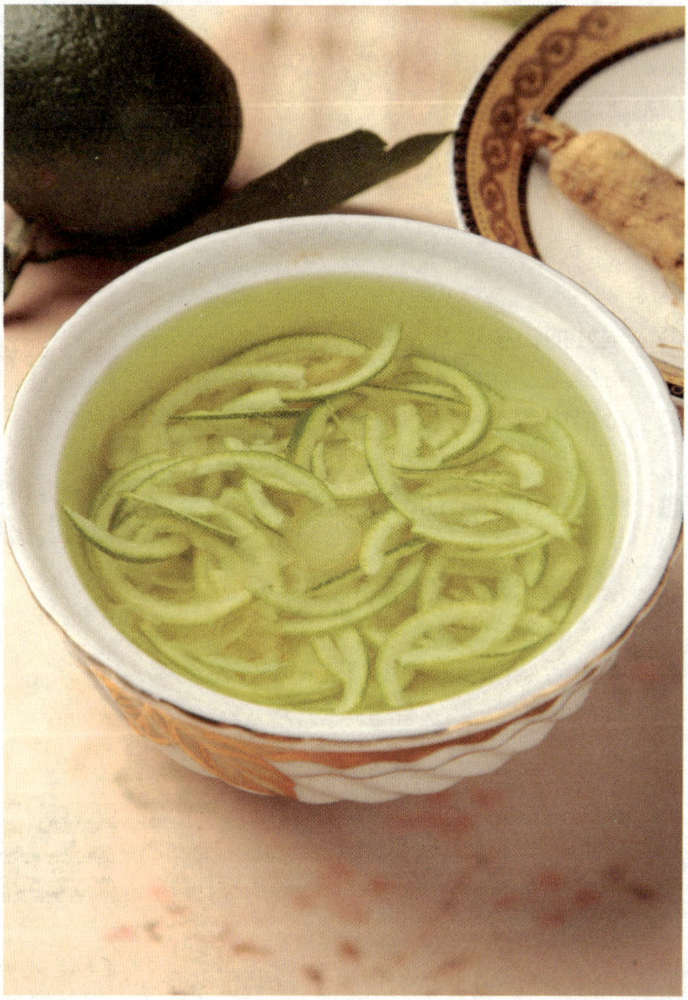

原料 ○ 1人份

橘子皮 15 克，人参片少许

调料

白糖适量

做法

1. 洗净的橘皮切成细丝，待用。
2. 砂锅中注入适量清水，用大火烧热，倒入人参片、橘子皮，搅拌均匀。
3. 盖上盖，大火烧开后转小火煮 15 分钟。
4. 揭盖，加入少许白糖，搅拌均匀，煮至白糖溶化。
5. 关火后将煮好的药汤装入碗中即可。

小叮咛 人参具有增强免疫力、补脾益肺、生津止渴、安神益智等功效，对纳差（食欲不振）、消瘦、腹泻、气短自汗等均有食疗作用。人参用清水浸泡后再煮，药效更佳。

烹饪时间 22 分钟，口味清淡

黄豆黄花菜饮

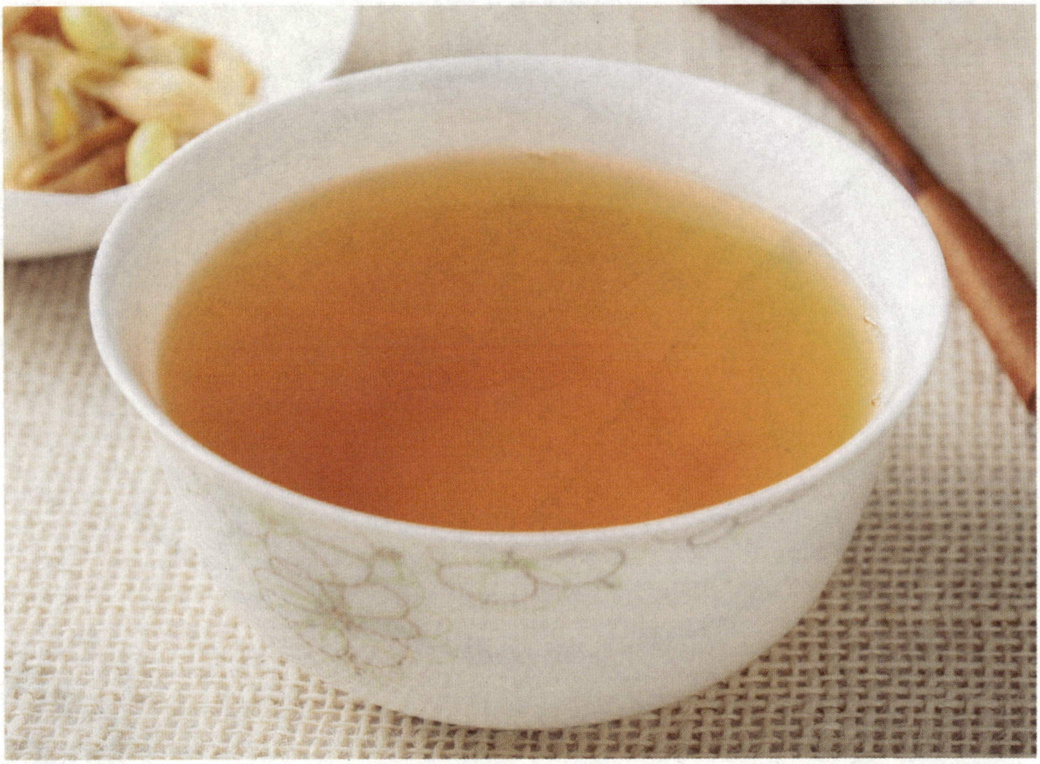

原料 ○ 1 人份

水发黄豆 90 克，水发黄花菜 80 克

做法

1. 砂锅置于火上烧热。
2. 注入适量清水，用大火烧开。
3. 倒入洗净已泡好的黄豆、黄花菜，用汤匙搅拌均匀。
4. 盖上盖，烧开后用小火煮约 20 分钟至食材熟透。
5. 揭开盖，用汤匙搅拌几下。
6. 关火后，用漏匙滤去黄豆和黄花菜，盛入碗中即可饮用。

小叮咛 黄花菜能显著降低血清胆固醇的含量、降低血压，是高血压患者的保健蔬菜。另外，黄花菜中的有效成分还能抑制癌细胞的生长，是防癌抗癌的佳品。

烹饪时间 45 分钟，口味清淡

黄豆香菜汤

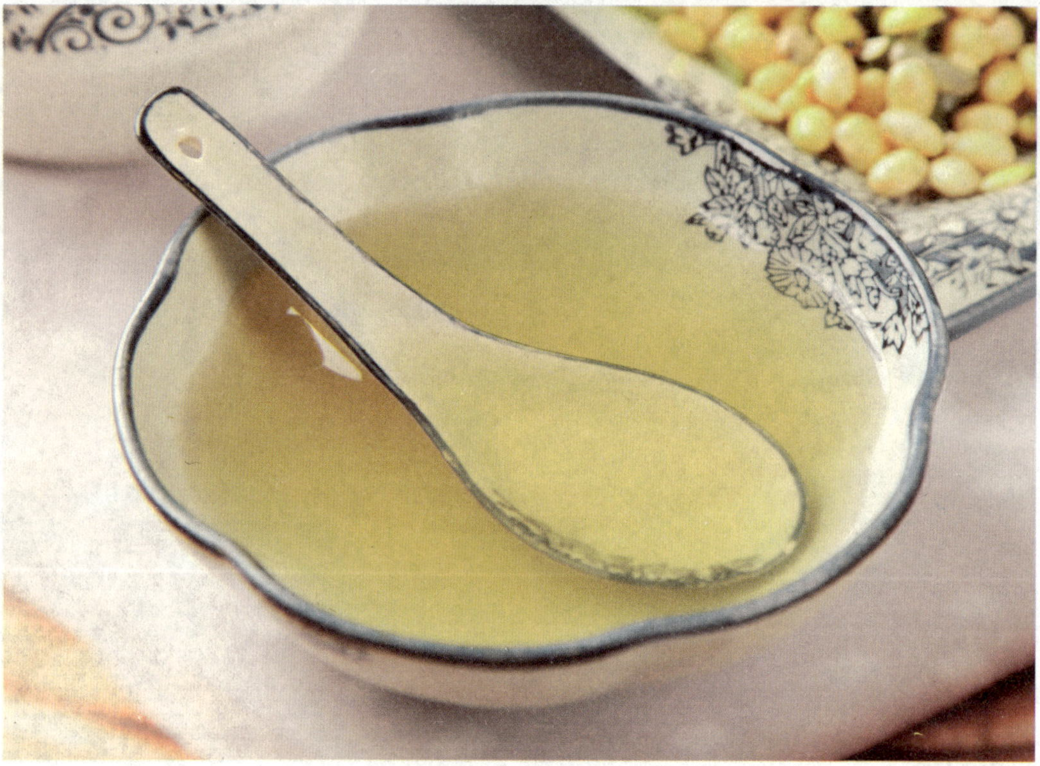

原料 ○ 2 人份

水发黄豆 220 克，香菜 30 克

调料

盐少许

做法

❶ 将洗净的香菜切长段。
❷ 砂锅中注入适量清水烧热，倒入洗净的黄豆。
❸ 盖上盖，大火烧开后转小火煮约 30 分钟，至食材熟软。
❹ 揭盖，按压几下，再撒上切好的香菜，搅散。
❺ 盖上盖，用小火续煮约 10 分钟，至食材熟透。
❻ 揭盖，搅拌几下，关火后盛出煮好的黄豆汤。
❼ 将汤汁滤在碗中，饮用时加入少许盐，拌匀即可。

小叮咛 黄豆含有丰富的膳食纤维，能防止便秘，降低肠癌的风险。高脂血症患者食用还能降低体内的胆固醇的含量。

烹饪时间 63 分钟，口味清淡

红豆马蹄汤

原料 ○ 2 人份

马蹄肉、水发红豆各 150 克，姜片、葱段各少许

调料

盐、鸡粉各 2 克

做法

1. 砂锅置火上，注入适量清水，用大火烧开，倒入泡好的红豆。
2. 盖上盖，大火煮开后转小火煮 30 分钟。
3. 揭盖，放入备好的姜片、葱段、马蹄肉，搅拌匀。
4. 再盖上盖，续煮 30 分钟至食材熟透。
5. 揭盖，加入盐、鸡粉，拌匀调味。
6. 关火后盛出煮好的汤料即可。

小叮咛 红豆含蛋白质、糖类、维生素 B_1、维生素 B_2、钾、铁、磷等营养成分，可为素食者提供多种必需的营养素。此外，红豆还具有很强的健脾祛湿的功效，水肿者、湿热郁结者可常食。

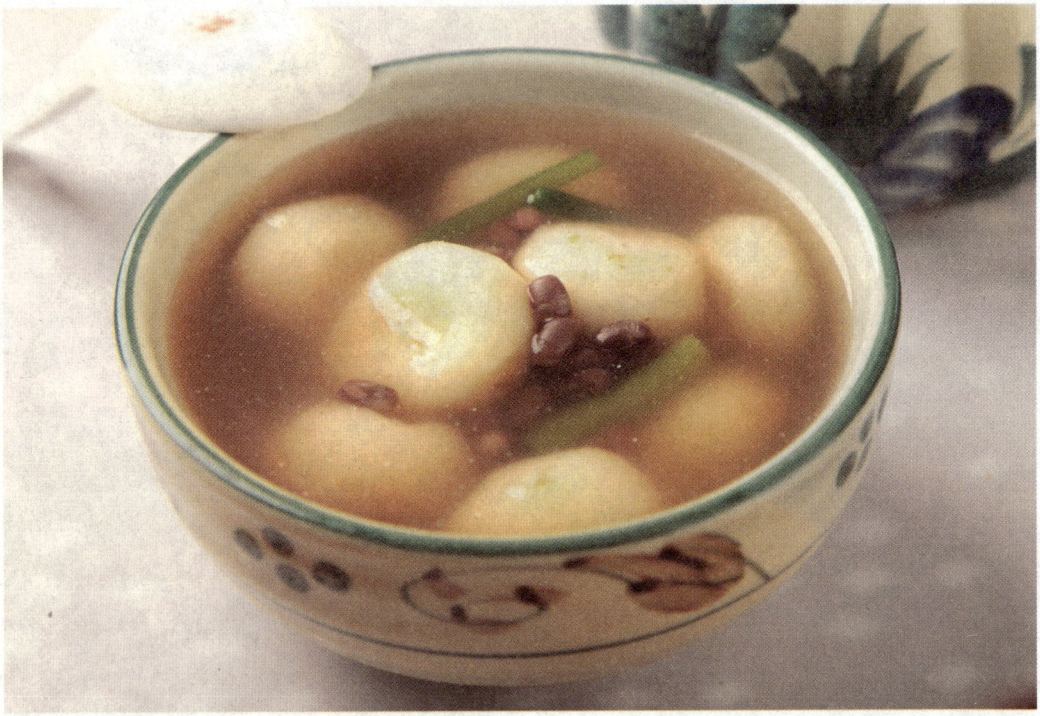

烹饪时间 68 分钟，口味甜

红腰豆绿豆莲子汤

原料 ○2 人份

水发绿豆 140 克，水发莲子、熟红腰豆各 130 克

调料

红糖适量

做法

1. 砂锅中注入适量清水烧热。
2. 倒入洗净的绿豆、莲子、红腰豆，搅拌匀。
3. 盖上锅盖，煮开后转小火煮 1 小时至熟。
4. 掀开锅盖，倒入适量红糖，搅拌匀。
5. 盖上锅盖，续煮 5 分钟至食材入味。
6. 掀开锅盖，持续搅拌片刻；关火，将汤装入碗中即可。

小叮咛

本品中的豆类含丰富的矿物质和膳食纤维，能防治便秘、消暑祛湿、预防缺铁性贫血，莲子则具有养心安神的功效，十分适合女性素食者食用。

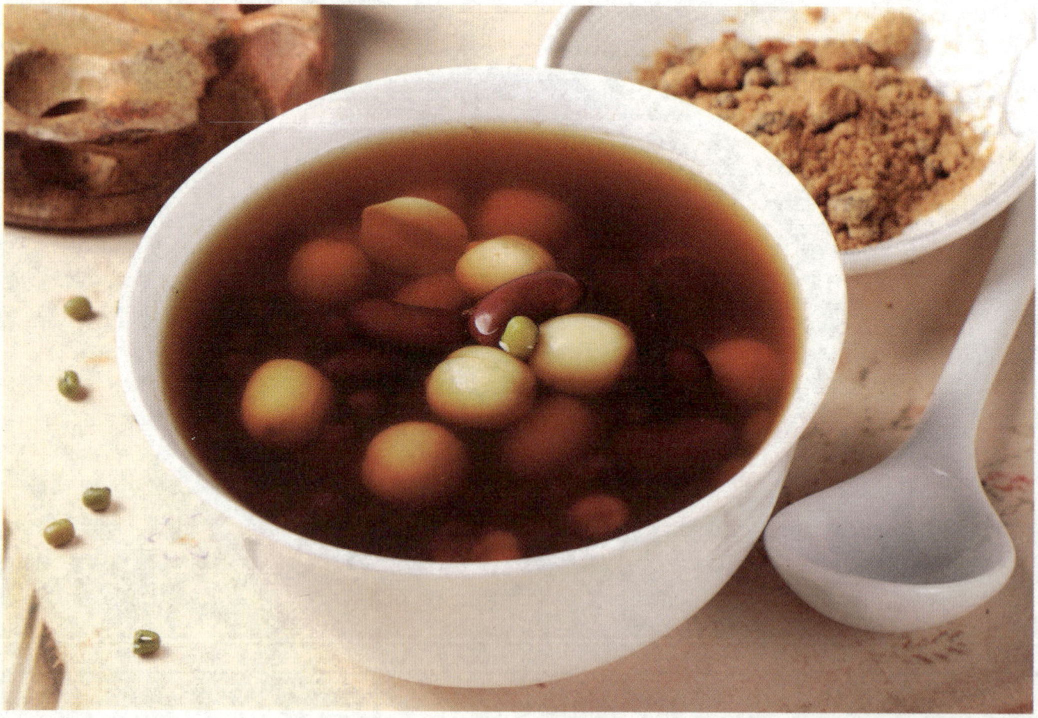

烹饪时间 50 分钟，口味甜

绿豆鱼腥草汤

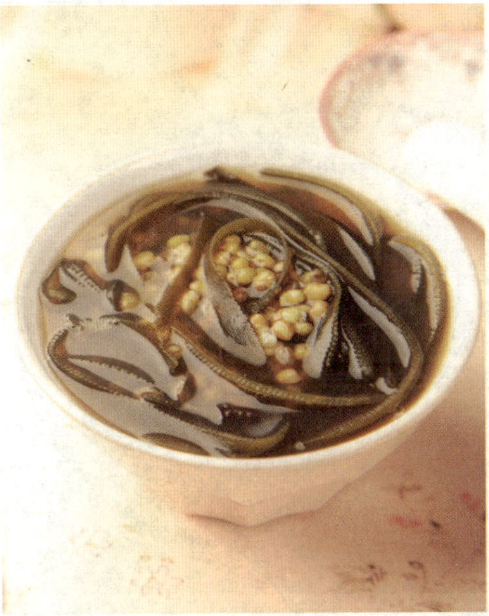

原料 ○ 2 人份

水发绿豆 120 克，鱼腥草干少许，水发海带丝 150 克

调料

白糖 4 克

做法

1. 砂锅中注入适量清水烧热，倒入洗净的绿豆，放入备好的鱼腥草干。
2. 盖上盖，烧开后用小火煮约 30 分钟，至绿豆熟软。
3. 揭盖，拣出鱼腥草，倒入海带丝。
4. 盖上盖，用小火煮约 15 分钟，至食材熟透；揭盖，撒上适量白糖，拌匀，用中火煮至白糖溶化。
5. 关火后盛出煮好的汤料即可。

烹饪时间 58 分钟，口味甜

陈皮绿豆汤

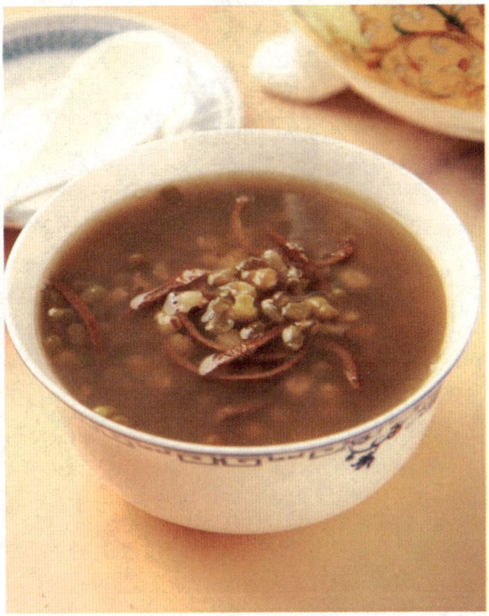

原料 ○ 2 人份

水发绿豆 200 克，水发陈皮丝 8 克

调料

冰糖适量

做法

1. 砂锅中注入适量清水，用大火烧开，倒入备好的绿豆，搅拌匀。
2. 盖上锅盖，煮开后转小火煮 40 分钟至其熟软。
3. 揭开锅盖，倒入泡软的陈皮，搅匀。
4. 盖上锅盖，续煮 15 分钟。
5. 揭开锅盖，倒入冰糖，搅匀，煮至冰糖溶化。
6. 关火后将煮好的绿豆汤盛入碗中即可。

红枣白果绿豆汤

烹饪时间33分钟，口味甜

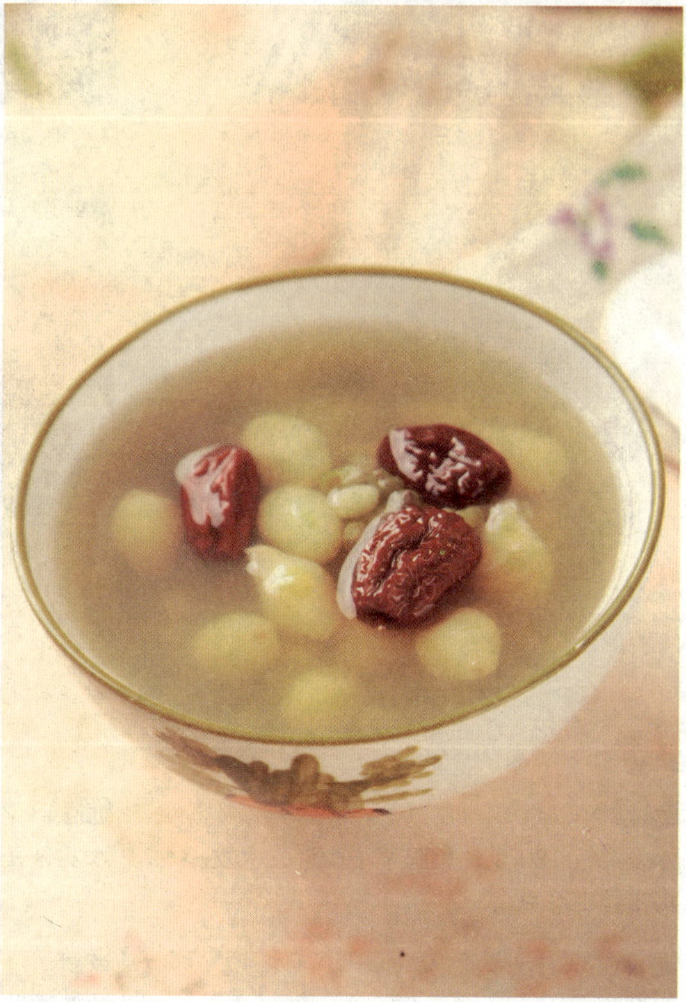

原料 ○ 2人份

水发绿豆150克，白果80克，红枣15克

调料

冰糖10克

做法

❶ 砂锅中注入适量清水，用大火烧开。
❷ 倒入备好的白果、红枣、绿豆。
❸ 盖上锅盖，用大火煮开后转小火煮30分钟至食材熟软。
❹ 揭开锅盖，加入适量冰糖，搅拌匀，煮至冰糖溶化。
❺ 关火后将煮好的汤料盛入碗中即可。

小叮咛 白果有生津止渴、清热排毒、祛痘之功效，适用于痤疮患者。经常食用白果，还可以滋阴养颜、延缓衰老，使人肌肤红润。

烹饪时间 48 分钟，口味甜

马蹄绿豆汤

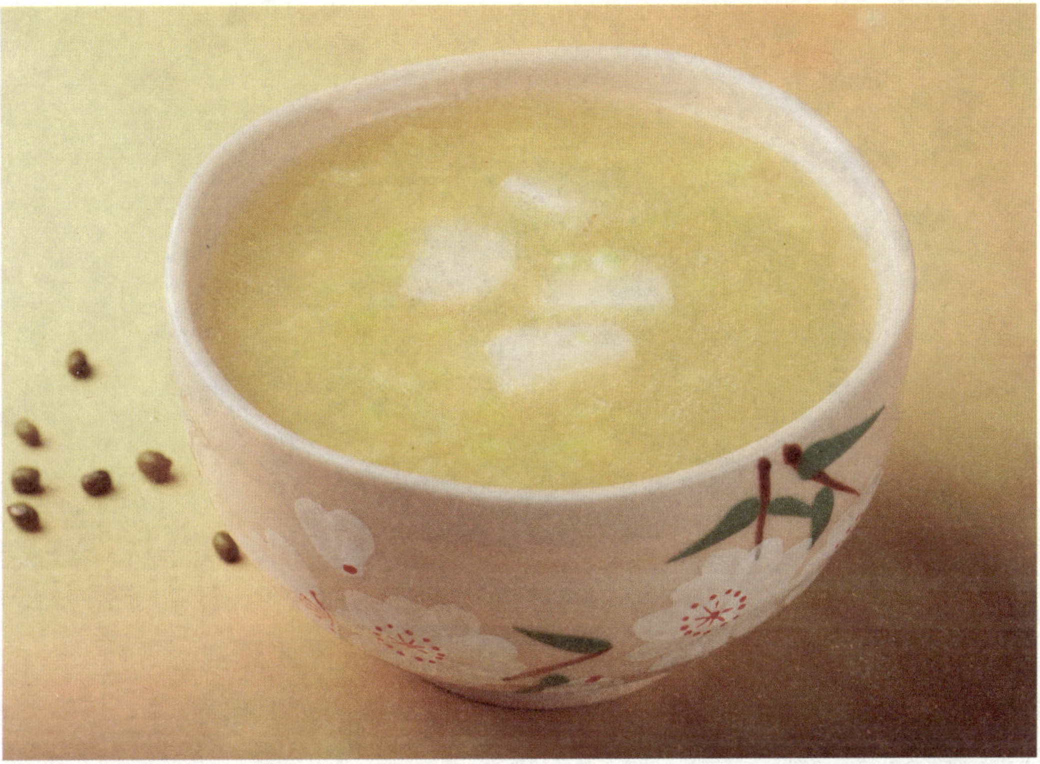

原料 ○ 2 人份

马蹄肉 100 克，去皮绿豆 120 克

调料

冰糖 30 克

做法

❶ 洗净去皮的马蹄肉切成小块，备用。
❷ 砂锅中注入适量清水烧开，倒入绿豆，搅拌匀。
❸ 盖上盖，烧开后用小火煮 30 分钟。
❹ 揭盖，加入切好的马蹄肉。
❺ 盖上盖，续煮 15 分钟，至食材熟透。
❻ 揭开盖，倒入冰糖，搅拌均匀，煮至冰糖完全溶化。
❼ 关火后盛出煮好的甜汤即可。

小叮咛 绿豆含有蛋白质、膳食纤维、维生素 E、钙、铁、磷、钾、镁、锌等营养物质，有清热解毒、降血压的功效，高血压病患者可经常食用。

烹饪时间 135 分钟，口味甜

五色杂豆汤

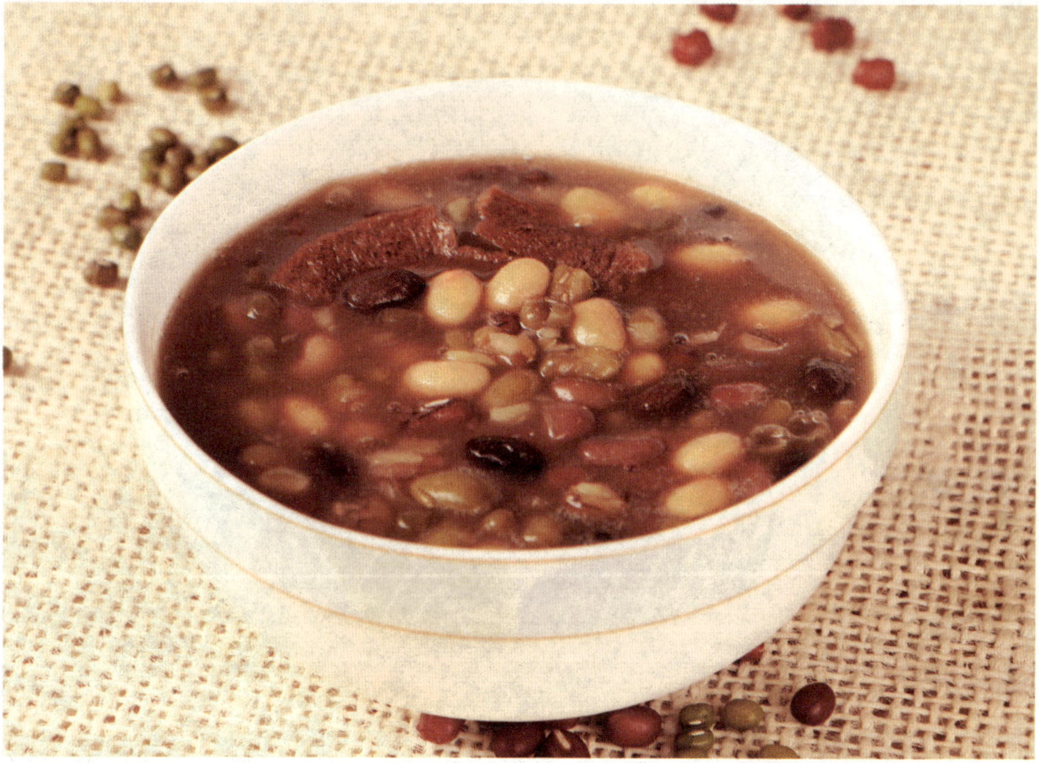

原料 ○ 4人份

水发黄豆、水发黑豆、水发绿豆各 80 克，水发红豆 70 克，水发眉豆 90 克，蜜枣 5 克，陈皮 1 片

调料

冰糖 30 克

做法

❶ 砂锅中注入适量清水，倒入黑豆、红豆、黄豆、眉豆、绿豆、蜜枣、陈皮，拌匀。

❷ 加盖，大火煮开后转小火煮 2 小时至食材熟软。

❸ 揭盖，加入冰糖，拌匀。

❹ 加盖，续煮 10 分钟至冰糖溶化。

❺ 揭盖，搅拌至食材入味。

❻ 关火后将煮好的汤料盛入碗中即可。

小叮咛 豆类均富含植物蛋白、膳食纤维、钙、磷、镁、钾等多种营养物质，素食者食用可补充足量的蛋白质和矿物质。同时，经常食用豆类还可增强免疫力、防治便秘。

烹饪时间 95 分钟，口味甜

夏枯草黑豆汤

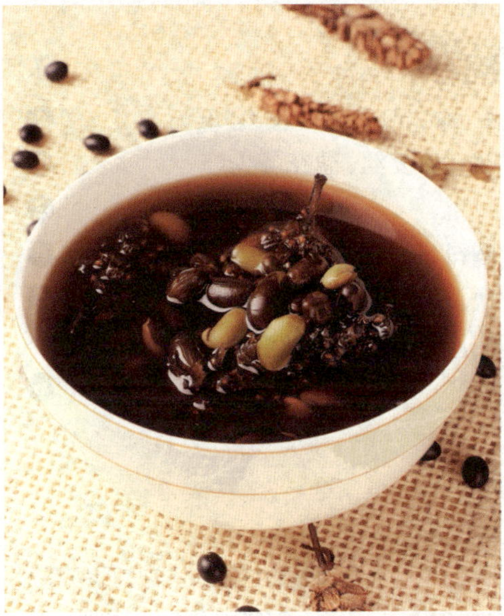

原料 ○ 2 人份

水发黑豆 300 克，夏枯草 40 克

调料

冰糖 30 克

做法

1. 砂锅中注入适量清水烧开，倒入备好的黑豆、夏枯草，搅拌片刻。
2. 盖上锅盖，煮开后转小火煮 1 小时。
3. 掀开锅盖，倒入备好的冰糖。
4. 盖上锅盖，续煮 30 分钟至食材入味。
5. 掀开锅盖，持续搅拌片刻；关火，将煮好的汤盛入碗中即可。

烹饪时间 17 分钟，口味清淡

小白菜豆腐汤

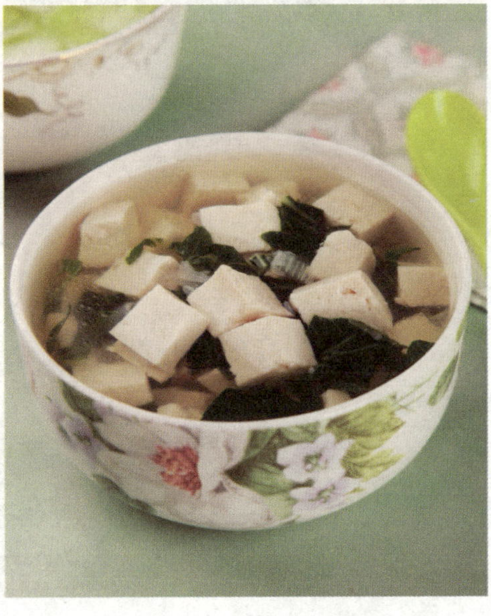

原料 ○ 2 人份

豆腐 260 克，小白菜 65 克

调料

盐 2 克，芝麻油适量

做法

1. 洗净的小白菜切除根部，再切成丁。
2. 洗好的豆腐切片，再切成细条，改切成小丁块，备用。
3. 锅中注入适量清水烧开，倒入切好的豆腐、小白菜，搅拌匀。
4. 盖上盖，烧开后用小火煮约 15 分钟至食材熟软。
5. 揭开盖，加入少许盐、芝麻油，拌匀调味。
6. 关火后盛出煮好的汤料即可。

烹饪时间 10 分钟，口味清淡

丝瓜豆腐汤

原料 ○ 2人份

豆腐250克，去皮丝瓜80克，姜丝、葱花各少许

调料

盐、鸡粉各1克，陈醋5毫升，芝麻油、生抽各少许

做法

1. 洗净的丝瓜切厚片。
2. 洗好的豆腐切厚片，切粗条，改切成块。
3. 沸水锅中倒入备好的姜丝，放入切好的豆腐块。
4. 倒入切好的丝瓜，煮至沸腾。
5. 加入盐、鸡粉、生抽、陈醋，将材料拌匀，煮约6分钟至熟透。
6. 关火后盛出煮好的汤，撒上葱花，淋入芝麻油即可。

小叮咛 豆腐富含钙质和不饱和脂肪酸，经常食用可帮助身体补充足量的钙，预防骨质疏松。豆腐用淡盐水浸泡 10 分钟后再煮制，既可除去豆腥味又能使豆腐不易碎。

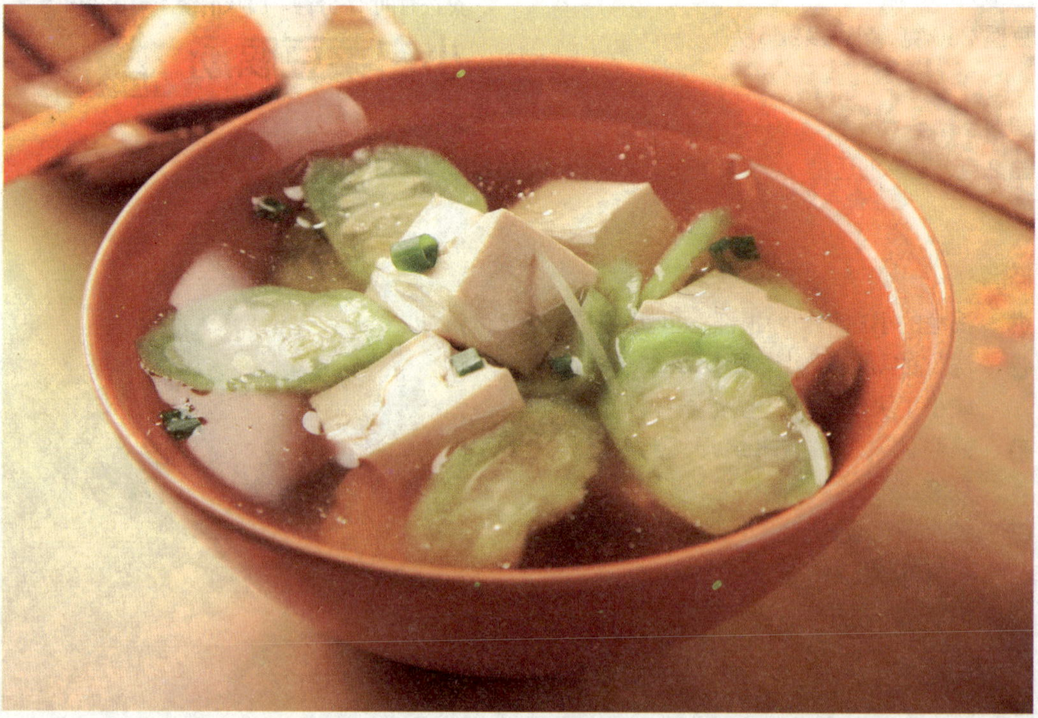

烹饪时间 6 分钟，口味鲜

姜葱淡豆豉豆腐汤

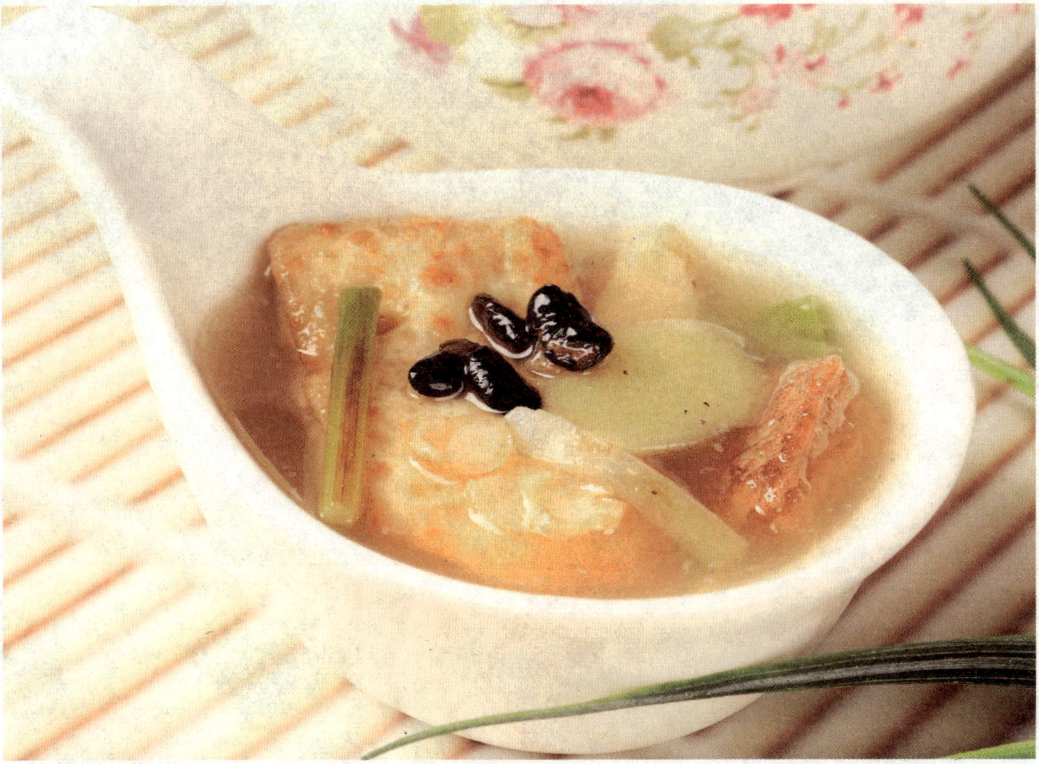

原料 ○ 2 人份

豆腐300克，西洋参8克，黄芪10克，淡豆豉、姜片、葱段各少许

调料

盐、鸡粉各2克，食用油适量

做法

1. 豆腐切成片，再切条，改切成块。
2. 热锅注油烧热，放入豆腐块，翻转两面煎制，使其表面微黄，捞出，沥干油，装盘待用。
3. 锅底留油烧热，倒入姜片、葱段、豆豉，爆香，注入适量清水，倒入豆腐、黄芪、西洋参。
4. 盖上锅盖，焖2分钟。
5. 掀开锅盖，加入少许盐、鸡粉，持续搅拌，使食材入味。
6. 将煮好的汤盛入碗中即可。

小叮咛 淡豆豉含脂肪、蛋白质和酶类等成分，配合姜、葱等食用，发汗作用更明显，对风寒感冒、风热感冒均有效。煎豆腐时，注意翻面的力度，以免豆腐碎掉。

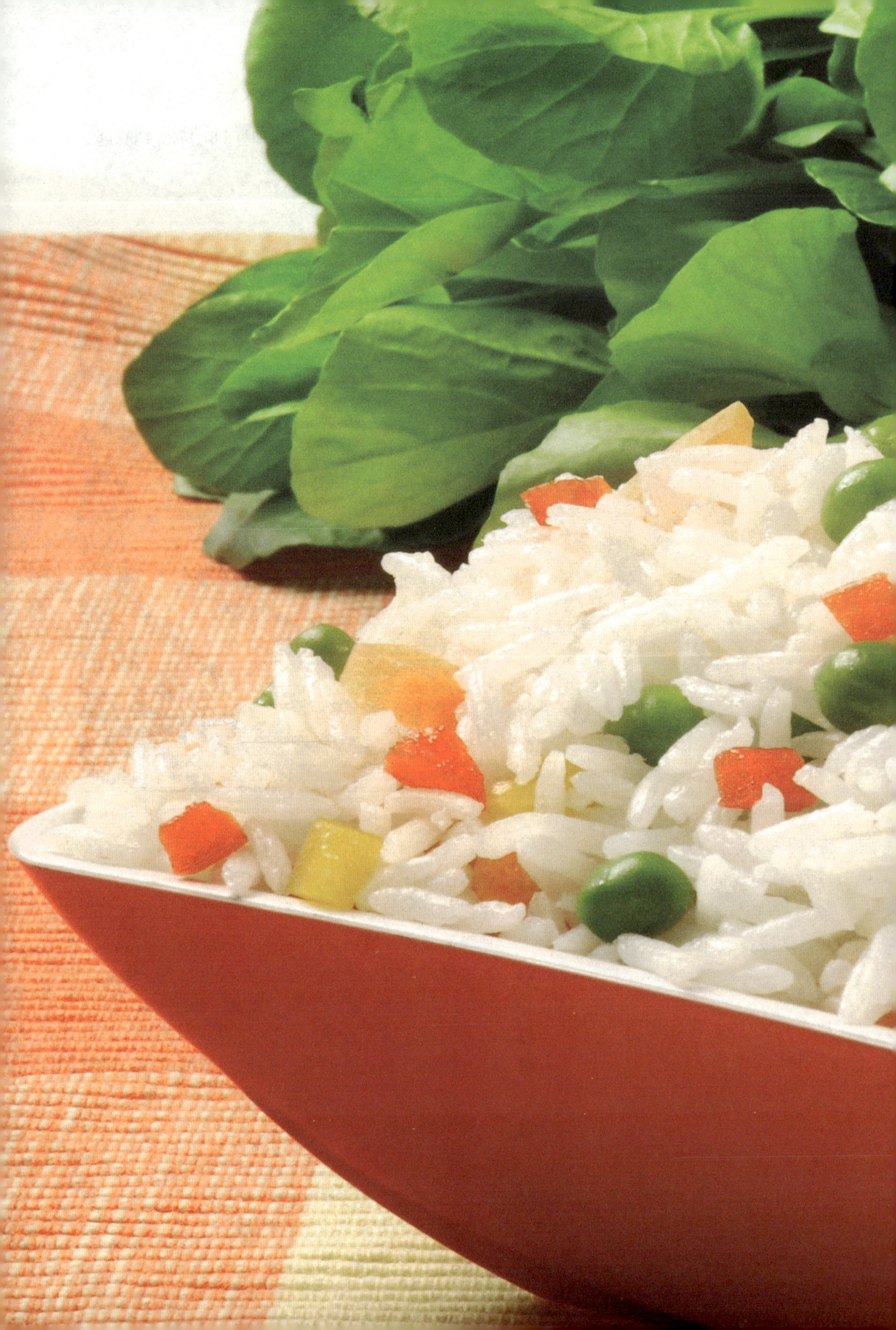

Part 5

百变主食，“素”养健康

主食是我们餐桌上必备的食物，是人体所需能量的主要来源。主食形式多样，常见的有面条、馒头、饺子、包子、花卷、粥等，种类繁多，制作方法也不尽相同，但只要花点心思，你也能做出兼具营养与口感的美味素主食。

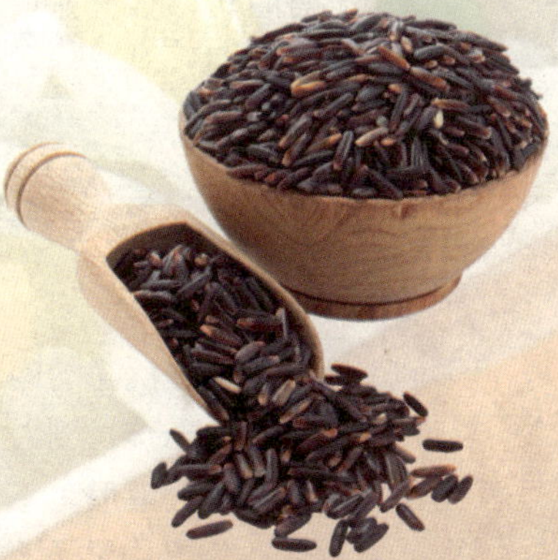

巧吃素主食

米饭最宜“混”着吃

在烹制米饭时，最好不要用单一的米，而要将米与粗粮、豆类、坚果等搭配着煮，不仅花式多样，而且营养丰富。比如绿豆大米饭有清热下火的功效，而红薯米饭、南瓜米饭可润肠通便。

粥品最好粗细搭配

煮粥最好能粗细搭配，增加粗粮、杂粮、豆类的比例，比如糙米、玉米、荞麦、绿豆等。粗、细粮合理搭配，不仅可以提高营养价值，还能预防心脑血管疾病、糖尿病等慢性病。

面条适合中午吃

面条中含有丰富的糖类，能够为机体提供足够的能量，刺激人的思维活动，而且面条在煮的过程中会吸收大量的水分，食用后容易让人产生饱腹感。因此，中午吃一碗营养搭配合理的面条是不错的选择。

推荐食谱

烹饪时间 22 分钟，口味清淡

南瓜拌饭

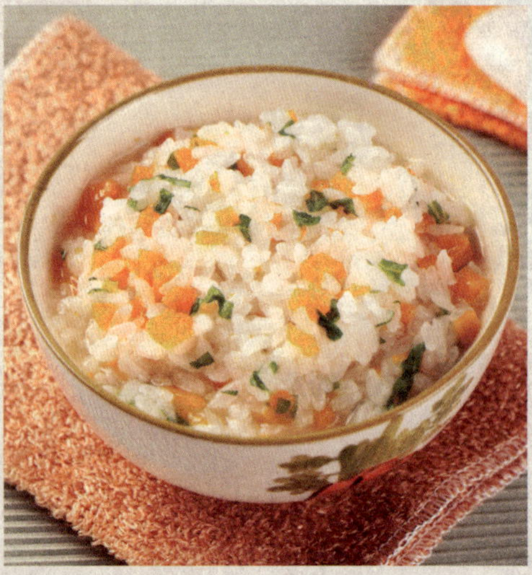

原料 ○ 2 人份

南瓜 90 克，芥菜叶 60 克，水发大米 150 克

调料

盐少许

做法

1. 去皮洗净的南瓜切成粒，芥菜叶切碎。
2. 取一碗，倒入大米、清水；另取一碗，放入南瓜。
3. 蒸锅中注水烧开，放入备好的食材，蒸至熟透，取出食材。
4. 汤锅中注水烧开，倒入芥菜，煮至沸。
5. 放入蒸好的大米，搅拌均匀。
6. 放入蒸好的南瓜，加入适量盐，拌匀调味，关火后盛出即可。

南瓜糙米饭

烹饪时间37分钟，口味清淡

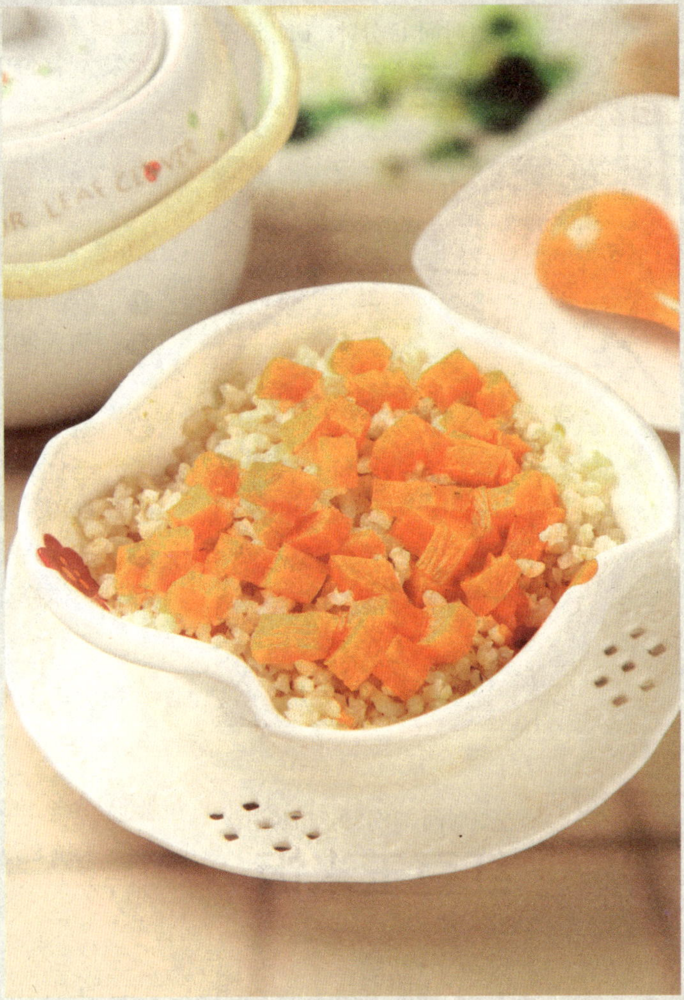

原料 ○ 2人份

南瓜丁140克，水发糙米180克

调料

盐少许

做法

❶ 取一个蒸碗，放入洗净的糙米、南瓜丁，搅散。
❷ 加入适量清水、盐，拌匀，待用。
❸ 蒸锅中注水烧开，放入蒸碗。
❹ 盖上盖，用大火蒸约35分钟，至食材熟透。
❺ 关火后揭盖，待蒸汽散开，取出蒸碗。
❻ 稍微冷却后即可食用。

小叮咛 南瓜和糙米都富含膳食纤维，有助于润肠通便，可缓解便秘及因便秘引发的各种不适症状。

烹饪时间 48 分钟，口味清淡

绿豆饭

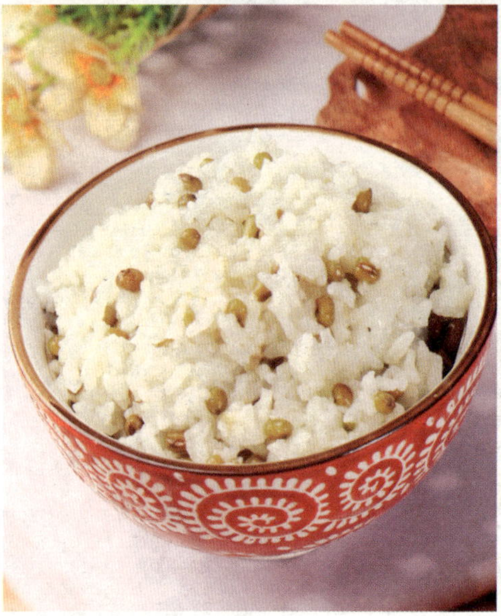

原料 ○ 2 人份

水发大米 170 克，水发绿豆 100 克

做法

1. 砂锅中注入适量清水烧热。
2. 倒入洗净的绿豆，放入洗好的大米，搅散。
3. 盖上盖，烧开后转小火煮约 45 分钟，至食材熟透。
4. 揭盖，搅拌一会儿。
5. 关火后盛出煮熟的米饭。
6. 稍微冷却后即可食用。

烹饪时间 33 分钟，口味清淡

红豆玉米饭

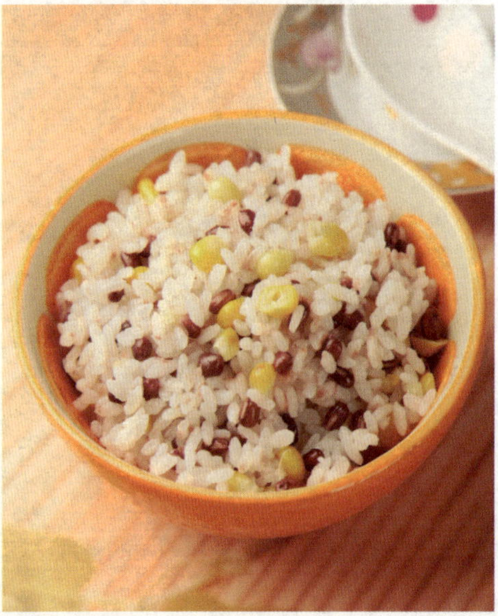

原料 ○ 2 人份

鲜玉米粒 85 克，水发红豆 75 克，水发大米 200 克

做法

1. 砂锅中注入适量清水，用大火烧热。
2. 倒入备好的红豆，拌匀
3. 倒入洗净的大米，搅拌均匀。
4. 放入洗好的玉米粒，拌匀。
5. 盖上锅盖，烧开后用小火煮约 30 分钟至食材熟软。
6. 揭开锅盖，关火后盛出煮好的饭，待稍凉即可食用。

烹饪时间 21 分钟，口味清淡

燕麦五宝饭

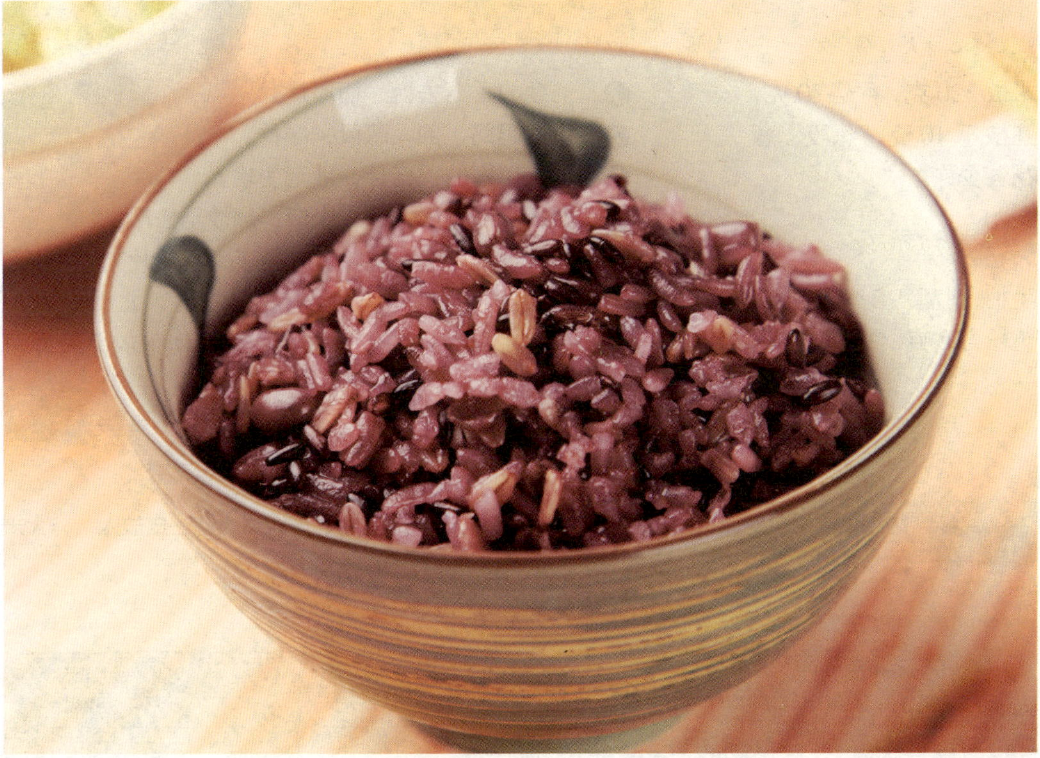

原料 ○ 2 人份

水发大米 120 克，水发黑米 60 克，水发红豆 45 克，水发莲子 30 克，燕麦 40 克

做法

❶ 砂锅中注入适量清水烧热。

❷ 倒入洗好的大米、黑米、莲子。

❸ 放入洗净的红豆、燕麦。

❹ 将食材搅拌均匀。

❺ 盖上盖，烧开后用小火煮至熟。

❻ 关火后揭开盖，将煮熟的饭盛出即可。

小叮咛 本品食材多样，营养丰富，常食能改善便秘、贫血，增强免疫力等，素食者食用还能为身体补充均衡的营养素。

烹饪时间 3 分钟，口味鲜

香菇炒饭

原料 ○ 2 人份

米饭 220 克，香菇 70 克，红椒丁 40 克，葱段、葱花各少许

调料

生抽、料酒各 5 毫升，盐、鸡粉各 2 克，食用油适量

做法

1. 洗净的香菇去柄，切厚片。
2. 用油起锅，倒入葱段，爆香。
3. 倒入切好的香菇片，炒至变软。
4. 淋入少许料酒，倒入米饭，翻炒至松散。
5. 加入生抽、盐、鸡粉、红椒丁，翻炒片刻。
6. 倒入备好的葱花，翻炒出葱香。
7. 关火，将炒好的饭盛入盘中，待稍稍放凉后即可食用。

小叮咛 防止大米生虫的储存方法有很多，大蒜储存法就是其中之一。将大蒜去皮放入装有大米的袋子里，便可灭菌、驱蛾、杀灭粉螨。

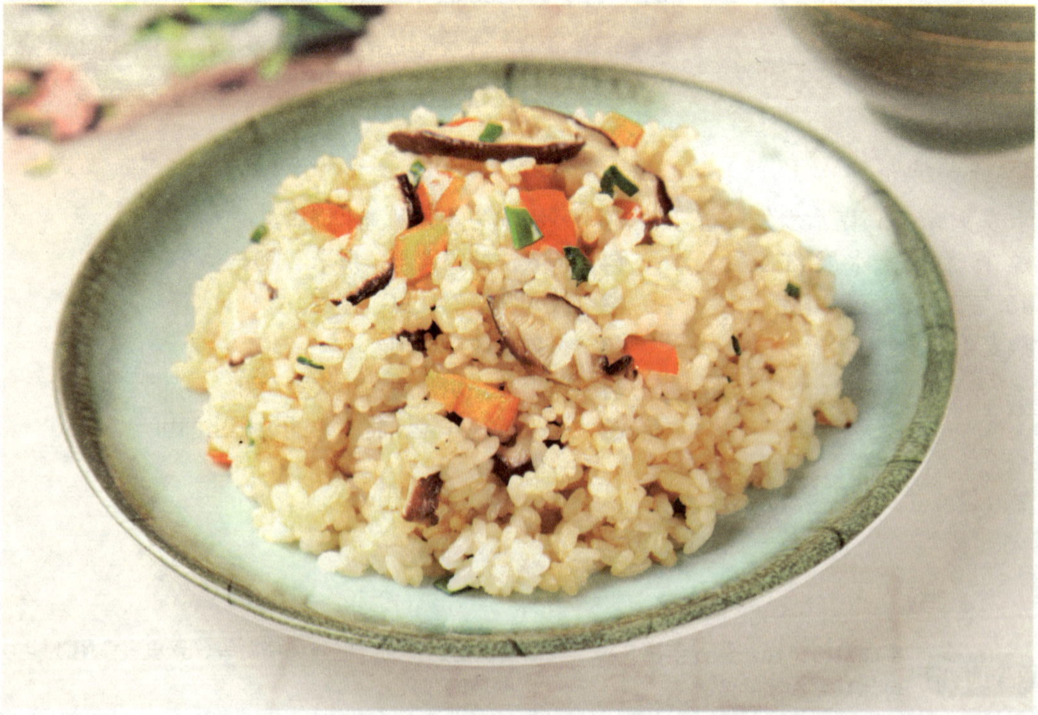

草莓炒饭

烹饪时间4分钟，口味鲜

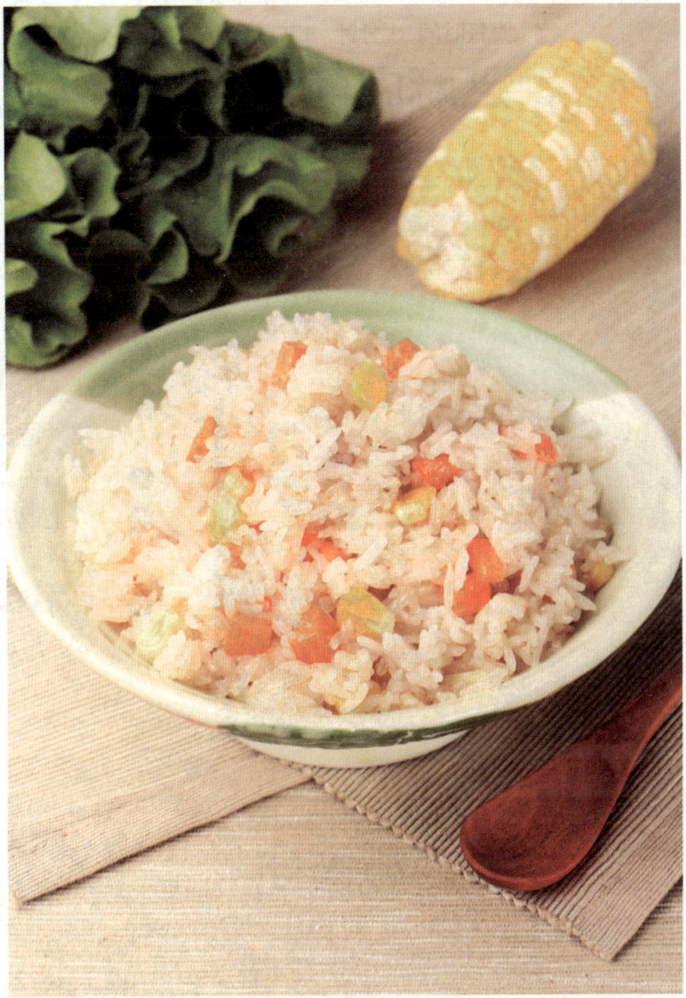

原料 ○ 2人份

玉米粒50克，胡萝卜80克，米饭170克

调料

草莓酱30克，盐、鸡粉各2克，食用油适量

做法

1. 洗净去皮的胡萝卜切片，再切条，改切成丁。
2. 热锅注油烧热，倒入胡萝卜丁、玉米粒。
3. 加入草莓酱、米饭，快速翻炒匀。
4. 加入盐、鸡粉，翻炒至入味。
5. 关火后将炒好的饭盛出即可。

小叮咛 本品食材丰富、色美味鲜，具有开胃消食、通肠利胃、改善贫血、防癌抗癌等功效，尤其适合素食儿童食用。

烹饪时间 31 分钟，口味清淡

芝麻山药饭

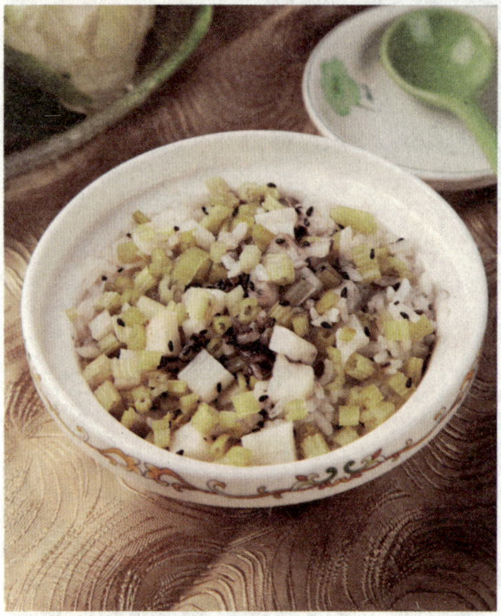

原料 ○ 2 人份

水发大米 140 克，熟黑芝麻 30 克，芹菜 40 克，山药 120 克

做法

❶ 洗净去皮的山药切小丁块，洗好的芹菜切碎。
❷ 取一个蒸碗，倒入洗好的大米，铺平。
❸ 放入山药、芹菜，拌匀，撒上黑芝麻，注入适量清水。
❹ 蒸锅中注水烧开，放入蒸碗。
❺ 盖上锅盖，用中火蒸约 30 分钟至食材熟透。
❻ 揭开锅盖，取出蒸好的食材，待稍稍放凉后即可食用。

烹饪时间 65 分钟，口味甜

多彩豆饭团

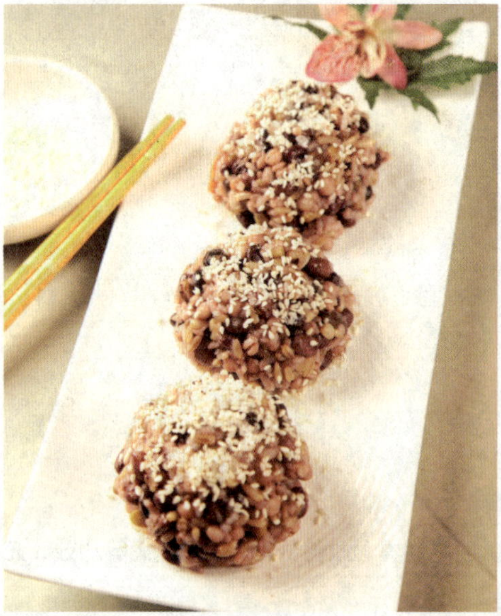

原料 ○ 3 人份

水发大米、水发绿豆、水发燕麦、水发黑豆、水发红豆、水发薏米各 100 克，白芝麻少许

调料

白糖适量

做法

❶ 砂锅置于火上，倒入洗好的黑豆、红豆、薏米。
❷ 再加入洗净的燕麦、绿豆、大米，拌匀，注入适量清水。
❸ 煮 1 小时至食材熟软，端下砂锅，放凉待用。
❹ 将白糖加入白芝麻中，搅拌匀。
❺ 取适量杂粮饭，捏成数个饭团，放入盘中。
❻ 在饭团上撒上拌好的白芝麻和白糖即可。

莲藕西蓝花菜饭

烹饪时间44分钟，口味清淡

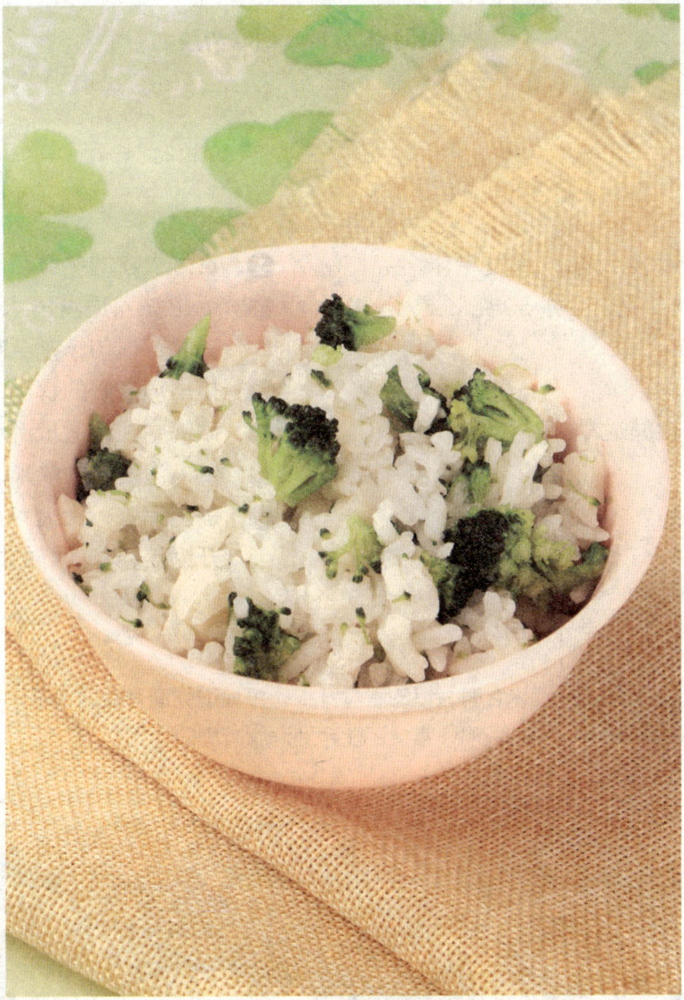

原料 ○ 2 人份

去皮莲藕 80 克，水发大米 150 克，西蓝花 70 克

做法

❶ 洗净去皮的莲藕切丁，洗净的西蓝花切小块，待用。
❷ 热锅中倒入莲藕丁，翻炒数下，放入大米，翻炒至大米水分收干。
❸ 注入适量清水，搅匀，煮开后转小火焖 30 分钟至食材熟透。
❹ 倒入切好的西蓝花，续焖 10 分钟至食材熟软、水分收干。
❺ 关火后盛出焖好的莲藕西蓝花菜饭即可。

小叮咛 莲藕具有健脾开胃、补虚养血等功效，西蓝花则有防癌抗癌、清热解毒的作用。两者搭配，不仅能很好地清理肠道，保护肠胃，还能清热降火，对健康有益。

烹饪时间 45 分钟，口味清淡

糙米牛蒡饭

原料 ○ 1 人份

水发大米、水发糙米各 60 克，牛蒡 50 克

调料

白醋适量

做法

1. 洗好去皮的牛蒡切成条，再切成丁。
2. 锅中注入适量清水烧开，放入牛蒡丁，淋入少许白醋，搅匀，煮至断生。
3. 捞出焯煮好的食材，装盘待用。
4. 砂锅中注入适量清水，用大火烧热。
5. 倒入泡发好的糙米、大米，放入牛蒡丁，搅拌匀。
6. 盖上锅盖，大火煮开后转中火煮 40 分钟至熟。掀开锅盖，将煮好的饭盛入碗中即可。

小叮咛 糙米含有大量的膳食纤维，可促进肠道有益菌增殖，加速肠道蠕动，软化粪便，预防便秘和肠癌，常食还能起到消脂减肥的作用。

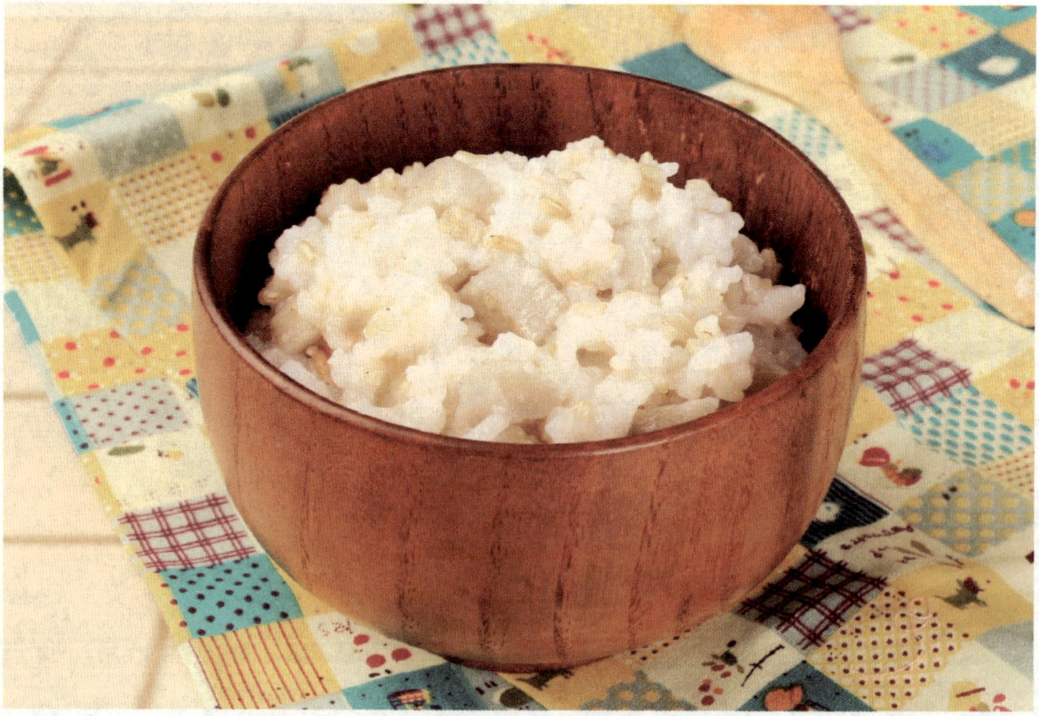

烹饪时间 45 分钟，口味甜

冰糖雪梨米饭盅

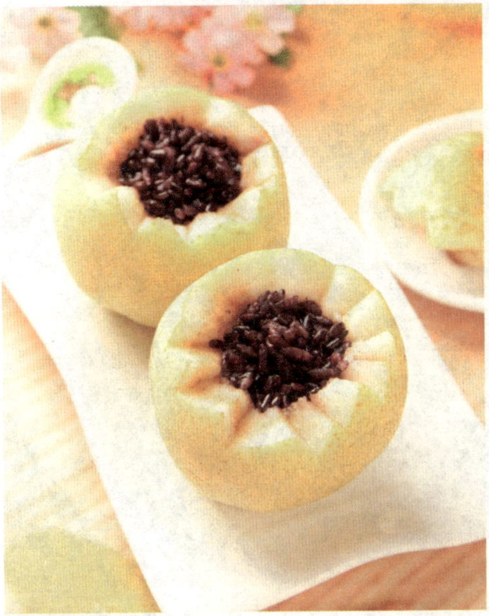

原料 ○ 2 人份

雪梨 2 个，水发大米、水发黑米各 25 克

调料

冰糖 15 克

做法

1. 洗净的雪梨用小刀划成波纹形，切去顶端部分，制成米饭盅盖。
2. 去除雪梨的内核，制成米饭盅。
3. 将洗净的大米、黑米放入雪梨米饭盅里。
4. 加入冰糖、适量清水，盖上盅盖。
5. 蒸锅中注水烧开，放上米饭盅，大火炖 40 分钟至熟。
6. 关火后取出炖好的米饭盅，揭开盅盖即可食用。

烹饪时间 42 分钟，口味清淡

糯米稀粥

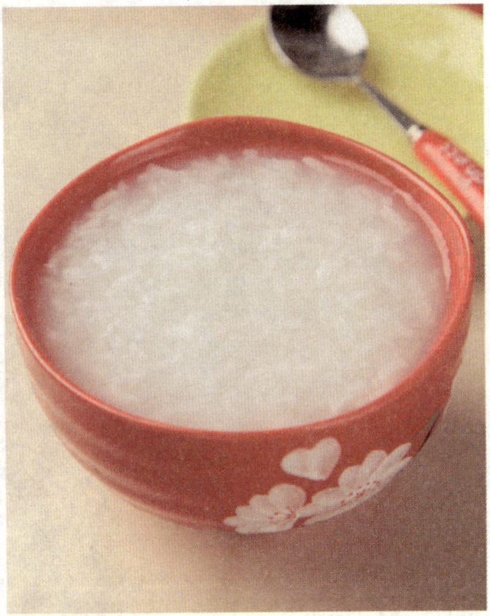

原料 ○ 1 人份

水发糯米 110 克

做法

1. 砂锅中注入适量清水，用大火烧开。
2. 倒入洗净的糯米，搅拌均匀。
3. 盖上盖，烧开后用小火煮约 40 分钟至糯米熟透。
4. 揭盖，搅拌几下，至米粥浓稠。
5. 关火后盛出煮好的稀粥，待稍稍放凉后即可食用。

黑米绿豆粥

烹饪时间32分钟，口味清淡

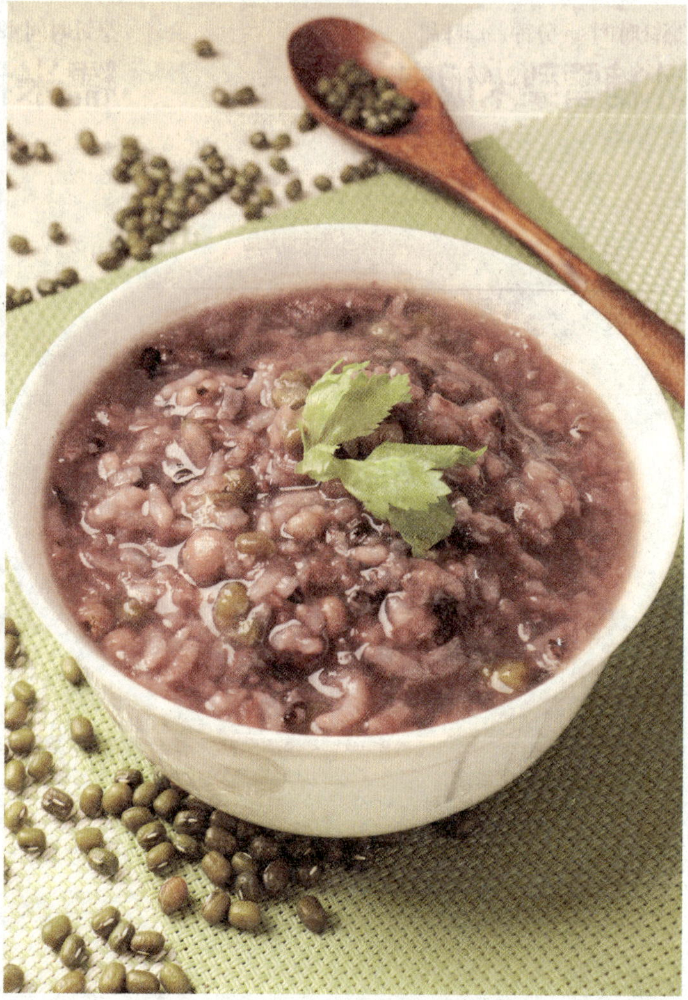

原料 ○ 2人份

薏米80克，水发大米150克，糯米、黑米各50克，绿豆70克

做法

❶ 砂锅中注入适量清水烧热。
❷ 倒入薏米、绿豆、大米、黑米、糯米，拌匀。
❸ 加盖，大火煮开转小火煮30分钟至食材熟软。
❹ 揭盖，稍微搅拌使其入味。
❺ 关火，将煮好的粥盛入碗中即可。

小叮咛 黑米宜煮烂食用，若不煮烂，不仅大多数营养素不能溶出，而且多食后易引起急性肠胃炎，所以，消化功能较弱的孩子和老人更不宜食用未煮烂的黑米。

烹饪时间 31 分钟，口味清淡

参芪大米粥

原料 ○ 1人份

党参 10 克，黄芪 15 克，水发大米 120 克

做法

1. 砂锅中注入适量清水烧开。
2. 放入备好的党参、黄芪。
3. 倒入洗好的大米，搅拌均匀。
4. 盖上锅盖，烧开后用小火煮 30 分钟至大米熟软。
5. 揭开锅盖，持续搅拌一会儿。
6. 关火后将煮好的粥盛入碗中，稍稍放凉后即可食用。

小叮咛 党参和黄芪均有益气、养血的功效，搭配健脾养胃的大米煮粥，有补虚强身、补益气血、降低血压、保护心脏、延缓衰老等功效。

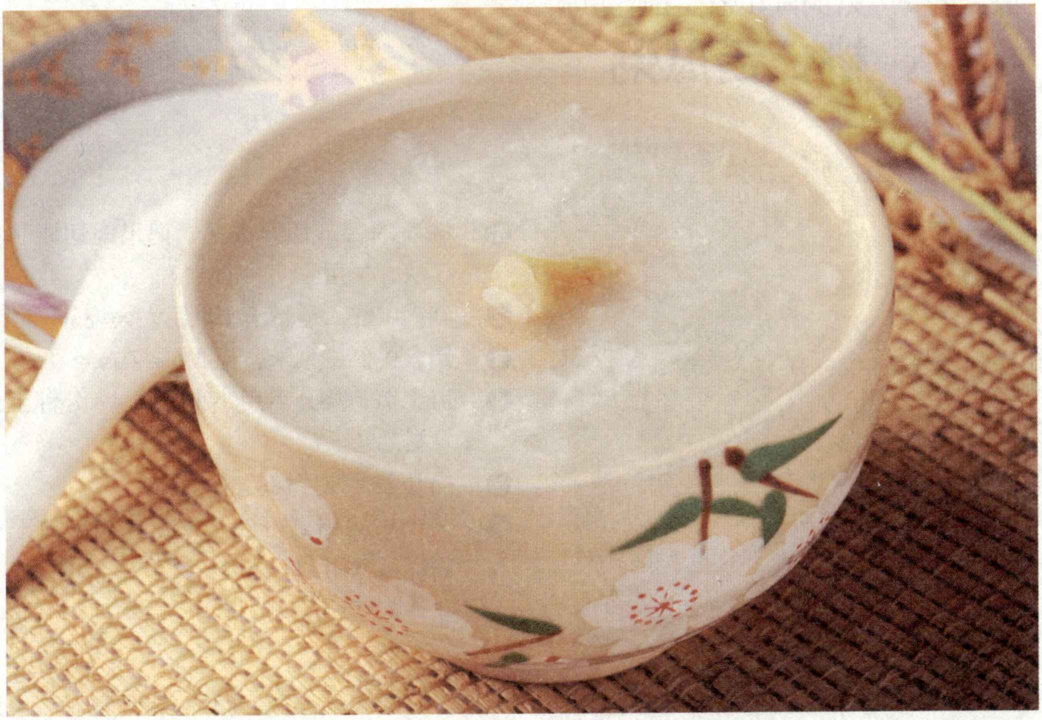

烹饪时间 72 分钟，口味清淡

芋头糙米粥

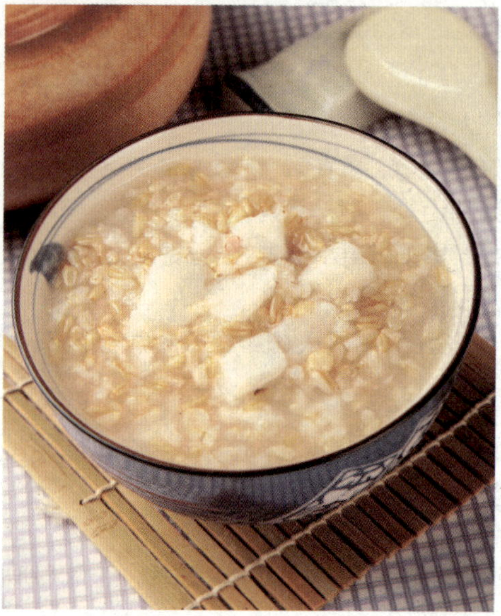

原料 ○ 2 人份

水发糙米 125 克，水发燕麦 100 克，去皮芋头 140 克

做法

❶ 洗净去皮的芋头切丁，待用。
❷ 砂锅中注入适量清水，倒入洗净的糙米、燕麦，拌匀。
❸ 加盖，用大火煮开后转小火煮 40 分钟至食材变软。
❹ 揭盖，倒入切好的芋头丁，搅匀。
❺ 加盖，续煮 30 分钟至熟。
❻ 揭盖，搅拌几下，关火后将煮好的粥盛入碗中即可。

烹饪时间 41 分钟，口味清淡

桃仁苦瓜粥

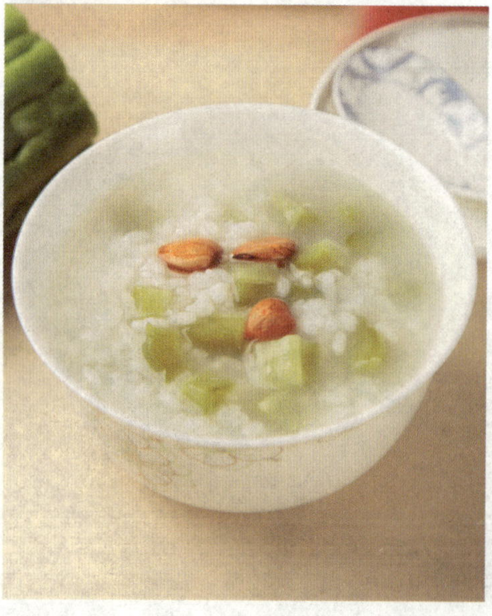

原料 ○ 2 人份

水发大米 120 克，苦瓜 160 克，桃仁少许

做法

❶ 洗净的苦瓜切开去瓤，把果肉切成小丁块，备用。
❷ 砂锅中注入适量清水，用大火烧开。
❸ 倒入桃仁、大米、苦瓜，拌匀。
❹ 盖上盖，烧开后用小火煮约 40 分钟至食材熟透。
❺ 揭开盖，搅拌均匀。
❻ 关火后盛出煮好的苦瓜粥，稍稍放凉后即可食用。

玉米片红薯粥

烹饪时间52分钟，口味清淡

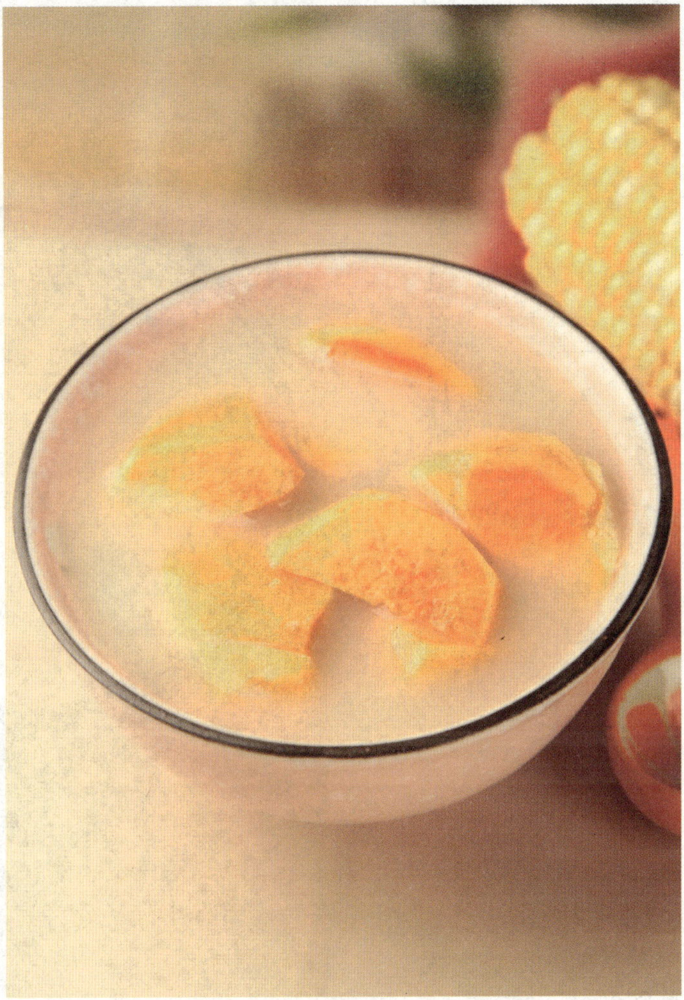

原料 ○ 2人份

红薯180克，玉米片90克

做法

1. 去皮洗净的红薯切滚刀块，备用。
2. 砂锅中注入适量清水烧热，倒入备好的玉米片。
3. 烧开后用小火煮约30分钟，倒入切好的红薯。
4. 盖上盖，用小火续煮约20分钟，至食材熟透。
5. 揭盖，搅拌几下，关火后盛出即可。

小叮咛 本品属于粗粮，富含膳食纤维、B族维生素、钾、镁等营养成分，能促进肠道蠕动，预防便秘及多种慢性病，如肥胖、糖尿病等。

核桃百合玉米粥

烹饪时间31分钟，口味清淡

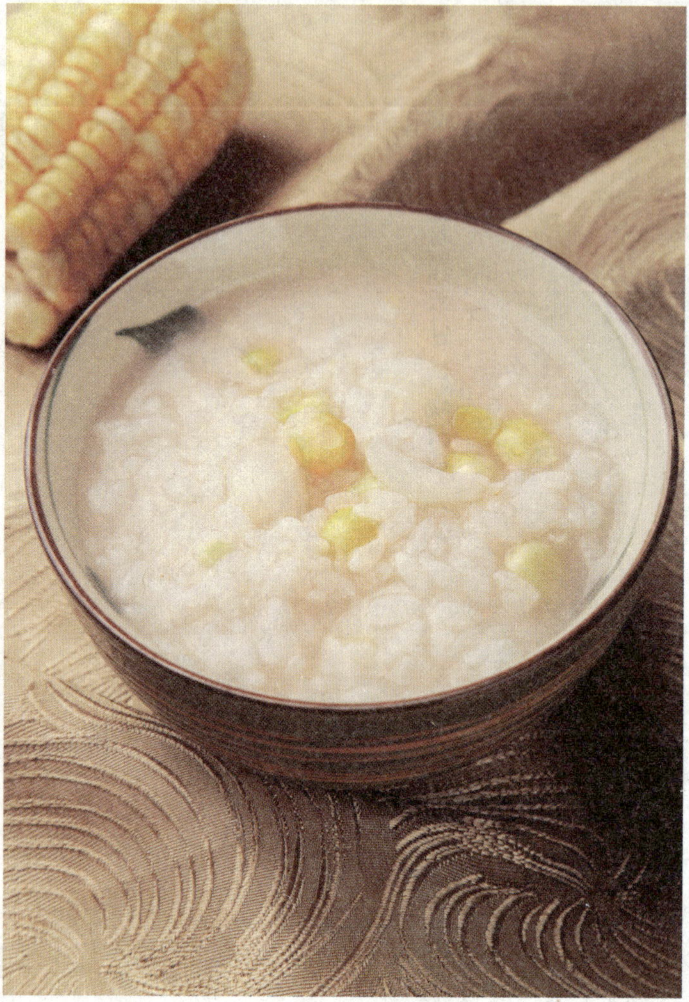

原料 ○ 2人份

水发大米160克，核桃粉25克，鲜百合50克，玉米粒90克

做法

❶ 砂锅中注入适量清水，用大火烧开。
❷ 倒入洗好的玉米粒、大米，拌匀。
❸ 放入洗净的百合，搅拌均匀。
❹ 盖上盖，烧开后用小火煮约30分钟至熟。
❺ 揭盖，撒上核桃粉，拌匀，关火后盛出煮好的粥即可。

小叮咛 保存玉米，可将其外皮毛须去除，清洗干净后擦干，用保鲜膜包起来放入冰箱冷藏。另外，玉米发霉后会产生致癌物，发霉的玉米绝对不能食用。

烹饪时间 43 分钟，口味甜

果仁粥

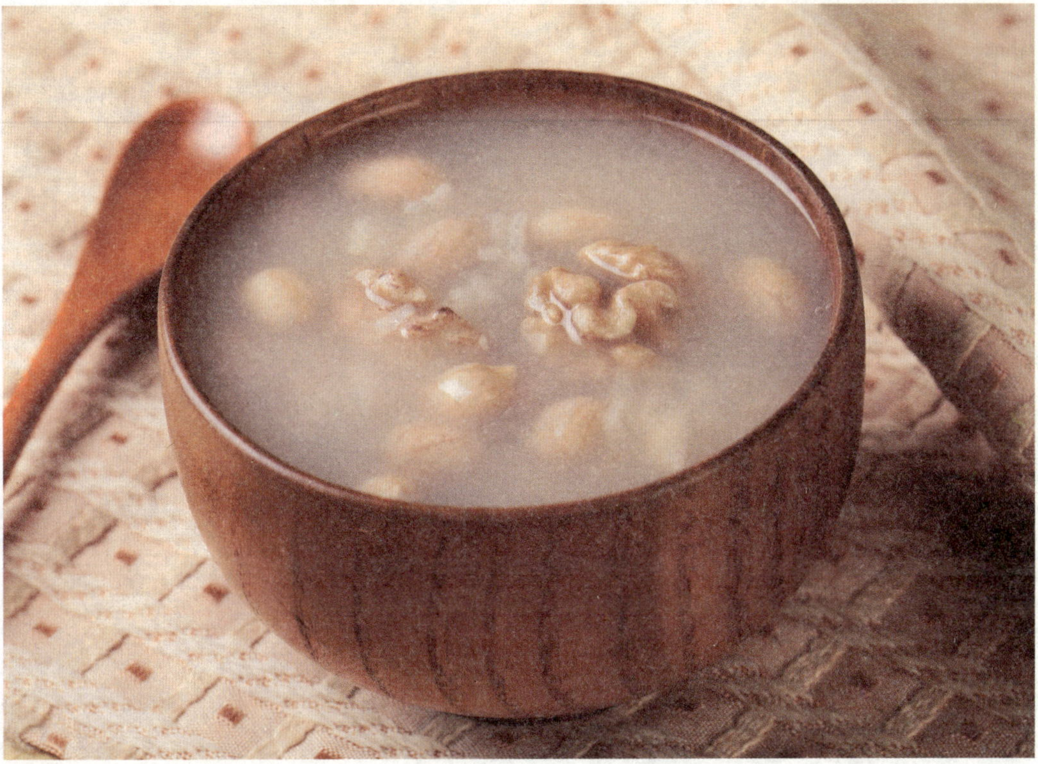

原料 ○ 2 人份

花生米、水发大米各 100 克，核桃仁 25 克

调料

白糖适量

做法

1. 砂锅中注入适量清水，用大火烧开。
2. 放入洗净的花生米、核桃仁。
3. 倒入泡好洗净的大米，搅散。
4. 盖上盖，煮 40 分钟至食材熟透。
5. 揭开盖，放入适量白糖，搅拌均匀，煮至白糖溶化。
6. 关火后把煮好的果仁粥盛入碗中，稍稍放凉后即可食用。

小叮咛 核桃和花生中均含有丰富的不饱和脂肪酸、B 族维生素和维生素 E，能起到健脑益智、促进生长发育、防癌抗癌和延缓衰老的作用，尤其适合素食儿童、孕妇及老人食用。

烹饪时间 57 分钟，口味清淡

花菜香菇粥

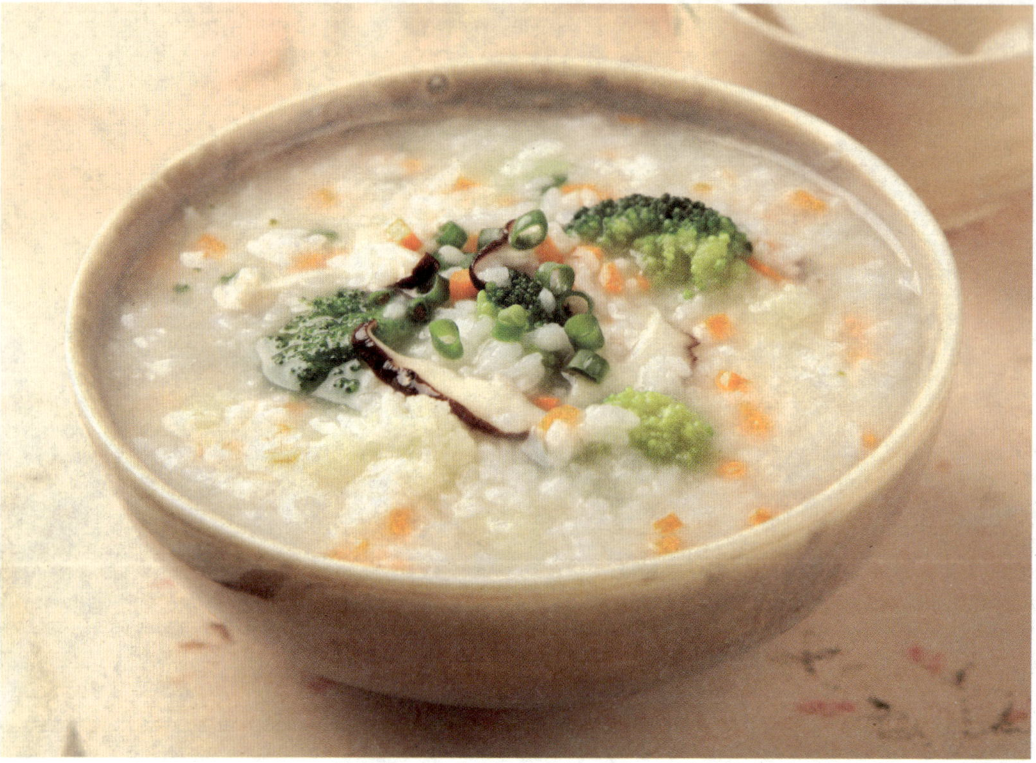

原料 ○ 3 人份

西蓝花 100 克，花菜、胡萝卜各 80 克，大米 200 克，香菇、葱花各少许

调料

盐 2 克

做法

1. 洗净去皮的胡萝卜切丁，香菇切成条。
2. 洗净的花菜、西蓝花分别去除菜梗，再切成小朵。
3. 砂锅中注入适量清水烧开，倒入洗好的大米。
4. 盖上盖，用大火煮开后转小火煮 40 分钟。
5. 揭盖，倒入切好的香菇、胡萝卜、花菜、西蓝花，拌匀。
6. 续煮 15 分钟，加入适量盐，拌匀调味。
7. 关火后盛出煮好的粥，撒上葱花即可。

小叮咛　花菜最好即买即吃，即使温度适宜也不要存放 3 天以上。

胡萝卜南瓜粥

烹饪时间41分钟，口味清淡

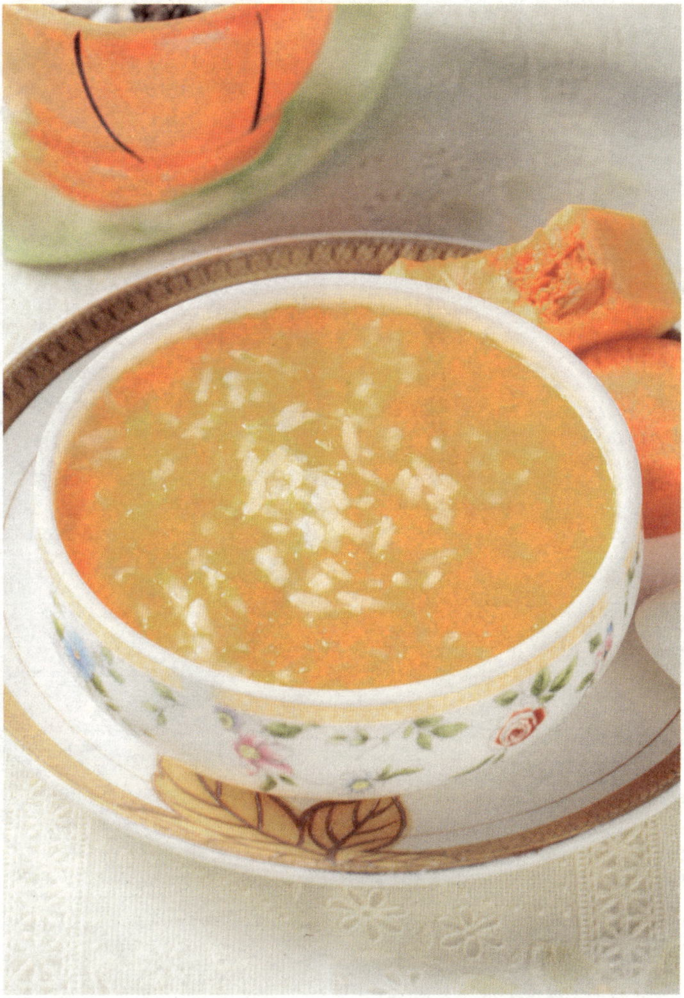

原料 ○ 2人份

水发大米80克，南瓜90克，胡萝卜60克

做法

❶ 洗好的胡萝卜切薄片，改切成粒。
❷ 洗净去皮的南瓜切片，再切丝，改切成粒。
❸ 砂锅中注入适量清水烧开，倒入洗净的大米，拌匀。
❹ 放入切好的南瓜、胡萝卜，搅拌均匀。
❺ 盖上锅盖，烧开后用小火煮约40分钟至食材熟软。
❻ 揭开锅盖，持续搅拌一会儿，关火后盛出即可。

小叮咛 胡萝卜中含有大量的胡萝卜素，进入人体后，可转变成维生素A，具有补肝明目、防治夜盲症的作用。

糙米胡萝卜糕

烹饪时间35分钟，口味清淡

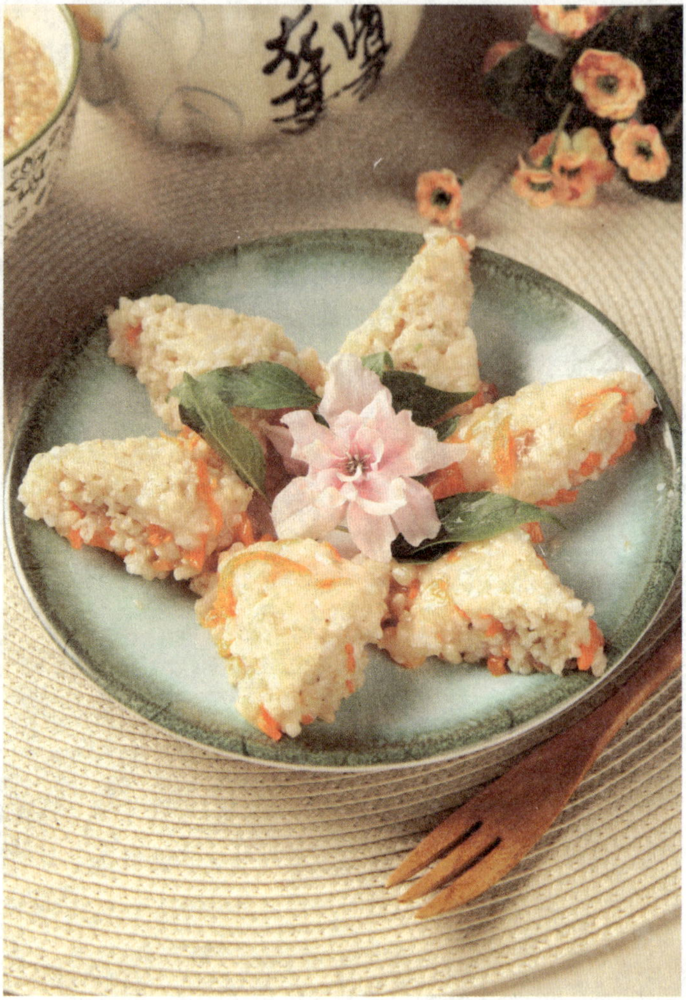

原料 ○ 3人份

去皮胡萝卜250克，水发糙米300克，糯米粉20克

做法

❶ 洗净的胡萝卜切片，改切细条。
❷ 取一碗，倒入胡萝卜条、糙米、糯米粉、适量清水，搅拌均匀。
❸ 将拌好的食材盛入碗中，置于烧开的蒸锅中。
❹ 蒸30分钟至熟透，取出食材，放凉后倒扣在盘中。
❺ 将糕点切成数块三角形，摆放在另一盘中即可。

小叮咛 糙米具有比粳米更高的营养价值，含有丰富的蛋白质、脂肪、糖类、膳食纤维、维生素和矿物质，带给人体全面、天然的多种营养物质，可常食。

烹饪时间 58 分钟，口味甜

莲子糯米糕

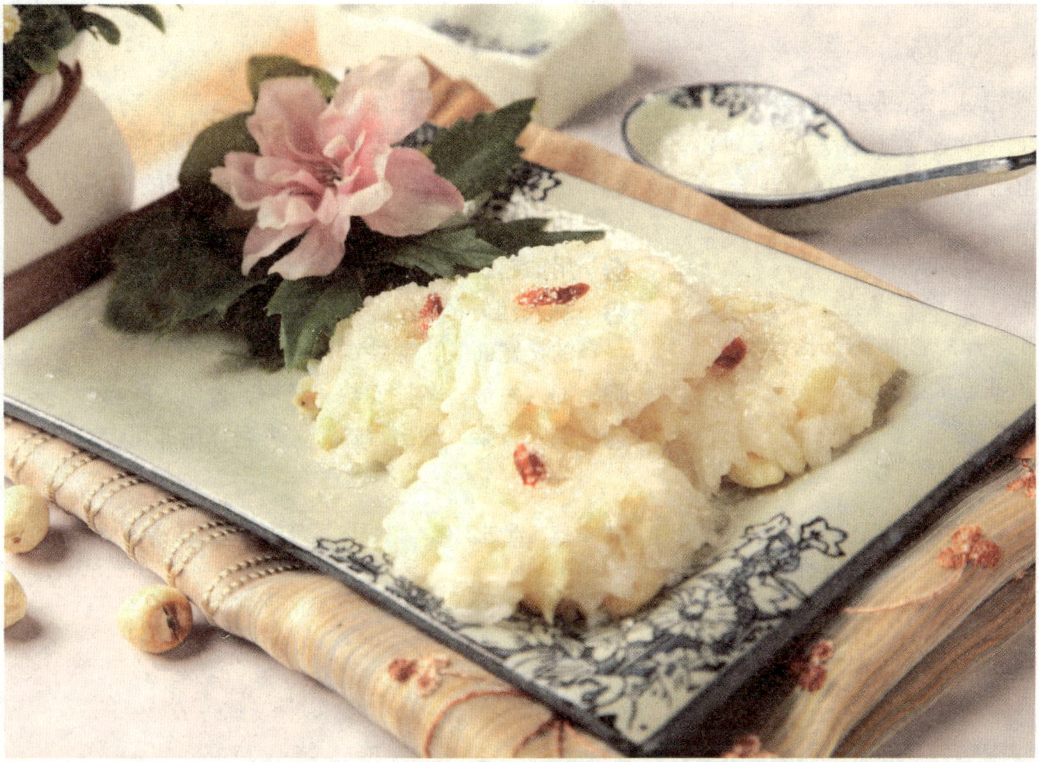

原料 ○ 3 人份

水发糯米 270 克，水发莲子 150 克

调料

白糖适量

做法

❶ 热水锅中倒入莲子，煮至变软，捞出待用。

❷ 将放凉的莲子剔除心，碾成末，加入糯米，混合均匀，注入少许清水。

❸ 再转入蒸盘中，铺开、摊平，待用。

❹ 蒸锅中注水烧开，放入蒸盘，蒸至食材熟透，取出，放凉。

❺ 将放凉的食材盛入模具中，修好形状，摆入盘中。

❻ 脱去模具，食用时撒上少许白糖即可。

小叮咛 糯米能够温补脾胃、益气补血，还能够缓解气血亏虚所导致的盗汗，适宜贫血、腹泻、脾胃虚弱、神经衰弱的人群食用。腹胀、湿热痰火偏盛者不宜食用糯米。

烹饪时间 4 分钟，口味清淡

茭白胡萝卜炒面

原料 ○ 3人份

茭白 95 克，去皮胡萝卜 80 克，香菜 20 克，圆椒 45 克，熟宽面条 140 克

调料

盐、鸡粉各 2 克，生抽 5 毫升，老抽 3 毫升，食用油适量

做法

1. 洗净的圆椒切粗条。
2. 洗净的胡萝卜修整齐，切片，改切成丝。
3. 洗净的茭白切片，改切成丝；洗好的香菜从中间切两段。
4. 用油起锅，倒入胡萝卜丝，翻炒片刻。
5. 倒入切好的茭白、圆椒，炒匀、炒香，放入备好的熟宽面条，翻炒均匀。
6. 加入生抽、老抽、盐、鸡粉，炒匀入味。
7. 倒入香菜，炒出香味，关火后盛出即可。

小叮咛 本品含有多种食材，具有增进食欲、促进消化、增强体质等功效，可改善素食者食欲不佳、营养不良等症。

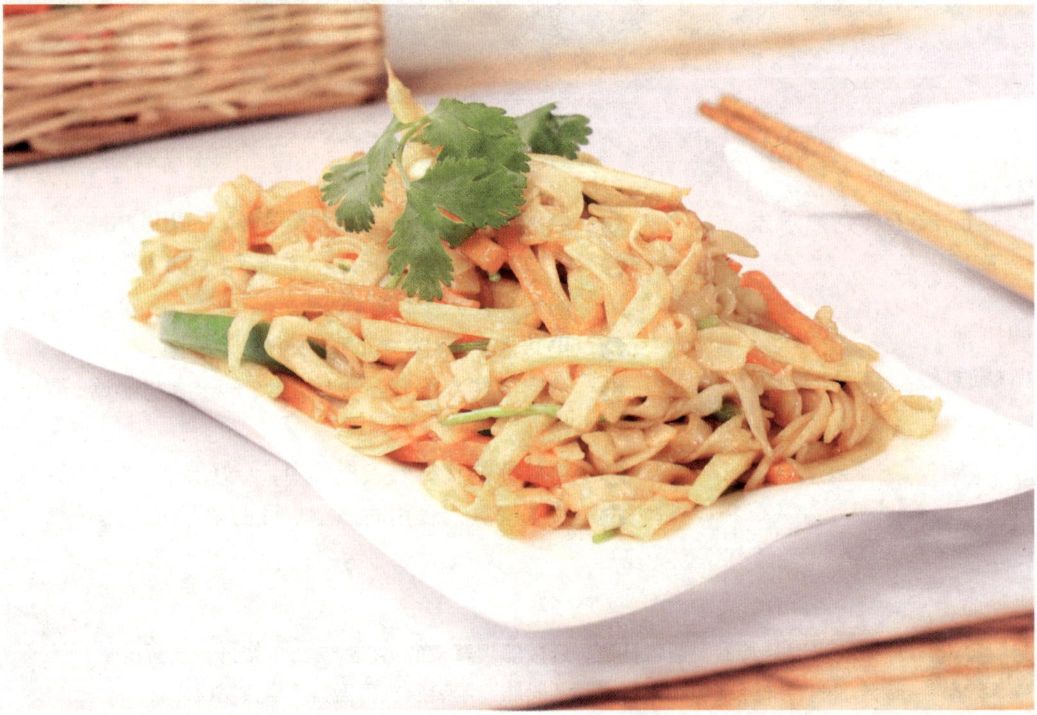

烹饪时间 90 分钟，口味甜

桑葚芝麻糕

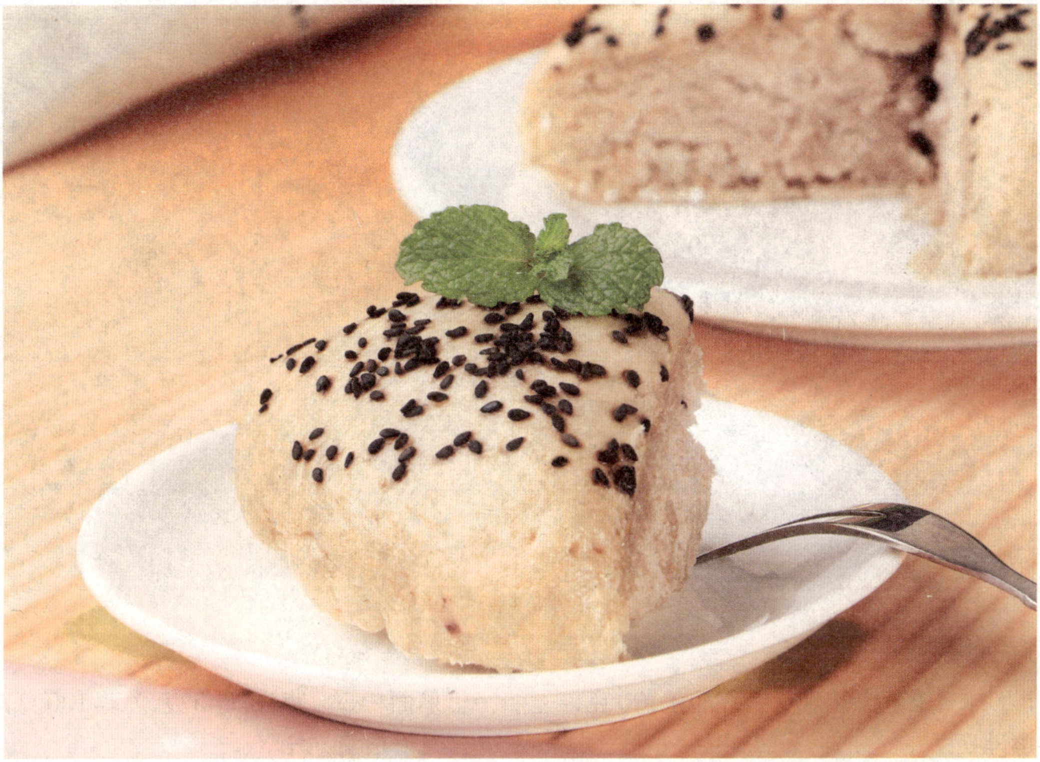

原料 ○ 3 人份

面粉、黏米粉各 250 克，鲜桑葚 100 克，黑芝麻 35 克，酵母 5 克

调料

白糖 25 克

做法

❶ 开水锅中倒入桑葚，熬煮约 10 分钟，捞出桑葚渣。
❷ 将桑葚汁装在碗中，放凉待用。
❸ 取大碗，倒入面粉、黏米粉、酵母、白糖、桑葚汁，混匀，搓成面团。
❹ 用保鲜膜封住碗口，静置约 1 小时。
❺ 取面团，揉成面饼，放入蒸盘中，撒上黑芝麻，置于烧开的蒸锅中。
❻ 蒸约 15 分钟，取出，稍凉后分成小块即可。

小叮咛 鲜桑葚汁浓似蜜，甜酸清香，含有蛋白质、糖类、维生素 A、维生素 C 及多种微量元素，具有健脾养胃、乌发美容、增强人体抗病能力等作用，被称为“民间圣果”。

烹饪时间 45 分钟，口味清淡

黑豆玉米窝头

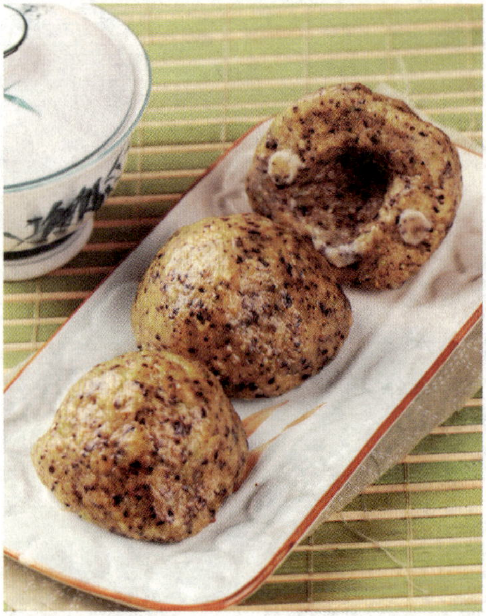

原料 ○ 3 人份

黑豆末、玉米粉各 200 克，面粉 400 克，酵母 6 克

调料

盐 2 克，食用油适量

做法

1. 碗中倒入玉米粉、面粉、黑豆末、酵母、盐、温水，拌匀，揉成面团。
2. 盖上毛巾，静置 10 分钟；取走毛巾，把面团搓成长条，切成数个小剂子。
3. 取蒸盘，刷上食用油，把剂子制成窝头生坯，放入其中。
4. 将蒸盘放入水温为 30℃的蒸锅中，发酵 15 分钟。
5. 开火，用大火蒸 15 分钟至窝头熟透，取出即可。

烹饪时间 75 分钟，口味甜

刺猬包

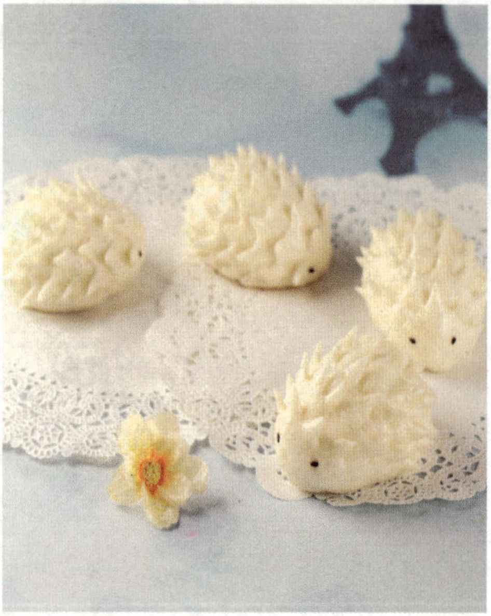

原料 ○ 4 人份

低筋面粉 500 克，酵母 5 克，莲蓉 100 克，黑芝麻适量

调料

白糖 50 克，食用油适量

做法

1. 在低筋面粉、酵母中加白糖、清水，制成面团，装入保鲜袋，静置 10 分钟。
2. 将面团搓成长条，分为数个剂子，制成面饼；将莲蓉搓成长条，分为数个剂子，放入面饼中，制成锥子状生坯。
3. 给蒸盘刷上食用油，放上生坯，发酵 40 分钟。取出生坯，做成刺猬包，再用黑芝麻做成眼睛。
4. 把刺猬包生坯放入蒸锅中，发酵 20 分钟，开火，蒸至熟即可。

烹饪时间 5 分钟，口味鲜

土豆黄瓜饼

原料 ○ 3 人份

土豆 250 克，黄瓜 200 克，小麦面粉 150 克

调料

生抽 5 毫升，盐、鸡粉、食用油各适量

做法

1. 洗净去皮的土豆切成片，再切成丝。
2. 洗净的黄瓜切成片，再切成丝。
3. 取个大碗，倒入小麦面粉、黄瓜丝、土豆丝，注入适量水，搅拌均匀，制成面糊。
4. 加入生抽、盐、鸡粉，搅匀调味。
5. 热锅注油烧热，倒入制好的面糊，烙制成面饼，煎出焦香；翻面，将面饼煎至两面呈现金黄色。
6. 关火，盛出煎好的面饼，放凉后切成三角状，装入盘中即可。

小叮咛 土豆对脾胃虚弱、经常便秘的人群有较好的食疗作用。食素者常食本品还能帮助身体排出毒素，改善不良情绪。

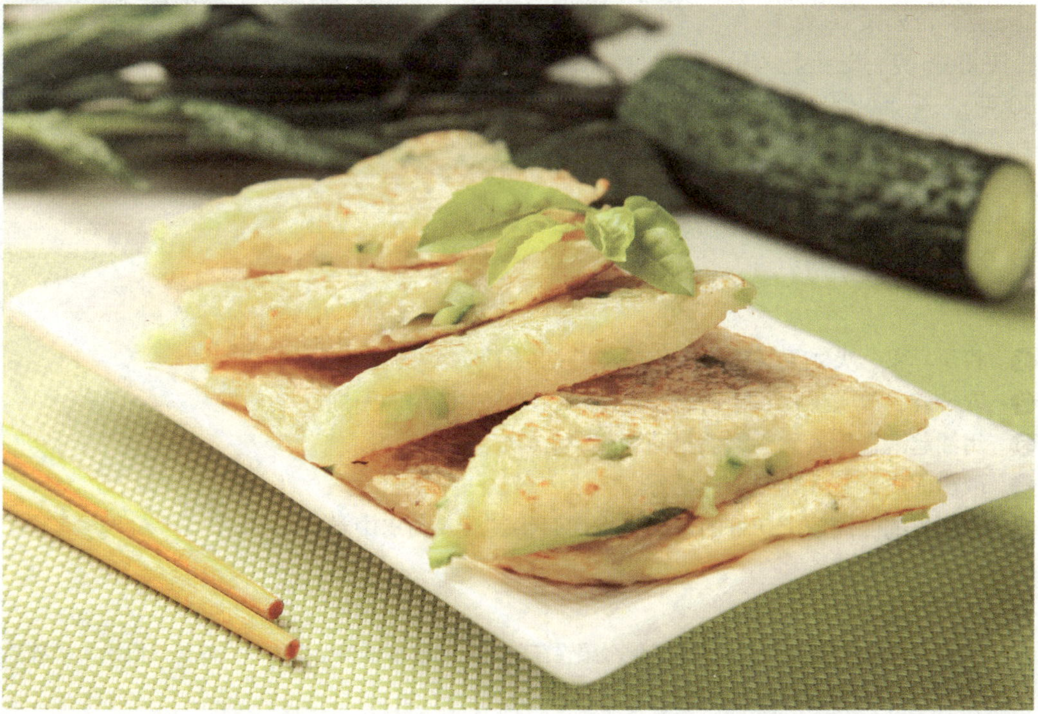

香甜鲜果卷

烹饪时间5分钟，口味酸

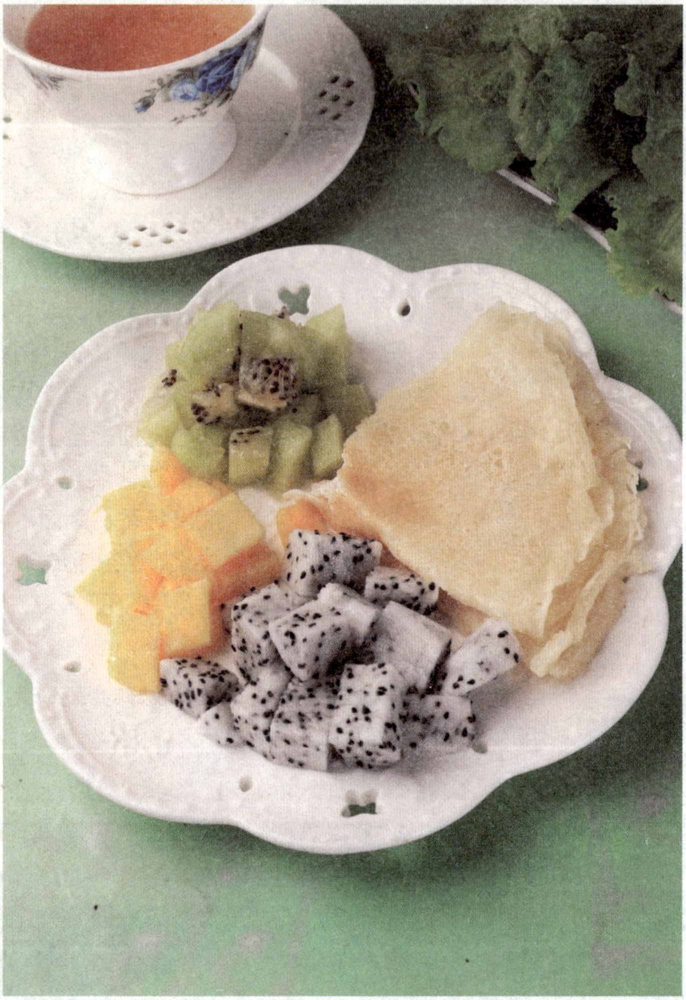

原料 ○ 3人份

芒果92克，火龙果135克，奇异果70克，松饼粉65克，芝士粉30克

调料

食用油适量，生粉40克

做法

❶ 将奇异果、火龙果、芒果分别去皮，切成丁。
❷ 取一碗，放入生粉、松饼粉、芝士粉、清水，拌制成面糊。
❸ 用油起锅，倒入面糊，煎至两面焦黄。
❹ 取出面皮，装入盘中，折叠好。
❺ 在面皮的四周放上切好的水果，食用时将其放入面皮中卷起即可。

小叮咛 本品用新煎好的面皮将多种水果卷在一起，一改水果和面食的单调吃法，既诱人食欲，又营养美味。

烹饪时间 3 分钟，口味辣

大拉皮

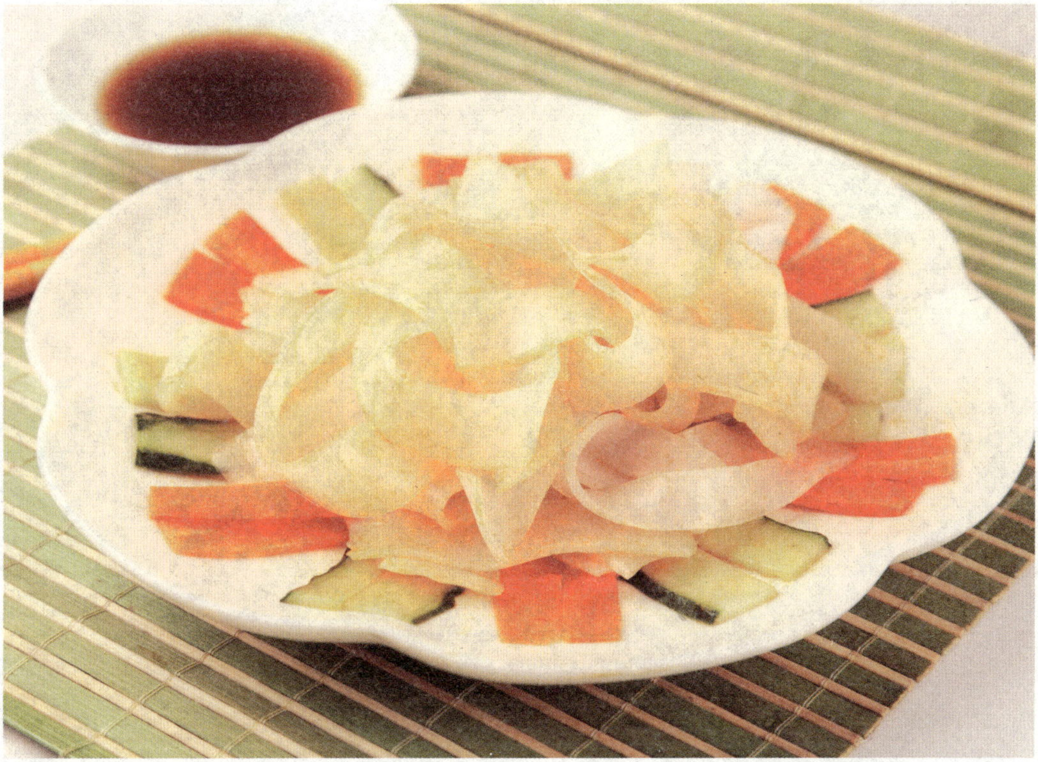

原料 ○ 3 人份

水发拉皮 350 克，胡萝卜 60 克，黄瓜 85 克

调料

芝麻酱 15 克，白糖 2 克，生抽 5 毫升，陈醋 12 毫升，芝麻油、辣椒油各少许

做法

1. 去皮洗净的胡萝卜切片，洗净的黄瓜切薄片。
2. 取小碗，放入适量芝麻酱、生抽、白糖、陈醋、芝麻油、辣椒油。
3. 快速搅拌匀，制成味汁，待用。
4. 另取一个大碗，倒入泡软的拉皮，放入黄瓜片、胡萝卜片，倒入味汁，搅拌至食材入味。
5. 将拌好的食材盛入盘中即可。

小叮咛 本品由胡萝卜、黄瓜与拉皮拌制而成，清爽解腻，尤其适宜夏季食用。

烹饪时间 3 分钟，口味鲜

素三丝炒面

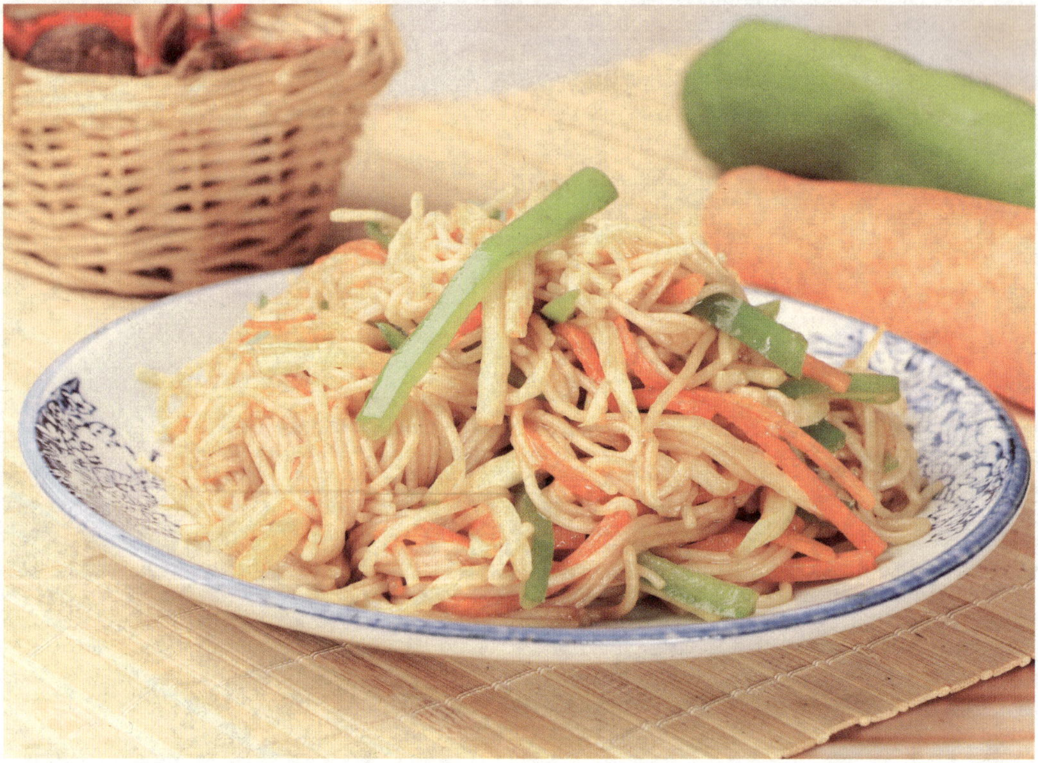

原料 ○ 2 人份

熟拉面 160 克，青椒 60 克，茭白 70 克，胡萝卜 80 克

调料

生抽 5 毫升，老抽 3 毫升，盐、鸡粉各 2 克，食用油适量

做法

1. 洗净的青椒切开去籽，切成丝。
2. 洗净去皮的胡萝卜切片，改切成丝。
3. 处理好的茭白切成丝。
4. 用油起锅，倒入切好的茭白、胡萝卜、青椒，翻炒均匀。
5. 倒入拉面，快速翻炒均匀。
6. 加入生抽、老抽、盐、鸡粉，翻炒至入味。
7. 关火，将炒好的面盛入盘中即可。

小叮咛 茭白水分含量高，若放置过久，会丧失鲜味，最好即买即食；若需保存，可以用纸包住，再用保鲜膜包裹好放入冰箱保存。

烹饪时间 6 分钟，口味清淡

豆芽荞麦面

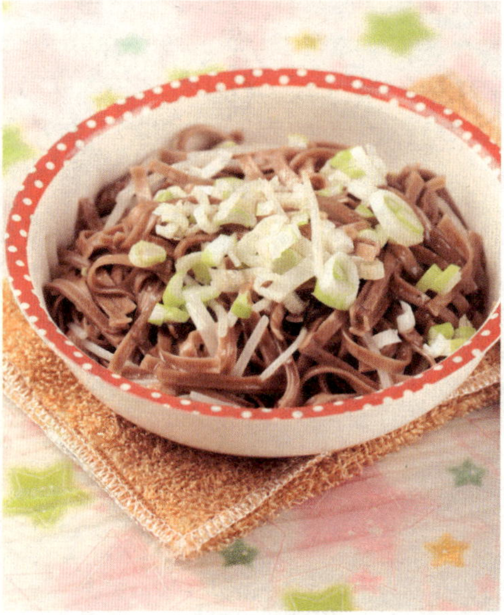

原料 ○ 1 人份

荞麦面 90 克，大葱 40 克，绿豆芽 20 克

调料

盐 3 克，生抽 3 毫升，食用油 2 毫升

做法

❶ 将洗净的绿豆芽切段，洗好的大葱切成碎片。

❷ 锅中注水烧开，加入盐、食用油、生抽，拌煮片刻。

❸ 将荞麦面折成小段，放入锅中，搅散，煮至面条熟软。

❹ 放入绿豆芽，轻轻搅拌几下至其变软，续煮片刻。

❺ 关火后盛出装碗，撒上大葱片，浇上少许热油即可。

烹饪时间 3 分钟，口味清淡

葱白姜汤面

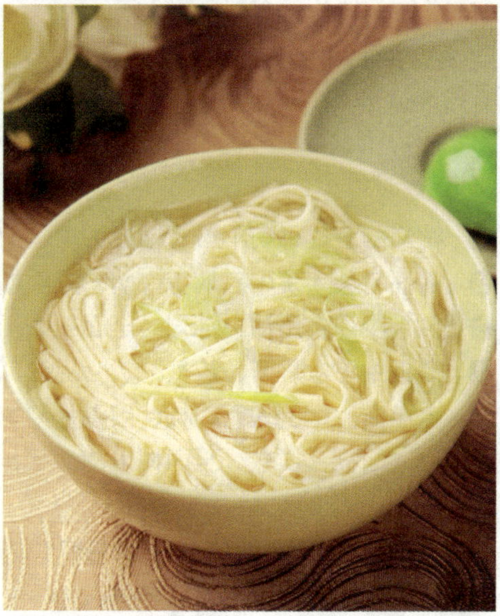

原料 ○ 1 人份

面条 160 克，姜丝、葱丝各少许

调料

盐、鸡粉各 2 克，食用油适量

做法

❶ 锅中注入适量食用油烧热。

❷ 倒入备好的姜丝、葱丝，爆香。

❸ 注入适量清水，用大火煮沸。

❹ 倒入备好的面条，拌匀，煮至熟软。

❺ 加入适量盐、鸡粉，续煮片刻。

❻ 关火后将煮好的面条盛入碗中，稍稍放凉后即可食用。

南瓜西红柿面疙瘩

烹饪时间8分钟，口味清淡

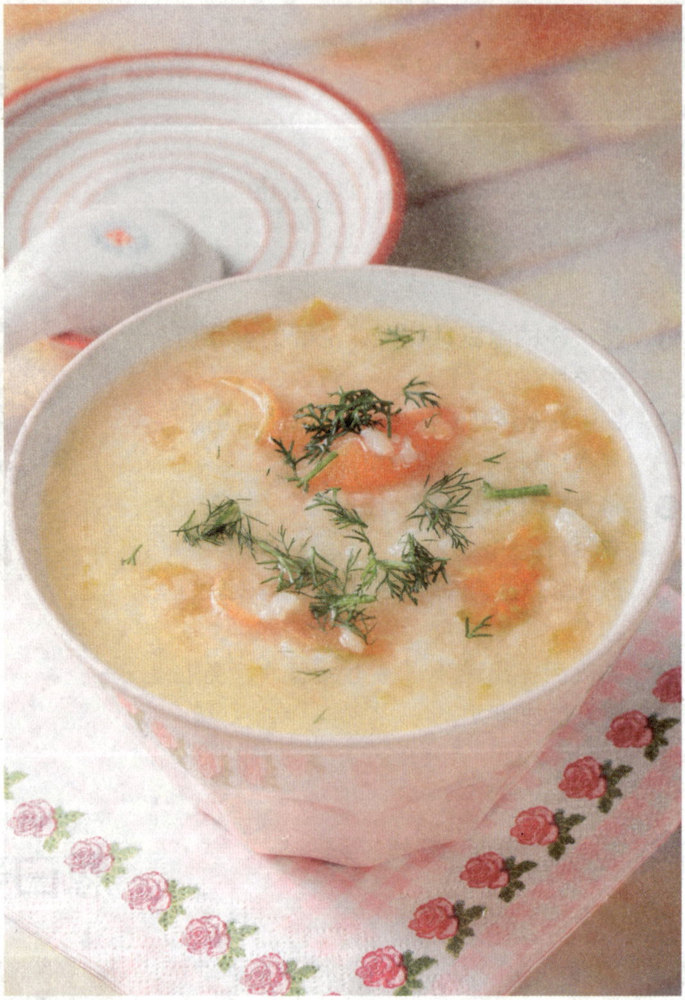

原料 ○ 2人份

南瓜75克，西红柿80克，面粉120克，茴香叶末少许

调料

盐2克，鸡粉1克，食用油适量

做法

❶ 洗净的西红柿切小瓣；南瓜去皮，切成片。
❷ 将面粉装入碗中，加少许盐，分次加清水，拌匀。
❸ 倒入少许食用油，拌匀，至面粉成稀糊状。
❹ 砂锅中注水烧开，放入盐、食用油、鸡粉、南瓜片，拌匀。
❺ 煮至断生，倒入西红柿，续煮片刻。
❻ 倒入面糊，搅散，至面糊呈疙瘩状，拌煮片刻，盛出装碗，撒上茴香叶末即可。

小叮咛 制作面疙瘩时，在面粉内加入少许盐再搅打，不仅可以使面疙瘩有筋道，也可以有一些底味，吃起来口感更佳。

烹饪时间 6 分钟，口味清淡

洋葱西红柿通心粉

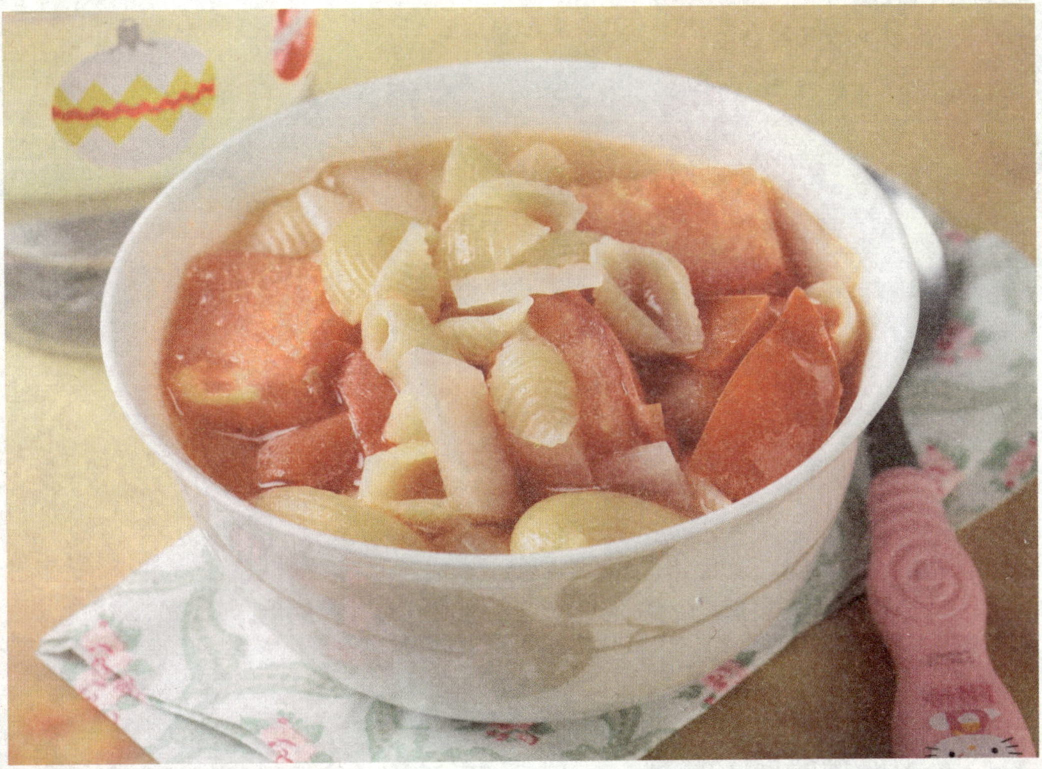

原料 ○ 1人份

通心粉 85 克，西红柿 100 克，洋葱 35 克

调料

盐 3 克，鸡粉 2 克，番茄酱适量，食用油少许

做法

1. 洗净的洋葱切条，再切成小块。
2. 洗好的西红柿切成两半，再切成小块，备用。
3. 锅中注入适量清水烧开，加入食用油、盐、鸡粉，略煮片刻。
4. 倒入通心粉，搅匀，用中火煮约 3 分钟至其断生。
5. 倒入切好的西红柿、洋葱，搅拌匀。
6. 加入番茄酱，拌匀，煮约 2 分钟至食材入味。
7. 关火后盛入碗中即可。

小叮咛 洋葱有橘黄色皮和紫皮两种。橘黄色皮的洋葱，每层皮比较厚，水分比较多，口感也比较脆；而紫皮的水分少，每层比较薄，易老，不宜选购。

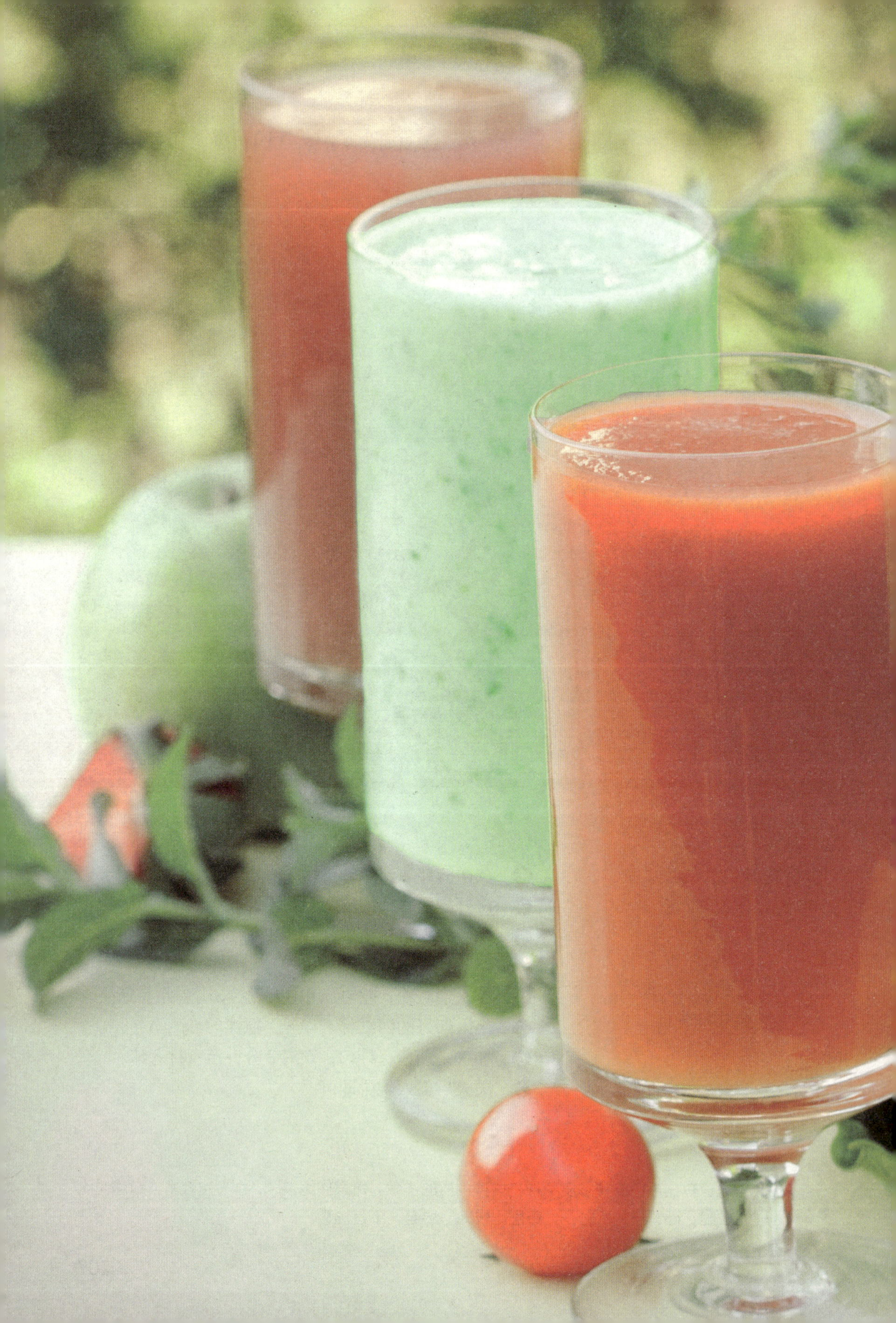

Part 6

时尚饮品，乐享“素”时光

饮品包括茶饮、蔬果汁、豆浆等，是将植物的花、叶、茎、果、种子等原料，用开水冲泡、温浸或煎汁、榨汁而成的流质饮料。闲暇之余，喝一杯沁心饮品，舒服又惬意。

美好的日子就是有菜、有汤、有粥，有可口的小食和饮品，一样都不能少。

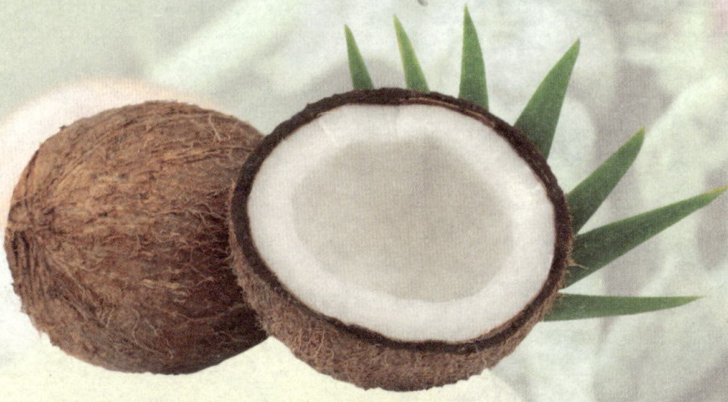

DIY 饮品的技巧

蔬果汁

制作蔬果汁时应尽量选择当季的新鲜蔬果，且以大小适中、色泽均匀、成熟、饱满、外表完整者为佳。同时，还可以根据个人的喜好、蔬果的口感、宜忌搭配制作蔬果汁，使营养更为均衡。

豆浆

用于制作豆浆的豆类最好提前浸泡 8 小时以上，且食材与水的重量比例最好控制在 1∶（18 ~ 20），这样打出来的豆浆口感细滑、出渣率也低。另外，豆浆制好后尽量少放或不放糖、蜂蜜。

茶饮

茶饮多由天然植物的花、叶经煮制或沸水冲泡而成。常用的茶饮原料有绿茶、红茶、玫瑰花、茉莉花、薄荷、甘草、菊花、金银花等。制作茶饮，一般不需要太长时间，5 ~ 30 分钟即可。盛装花草茶饮时通常选用瓷质或玻璃材质的壶或杯子。

推荐食谱

烹饪时间 3 分钟，口味清淡

菠菜圣女果汁

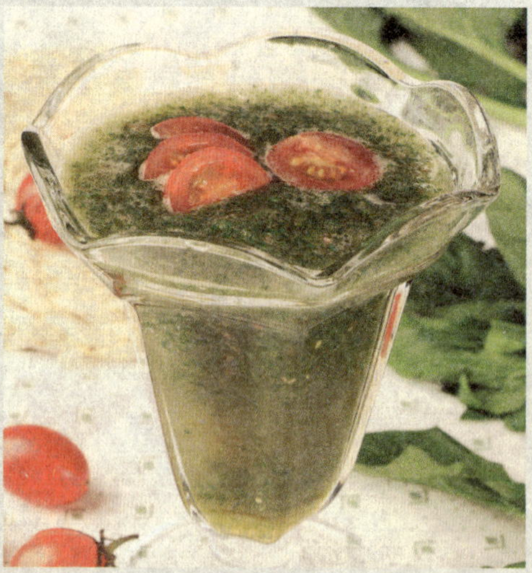

原料 ○ 2 人份

菠菜 200 克，去蒂圣女果 100 克

做法

1. 洗净的菠菜切段。
2. 锅中注水烧开，倒入菠菜段，氽烫一会儿至菠菜断生，捞出氽好的菠菜段，沥干待用。
3. 取榨汁机，倒入菠菜段，放入洗净的圣女果。
4. 注入 80 毫升凉开水，盖上盖，榨约 20 秒，制成蔬果汁。
5. 揭开盖，将榨好的菠菜圣女果汁倒入杯中即可。

苹果椰奶汁

烹饪时间2分钟，口味清淡

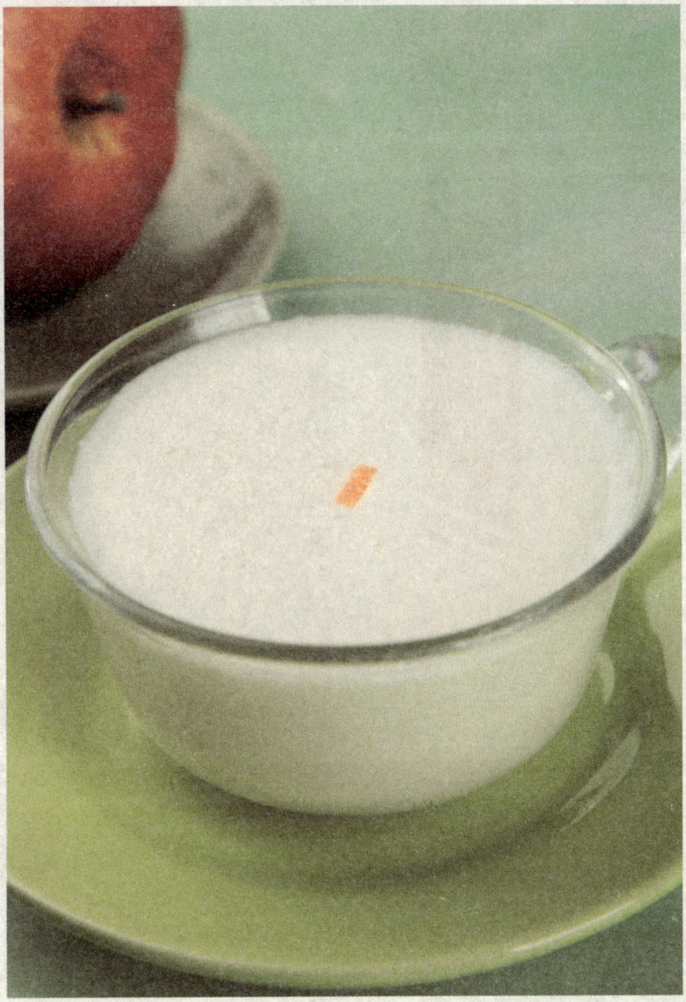

原料 ○ 3人份

苹果70克，牛奶300毫升，椰汁200毫升

做法

1. 洗净去皮的苹果切开，去除果核，切成小块，备用。
2. 取榨汁机，倒入苹果，加入牛奶、椰汁。
3. 盖上盖，榨取果汁。
4. 断电后倒出榨好的果汁即可。

小叮咛 苹果含有糖类、蛋白质、磷、铁、钾等营养成分，具有生津止渴、清热除烦、健胃消食等功效，素食者食用还可预防便秘。

香芒菠萝椰汁

烹饪时间2分钟，口味甜

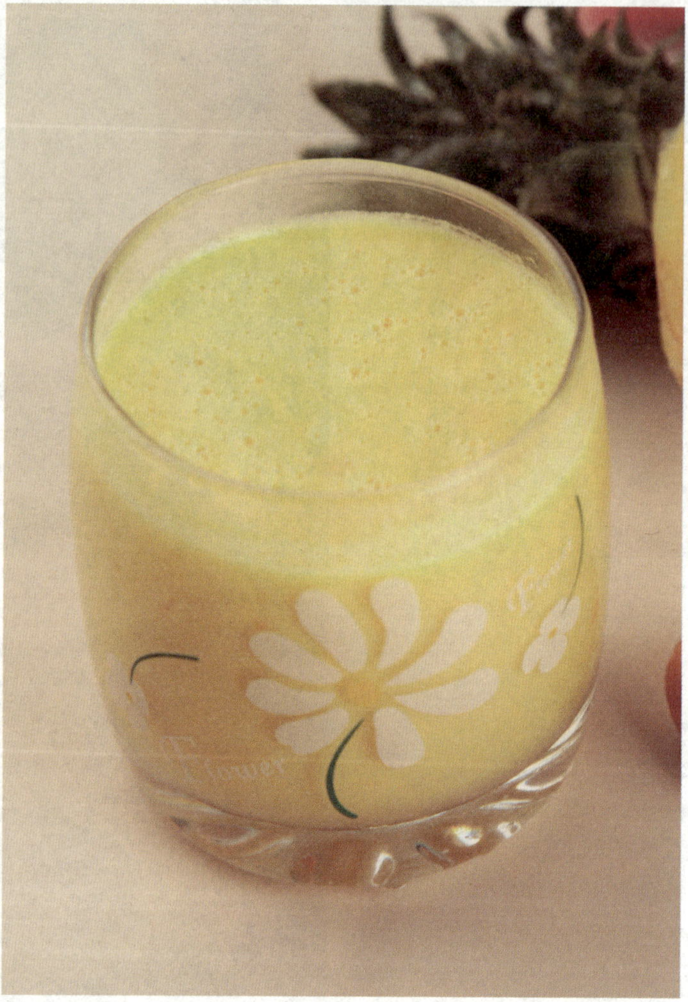

原料 ○ 2人份

芒果120克，菠萝肉170克，椰汁350毫升

做法

❶ 洗净的菠萝肉切开，切成小块。
❷ 将芒果切开，去皮，切取果肉，改切成小块，备用。
❸ 取榨汁机，倒入芒果肉、菠萝肉。
❹ 加入椰汁，盖上盖，榨取果汁。
❺ 断电后将果汁装入杯中即可。

小叮咛 椰汁营养丰富，可解渴祛暑、生津利尿、驱毒、润颜，被中医誉为“养生第一果汁”，可直接饮用，也可与其他蔬果搭配。

烹饪时间 6 分钟，口味清淡

芦笋西红柿汁

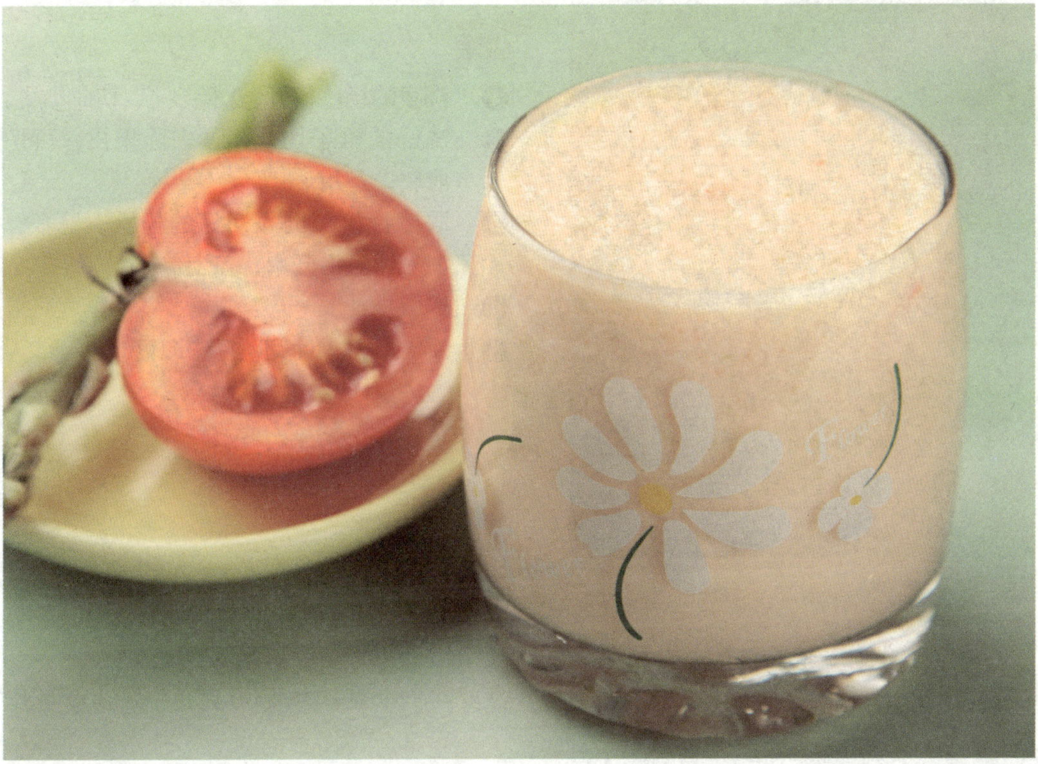

原料 ○ 2 人份

芦笋 50 克，西红柿 80 克，牛奶 200 毫升

做法

❶ 洗净去皮的芦笋切成小段，备用。

❷ 洗好的西红柿切小瓣，去除果皮，把果肉切成小块。

❸ 锅中注水，用大火烧开，倒入芦笋段，用中火煮约 4 分钟至熟。

❹ 捞出煮好的芦笋，沥干水分，待用。

❺ 取榨汁机，倒入西红柿、芦笋，注入牛奶，盖上盖，榨取蔬菜汁。

❻ 断电后倒出蔬菜汁即可。

小叮咛 芦笋是人们经常食用的家常蔬菜，它口感鲜美、营养丰富，含有丰富的膳食纤维，食之可增进食欲、助消化，适合素食者食用。

烹饪时间 2 分钟，口味甜

杨桃甜橙汁

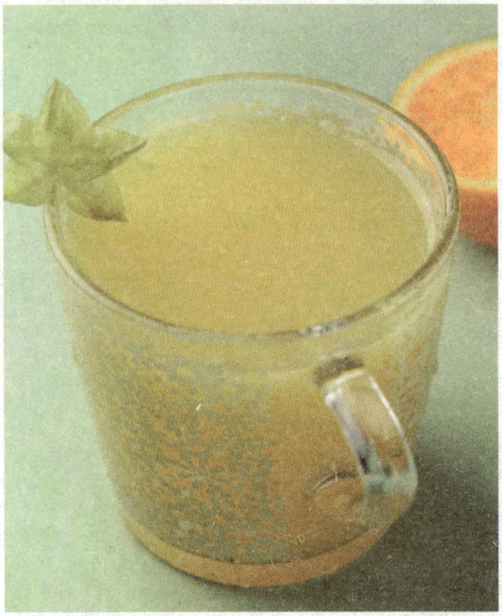

原料 ○ 2 人份

杨桃 165 克，橙子 120 克

做法

❶ 洗净的杨桃切开，去除硬芯，切成小块。

❷ 洗好的橙子切成瓣，去除果皮，再切成块，备用。

❸ 取榨汁机，倒入切好的杨桃、橙子，注入适量温开水，盖上盖。

❹ 榨取果汁。

❺ 断电后将果汁倒入杯中即可。

烹饪时间 2 分钟，口味清淡

菠萝木瓜汁

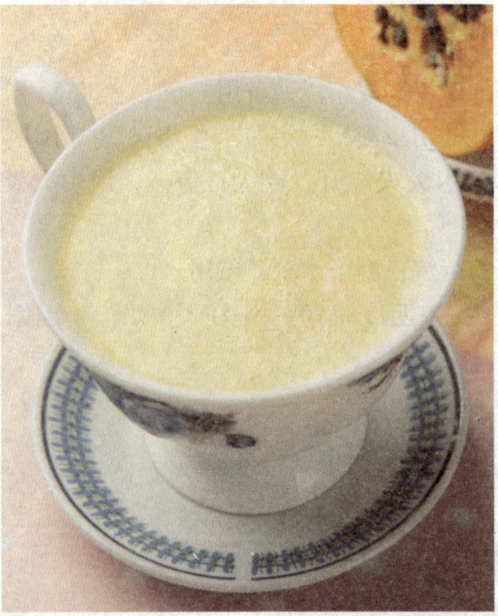

原料 ○ 3 人份

菠萝肉 180 克，木瓜 60 克，牛奶 300 毫升

做法

❶ 洗净的木瓜对半切开，去瓤，去皮，再切成小块，待用。

❷ 菠萝肉切开，再切成小丁块。

❸ 取榨汁机，倒入木瓜、菠萝肉，注入备好的牛奶。

❹ 盖好盖，榨取果汁。

❺ 断电后将榨好的菠萝木瓜汁倒入杯中即可。

桃子甜瓜汁

烹饪时间2分钟，口味甜

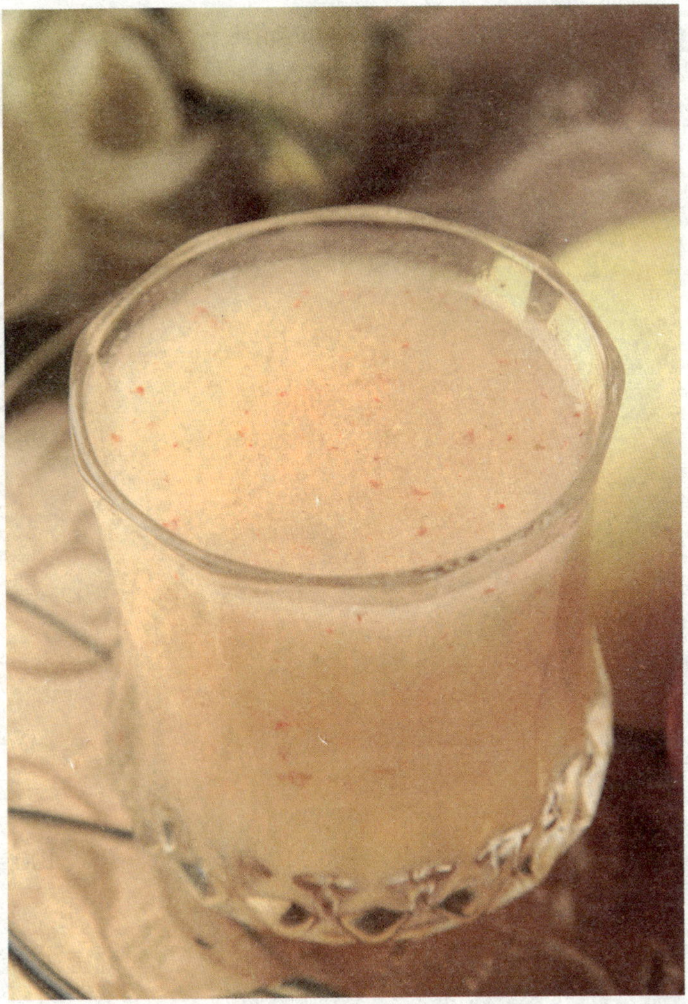

原料 ○ 2人份

桃子 85 克，甜瓜 65 克

做法

❶ 洗好的桃子切取果肉，再切小块。
❷ 洗净去皮的甜瓜切瓣，去籽，改切成小块，备用。
❸ 取榨汁机，倒入桃子、甜瓜，注入适量矿泉水。
❹ 盖上盖，榨取果汁。
❺ 断电后揭开盖，倒出果汁即可。

小叮咛 甜瓜，含有苹果酸、葡萄糖及多种维生素、矿物质，具有清热解毒、生津解渴等功效。

烹饪时间 3 分钟，口味清淡

什锦果蔬汁

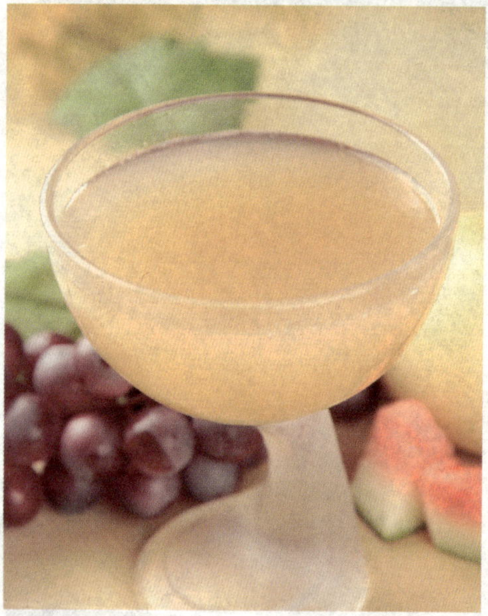

原料 ○ 3 人份

西瓜 170 克，葡萄 230 克，雪梨 110 克，莲藕 60 克

做法

1. 将洗净的西瓜切块，再切小块；洗好去皮的莲藕切开，再切成滚刀块。
2. 洗净去皮的雪梨切取果肉，改切成小块；从洗净的葡萄串上摘取果实，待用。
3. 取榨汁机，放入备好的葡萄、藕块、雪梨、西瓜。
4. 注入适量的纯净水，盖好盖子，榨约 40 秒。
5. 断电后将榨好的果汁滤入杯中即成。

烹饪时间 2 分钟，口味甜

包菜火龙果汁

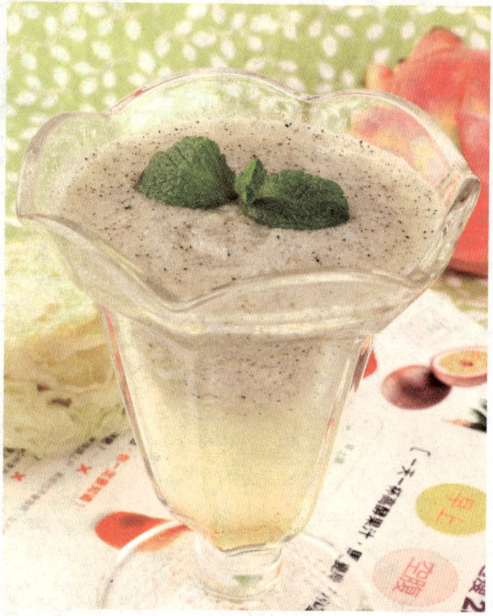

原料 ○ 2 人份

包菜 100 克，火龙果 200 克

调料

蜂蜜 30 克

做法

1. 洗净的包菜切块；火龙果去皮，切块，待用。
2. 取榨汁机，倒入切好的火龙果块和包菜块。
3. 注入 80 毫升凉开水。
4. 盖上盖，榨约 40 秒，即成蔬果汁。
5. 揭开盖，将榨好的蔬果汁倒入杯中，淋上蜂蜜即可。

烹饪时间 2 分钟，口味清淡

黄瓜胡萝卜汁

原料 ○ 2 人份

胡萝卜 150 克，黄瓜 180 克

做法

1. 洗净的黄瓜切成条，再切成小块。
2. 洗好的胡萝卜切成条，再切成丁，备用。
3. 取榨汁机，倒入切好的胡萝卜、黄瓜。
4. 加入适量纯净水，盖上盖，榨取果汁。
5. 将榨好的果汁滤入杯中即可。

小叮咛

黄瓜中含有一种维生素 C 分解酶，如果与维生素 C 含量丰富的食物，如柑橘、猕猴桃等同食，会降低人体对维生素 C 的吸收率。

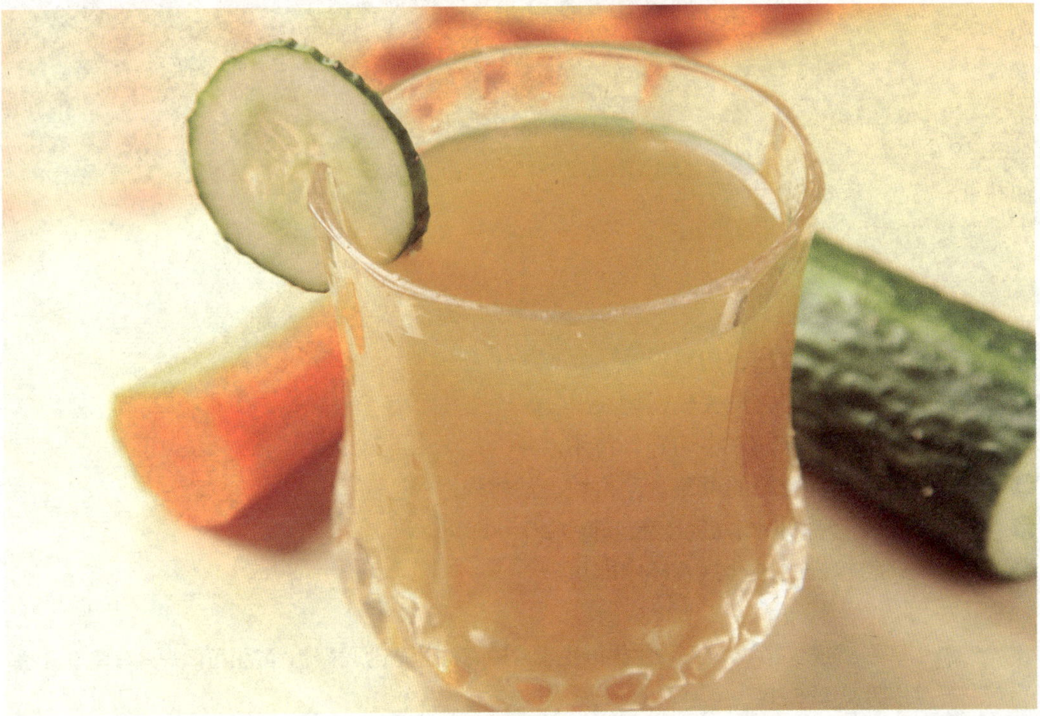

草莓油桃苹果汁

烹饪时间2分钟，口味酸甜

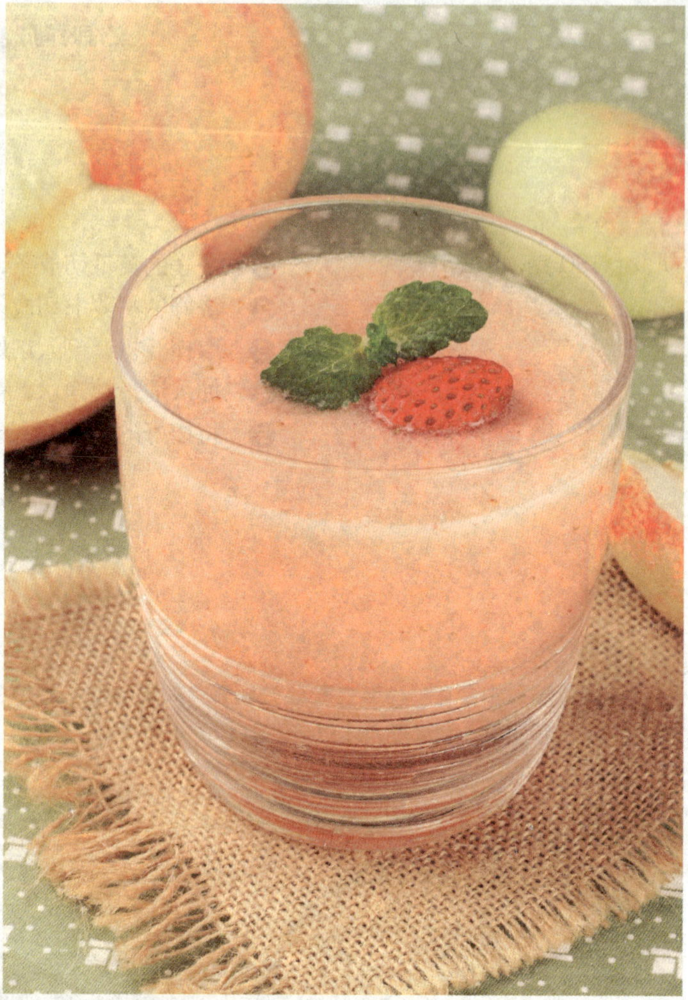

原料 ○ 2人份

油桃 130 克，草莓 90 克，苹果 70 克

做法

1. 洗净的油桃切开去核，切块。
2. 洗好的苹果切瓣，去皮去核，切块。
3. 洗净的草莓去头部，对半切开，待用。
4. 取榨汁机，倒入切好的草莓、苹果块、油桃块。
5. 注入 100 毫升凉开水，盖上盖，榨约 20 秒即可。
6. 揭开盖，将榨好的果汁倒入杯中即可。

小叮咛 草莓、油桃、苹果这三种水果维生素含量高，搭配制成果汁，酸甜可口，具有增进食欲、预防便秘的功效。

烹饪时间 23 分钟，口味甜

黑米南瓜豆浆

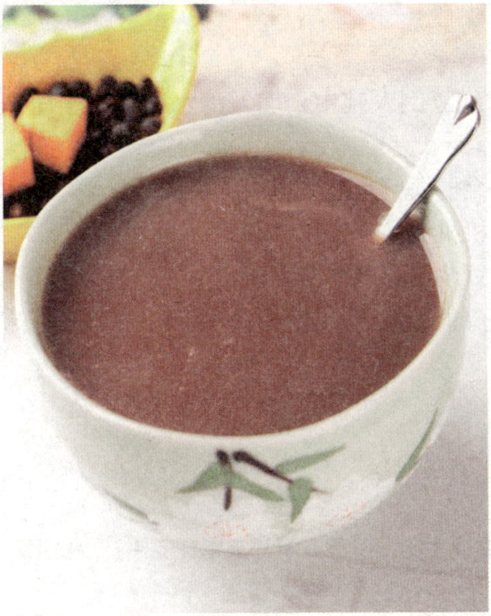

原料 ○ 2 人份

水发黑豆、水发黑米、南瓜块各 80 克

调料

白糖适量

做法

❶ 将已浸泡好的黑豆、黑米倒入碗中，注入清水，洗净，再倒入滤网中，沥干水分，待用。

❷ 取豆浆机，倒入黑豆、黑米、南瓜块，注入适量水，至水位线即可。

❸ 盖好豆浆机机头，开始打浆。

❹ 把打好的豆浆滤入碗中，加入适量白糖，拌匀即可。

烹饪时间 18 分钟，口味清淡

红绿二豆浆

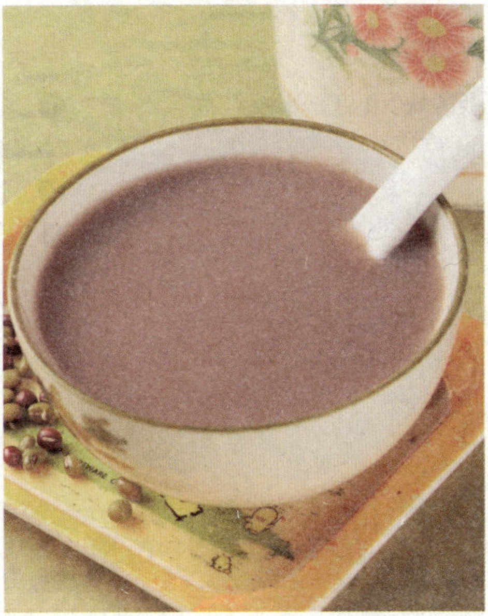

原料 ○ 2 人份

水发红豆、水发绿豆各 40 克

做法

❶ 将已泡好的绿豆、红豆倒入碗中，注入清水，搓洗干净，再倒入滤网中，沥干待用。

❷ 取豆浆机，倒入洗净的食材，注入适量清水，至水位线即可。

❸ 盖上豆浆机机头，开始打浆。

❹ 把打好的豆浆用滤网滤去豆渣。

❺ 将滤好的豆浆倒入碗中即可。

烹饪时间 17 分钟，口味清淡

金橘红豆浆

原料 ○ 2人份

金橘块 20 克，水发红豆 50 克

做法

1. 将泡好的红豆倒入碗中，加入清水，搓洗干净，沥干待用。
2. 把红豆和金橘块倒入豆浆机中，注入适量清水。
3. 盖上豆浆机机头，开始打浆。
4. 把打好的豆浆用滤网滤去豆渣。
5. 将过滤好的豆浆倒入杯中，用汤匙捞去浮沫即可。

小叮咛 金橘外皮气味芳香，不易与果肉剥离，且金橘中的很多营养素都集中在皮中，故食用时不宜去皮。

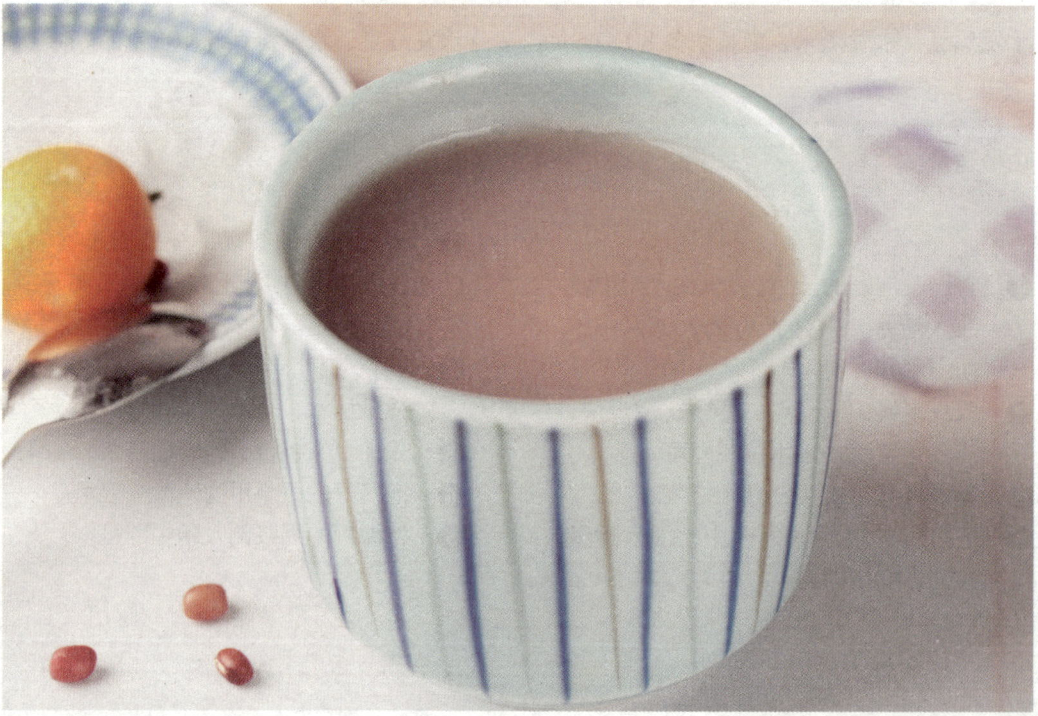

烹饪时间 16 分钟，口味甜

草莓豆浆

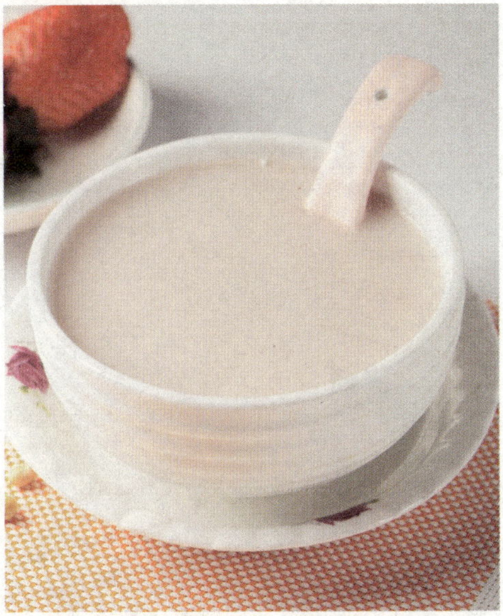

原料 ○ 2 人份

水发黄豆 60 克，草莓 50 克

调料

冰糖适量

做法

1. 将泡好的黄豆倒入碗中，加入清水，搓洗干净后沥干备用。
2. 取豆浆机，加入冰糖，放入黄豆、草莓，注入清水，至水位线即可。
3. 盖上豆浆机机头，开始打浆。
4. 把打好的豆浆用滤网滤去豆渣。
5. 把滤好的豆浆倒入碗中，用汤匙撇去浮沫即可。

烹饪时间 22 分钟，口味清淡

黑豆雪梨大米豆浆

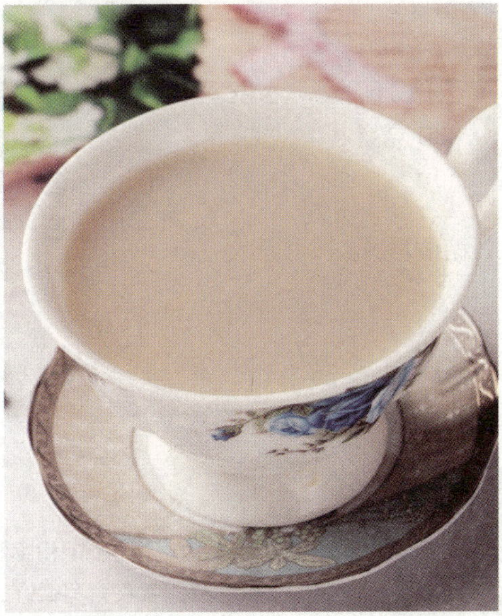

原料 ○ 3 人份

水发黑豆 100 克，雪梨块 120 克，水发大米 100 克

做法

1. 将浸泡好的黑豆、大米倒入碗中，注入清水，用手搓洗干净。
2. 把洗好的黑豆、大米倒入滤网中，沥干水分，待用。
3. 将备好的雪梨、黑豆、大米倒入豆浆机中，注入清水，至水位线即可。
4. 盖上豆浆机机头，开始打浆。
5. 将打好的豆浆用滤网滤去豆渣。
6. 将滤好的豆浆倒入杯中，稍凉后即可饮用。

烹饪时间 17 分钟，口味甜

棒仁豆浆

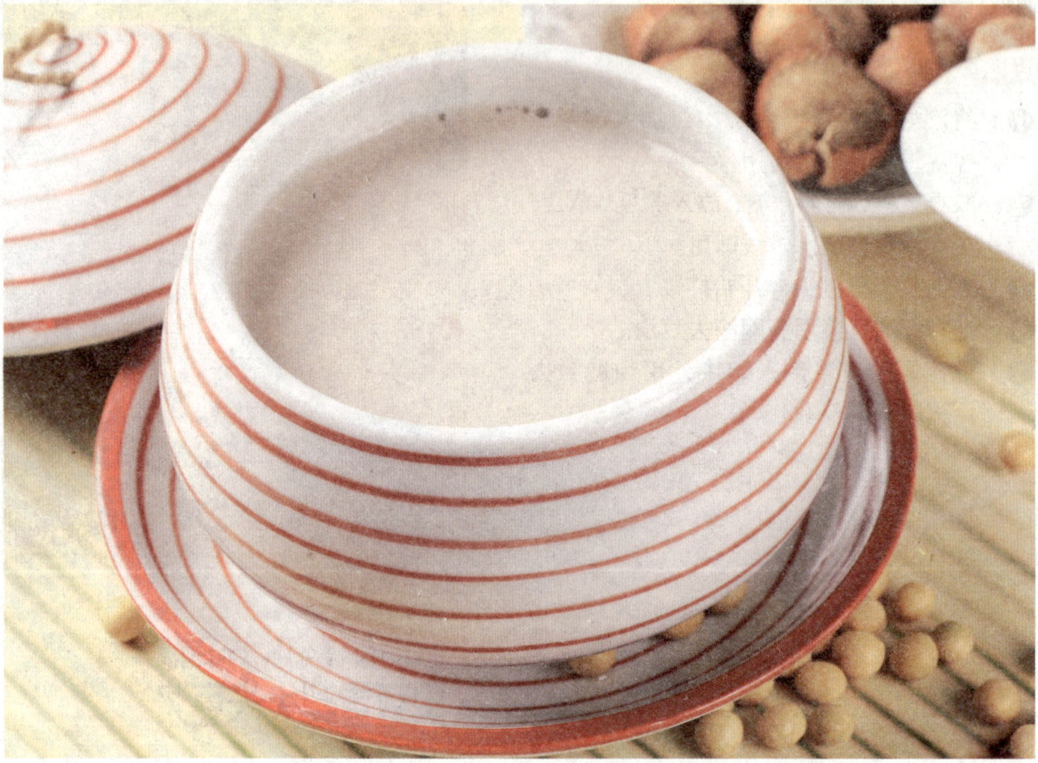

原料 ○ 3 人份

棒子仁 150 克，水发黄豆 230 克

调料

白糖适量

做法

1. 取豆浆机，倒入备好的榛子仁、黄豆，注入适量清水，至水位线即可。
2. 盖上豆浆机机头，启动豆浆机，开始打浆。
3. 将打好的豆浆盛入碗中，加入少许白糖，搅拌至白糖溶化即可。

小叮咛 榛子富含油脂（大多为不饱和脂肪酸），且其所含的脂溶性维生素易为人体所吸收，对体弱、病后虚羸的素食者有很好的补养作用。

烹饪时间 17 分钟，口味甜

果仁豆浆

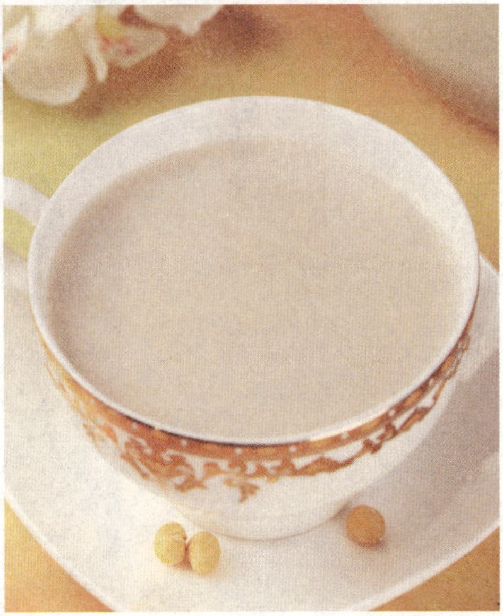

原料 ○ 3 人份

水发黄豆 100 克，腰果、榛子各 30 克

调料

冰糖 10 克

做法

1. 将榛子、腰果和泡好的黄豆倒入碗中，加入清水，用手搓洗干净。
2. 将洗好的材料倒入滤网中，沥干水分，再倒入豆浆机中，加入冰糖。
3. 注入适量清水，启动豆浆机。
4. 把打好的豆浆用滤网滤去豆渣。
5. 把过滤好的豆浆倒入杯中，撇去浮沫即可。

烹饪时间 18 分钟，口味甜

甘润莲香豆浆

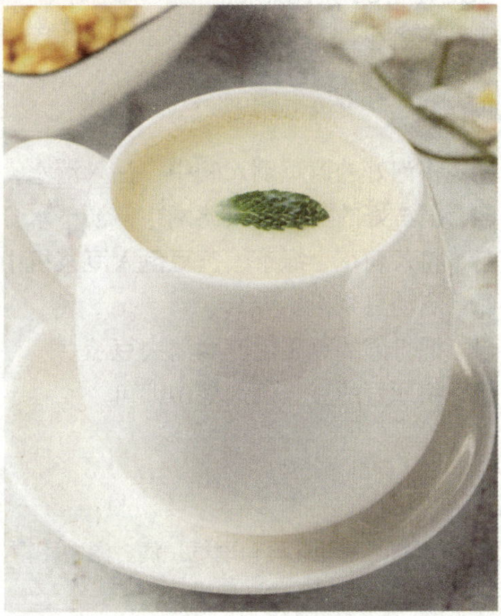

原料 ○ 2 人份

水发黄豆 60 克，莲子 25 克

调料

冰糖 20 克

做法

1. 将泡好的黄豆、莲子倒入碗中，加入适量清水，用手搓洗干净。
2. 将洗好的食材倒入滤网中，沥干水分。
3. 取豆浆机，倒入沥干水的黄豆、莲子，加入冰糖。
4. 注入适量清水，启动豆浆机。
5. 将打好的豆浆用滤网滤去豆渣。
6. 将滤好的豆浆倒入杯中，撇去浮沫即可。

茉莉绿茶豆浆

烹饪时间16分钟，口味清淡

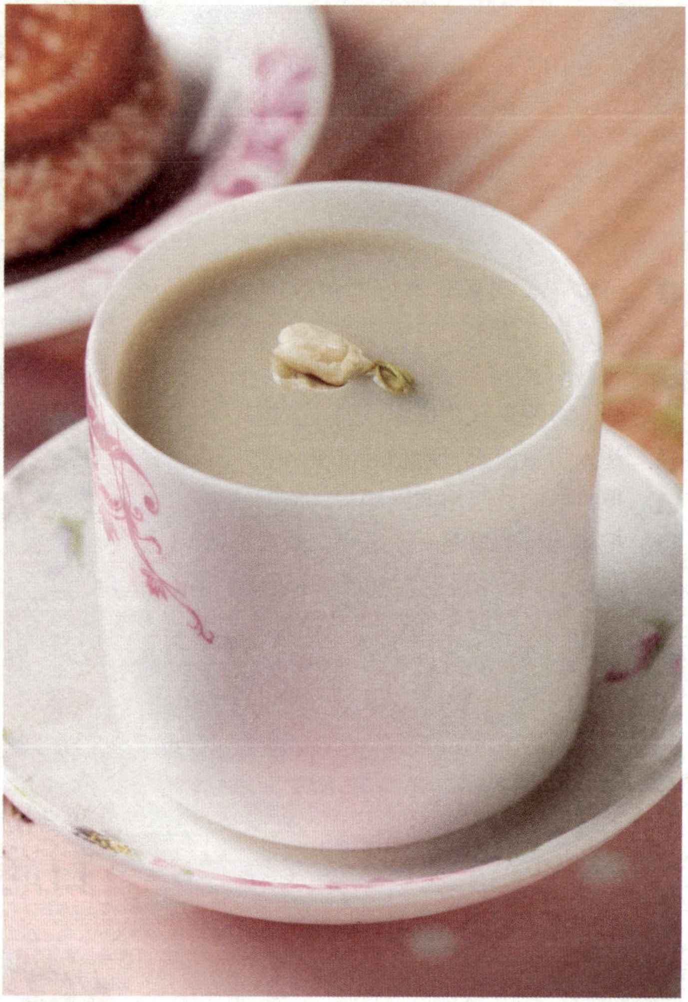

原料 ○ 2人份

水发黄豆50克，绿茶、茉莉花各少许

做法

❶ 将泡好的黄豆倒入碗中，注入清水，用手搓洗干净。
❷ 把洗好的黄豆倒入滤网中，沥干水分。
❸ 将茉莉花、绿茶、黄豆倒入豆浆机中，注入适量清水，至水位线即可。
❹ 启动豆浆机。
❺ 把打好的豆浆用滤网滤去豆渣。
❻ 将滤好的豆浆倒入杯中即可。

小叮咛 茉莉花具有理气止痛、温中和胃、消肿解毒、增强免疫力等功效，其味道微苦，食用时可加入少许白糖。

烹饪时间 5 分钟，口味甜

西红柿柠檬蜜茶

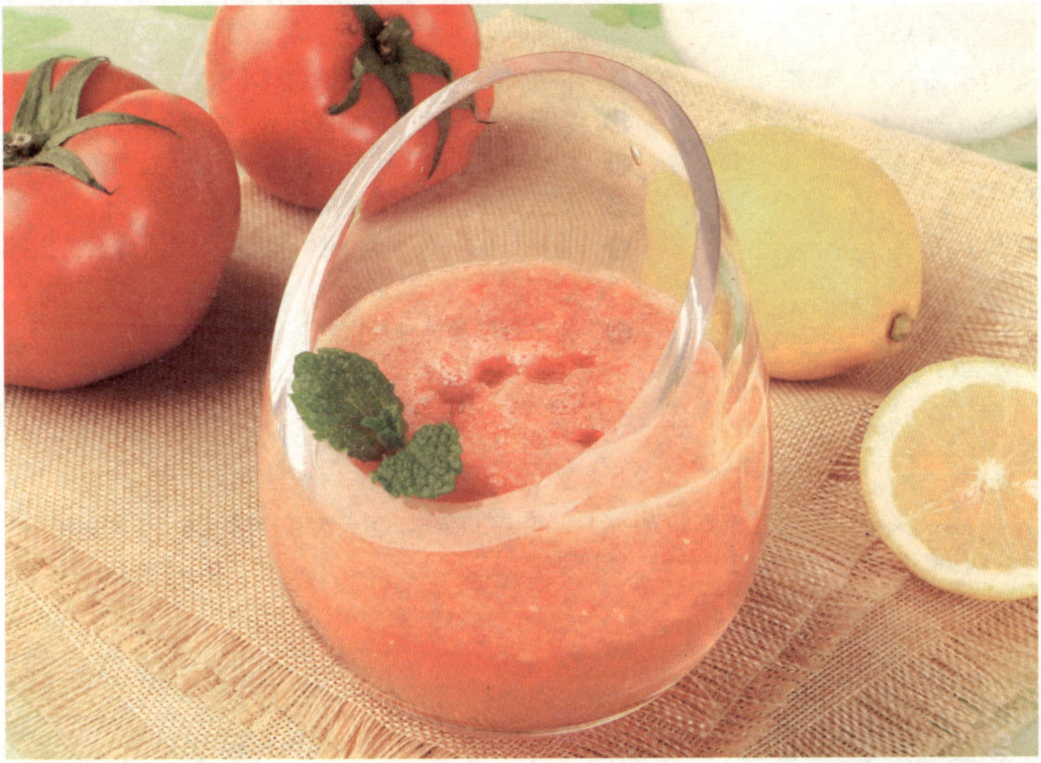

原料 ○ 2 人份

西红柿 150 克，柠檬 20 克，红茶 100 毫升

调料

蜂蜜 20 克

做法

1. 柠檬去皮，去核，切块。
2. 西红柿切瓣，去皮，切块。
3. 红茶过滤出茶水，待用。
4. 取榨汁机，倒入切好的西红柿块和柠檬块，加入红茶水。
5. 盖上盖，启动榨汁机，榨约15秒，制成蔬果茶。
6. 将蔬果茶倒入杯中，淋上蜂蜜即可。

小叮咛 红茶气味芳香，搭配西红柿和柠檬制成茶饮，经常饮用除了有益健康，还能美容养颜，尤其适合女性素食者饮用。

烹饪时间 3 分钟，口味甜

葡萄柚蜂蜜红茶

原料 ○ 2 人份

葡萄柚 200 克，红茶叶 10 克

调料

蜂蜜 15 克

做法

1. 将葡萄柚剥去皮，果肉切成小块。
2. 把茶叶装入碗中，加入开水冲泡一会儿，待用。
3. 取榨汁机，倒入切好的葡萄柚，加入适量矿泉水。
4. 盖上盖子，榨取葡萄柚汁。
5. 将泡好的红茶水倒入榨汁机中，加入蜂蜜，搅拌均匀。
6. 将做好的葡萄柚蜂蜜红茶倒入杯中即可。

小叮咛

葡萄柚富含维生素 C、维生素 P、可溶性纤维素，每天饮用一杯葡萄柚汁，可增强人体抵抗力，缓解感冒、咳嗽、便秘等症状。

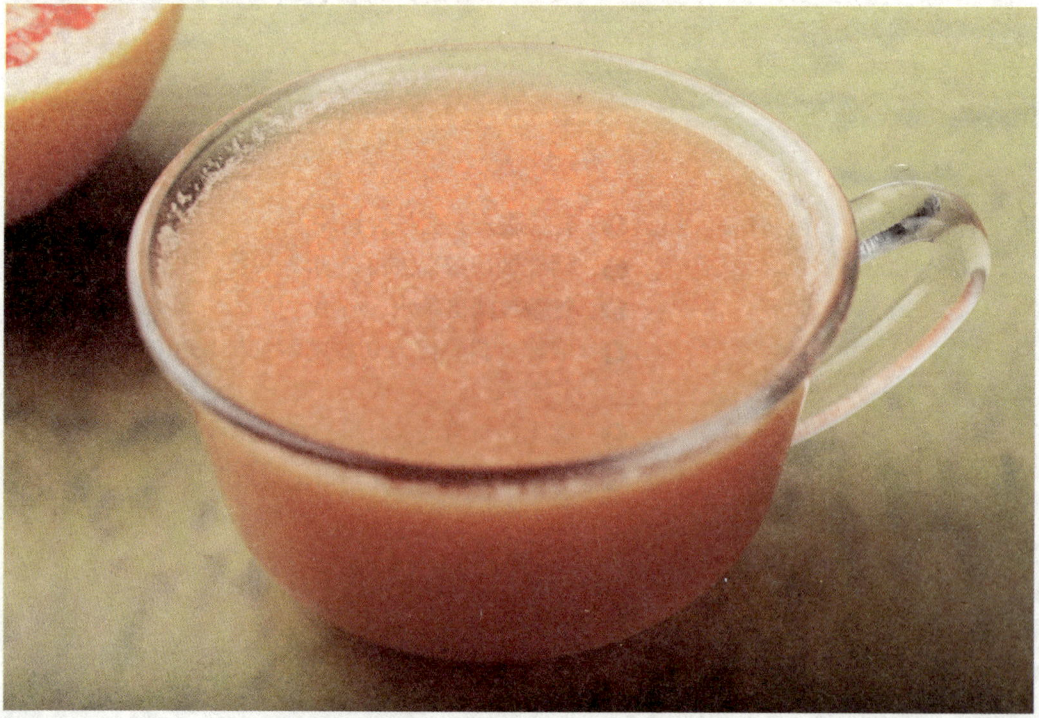

烹饪时间 22 分钟，口味甜

雪梨红枣桂圆茶

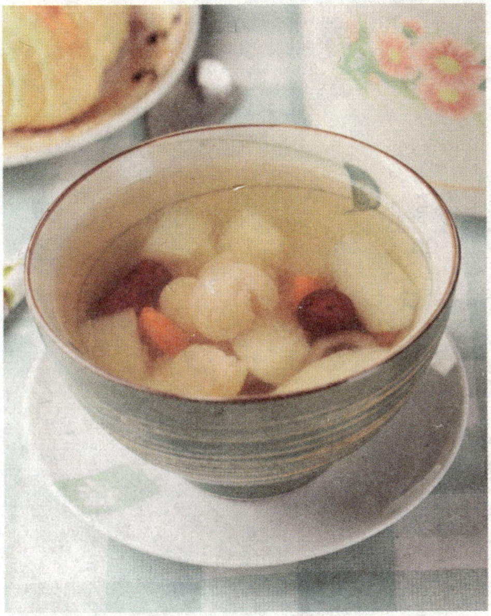

原料 ○ 2 人份

雪梨 150 克，红枣 30 克，桂圆肉 25 克，枸杞少许

调料

白糖 20 克

做法

1. 洗净的雪梨去皮，切开，去核，再切成小块。
2. 砂锅中注水烧开，放入备好的红枣、桂圆肉、枸杞、雪梨块。
3. 盖上盖，烧开后用小火煮约 20 分钟。
4. 揭开盖，放入白糖，搅拌匀，煮至溶化。
5. 关火后将煮好的茶盛入碗中即可。

烹饪时间 23 分钟，口味甜

香橙桂圆茶

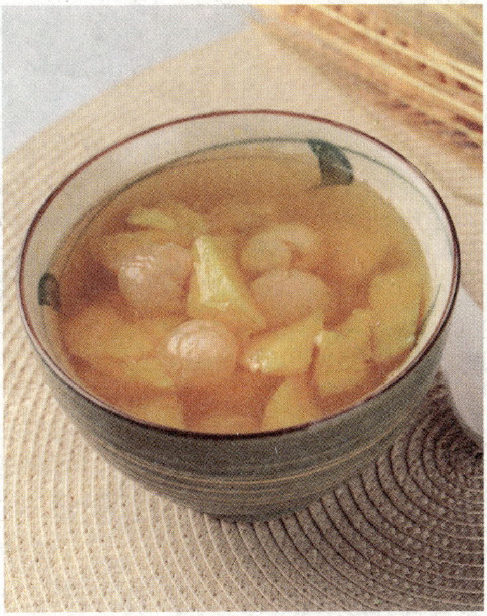

原料 ○ 1 人份

橙子 80 克，桂圆肉 25 克

调料

白糖 20 克

做法

1. 洗净的橙子去皮，再切成小块，备用。
2. 砂锅中注入适量清水烧开，放入橙子、桂圆肉。
3. 盖上盖，用小火煮约 20 分钟至食材熟透。
4. 揭开盖，放入适量白糖，搅拌匀，煮至白糖溶化。
5. 关火后将煮好的茶盛入碗中即可。

烹饪时间 48 分钟，口味甜

大枣蜂蜜柚子茶

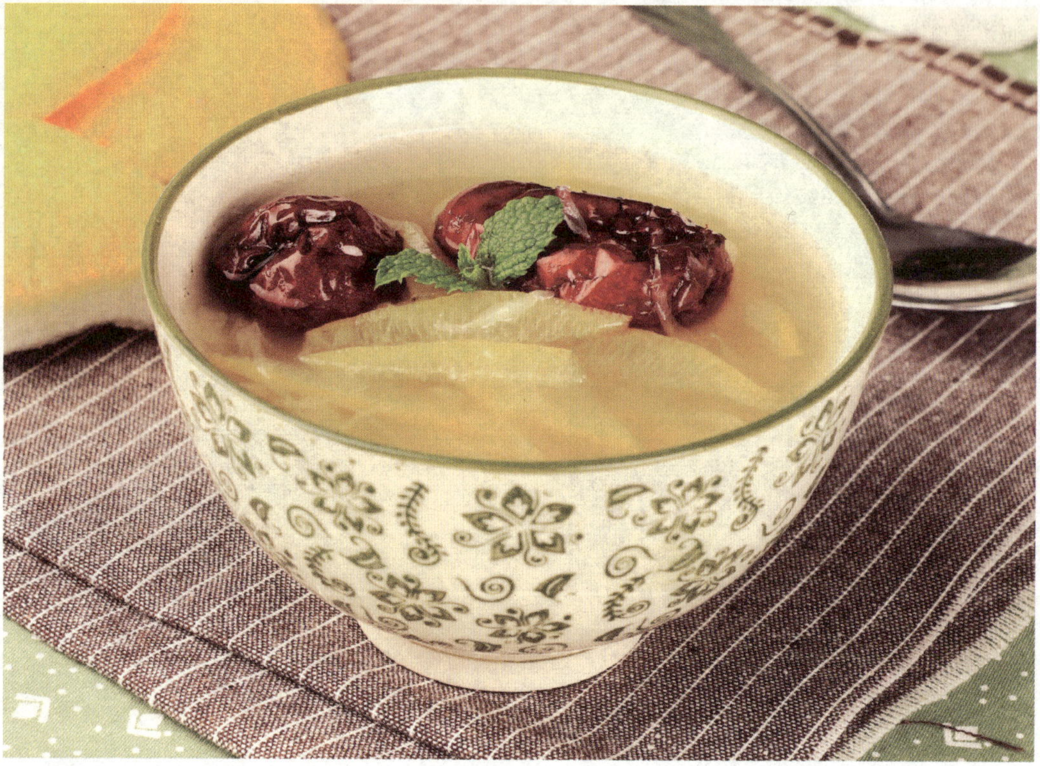

原料 ○ 2 人份

柚子皮 90 克，柚子肉 110 克，红枣适量

调料

盐少许，冰糖 80 克，蜂蜜 30 克

做法

1. 备好的柚子皮切成丝，装入碗中，撒上盐，搅拌匀，腌渍 30 分钟。
2. 将柚子皮腌渍出的汁水倒出。
3. 砂锅底部铺上一层柚子皮丝、柚子肉、红枣、冰糖，注入适量的清水至没过食材。
4. 盖上盖，大火煮开后转小火煮 15 分钟。
5. 掀开锅盖，将煮好的柚子茶盛入碗中，倒入备好的蜂蜜，搅拌匀即可。

小叮咛 红枣营养丰富，可养血安神、滋补脾胃。晚上饮用一杯红枣茶，可以有效改善失眠。用于泡茶的红枣宜选用大个的。

烹饪时间 22 分钟，口味甜

石斛枸杞茶

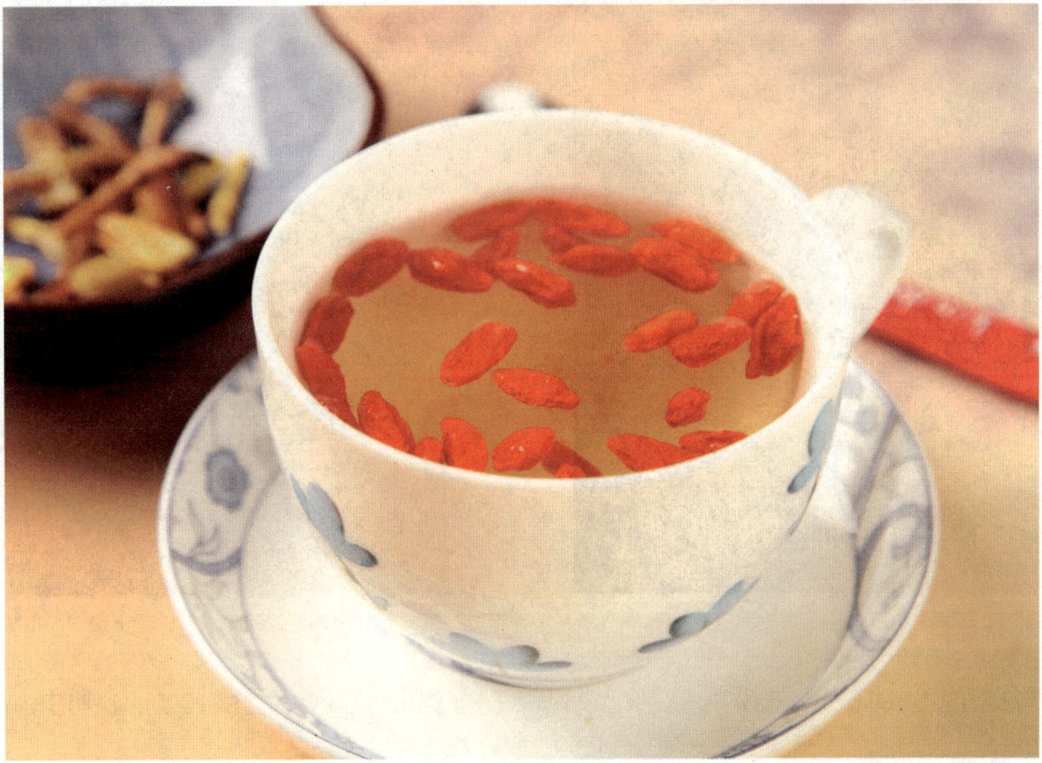

原料 ○ 1 人份

枸杞 5 克，石斛 3 克

调料

冰糖适量

做法

1. 砂锅中注入适量清水，用大火烧开。
2. 倒入备好的石斛。
3. 盖上锅盖，用中火煮 20 分钟至其溶出有效成分。
4. 关火后揭开锅盖，捞出石斛。
5. 将冰糖、枸杞装入杯中。
6. 盛入煮好的茶，浸泡片刻即可。

小叮咛 用石斛水煮茶，一般需边煮边喝边添水。石斛水颜色最深的时候是营养最丰富的时候，这个时候的水一定不要浪费。

烹饪时间 25 分钟，口味甜

山楂薏米水

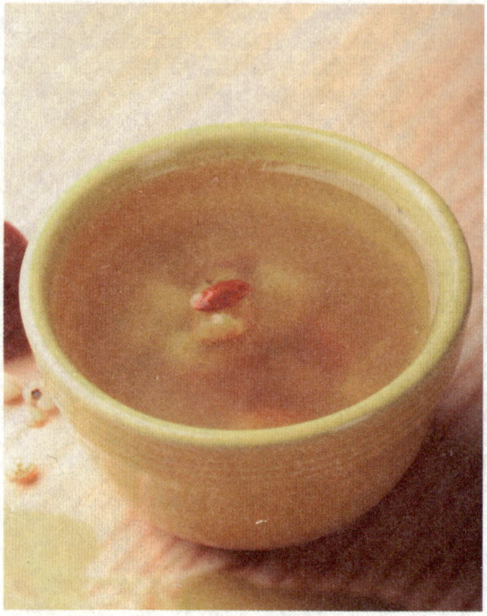

原料 ○ 1人份

新鲜山楂 50 克，水发薏米 60 克

调料

蜂蜜 10 克

做法

1. 洗好的山楂切开，去核，切成小块，备用。
2. 砂锅中注入适量清水烧开，倒入洗好的薏米。
3. 加入切好的山楂，搅拌匀。
4. 盖上盖，用小火煮 20 分钟。
5. 揭开盖子，搅拌片刻。
6. 将煮好的薏米水盛入碗中，倒入蜂蜜即可。

烹饪时间 21 分钟，口味清淡

党参荷叶山楂茶

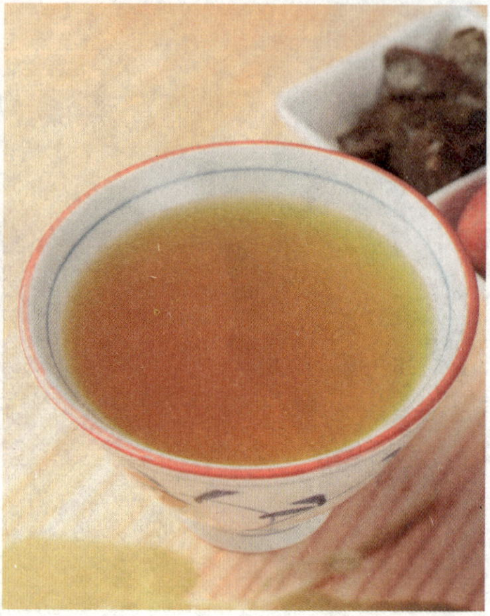

原料 ○ 1人份

新鲜山楂 65 克，党参 10 克，决明子 15 克，荷叶 5 克

做法

1. 洗净的山楂切开，去核，切小块，备用。
2. 砂锅中注入适量清水烧开。
3. 放入备好的材料，轻轻拌匀。
4. 盖上锅盖，用小火煮约 20 分钟至材料溶出有效成分。
5. 揭开锅盖，用滤网捞出材料。
6. 关火后把茶盛入碗中即可。